常见疾病护理研究与进展

杨青秀 ◎ 著

吉林科学技术出版社

图书在版编目（CIP）数据

常见疾病护理研究与进展/ 杨青秀著. -- 长春：
吉林科学技术出版社, 2021.7
ISBN 978-7-5578-8468-0

Ⅰ.①常… Ⅱ.①杨… Ⅲ.①常见病–护理 Ⅳ.
①R47

中国版本图书馆CIP数据核字(2021)第157209号

常见疾病护理研究与进展

著　　　　杨青秀
出 版 人　宛　霞
责任编辑　李　征　李红梅
书籍装帧　山东道克图文快印有限公司
封面设计　山东道克图文快印有限公司
开　　本　787mm×1092mm　1/16
字　　数　390千字
印　　张　16.625
印　　数　1-1500册
版　　次　2021年7月第1版
印　　次　2022年5月第2次印刷

出　　版　吉林科学技术出版社
发　　行　吉林科学技术出版社
地　　址　长春市净月区福祉大路5788号
邮　　编　130000
发行部电话/传真　0431-81629529　81629530　81629531
　　　　　　　　　81629532　81629533　81629534
储运部电话　0431-86059116
编辑部电话　0431-81629518
印　　刷　保定市铭泰达印刷有限公司

书　　号　ISBN 978-7-5578-8468-0
定　　价　98.00元

前　言

护理工作在我国医疗卫生事业的发展中发挥着重要的作用,广大护理工作者在协助临床诊疗、救治生命、促进康复、减轻疼痛及增进医患和谐方面承担着大量工作。随着医学模式的转变及护理学的迅速发展,护理的内涵已由过去单纯的疾病护理转变为以人为中心、以护理程序为框架的责任制整体护理。临床护理工作者必须随着现代医疗科技的发展不断丰富和更新自己的知识。

本书系统总结了近年来护理领域发展的最新成果,涵盖了护理学的各个领域,旨在为广大护理工作者提供更加规范的疾病护理标准。在内容编排上,首先介绍了护理学的基础理论与基本技术;然后详细阐述了临床常见病、多发病的护理常规;最后重点介绍了透析室护理、社区护理的相关内容。本书具有以下几个鲜明特色:第一,本书在编写过程中,既吸取了国内外护理学领域的先进经验,又融入了编者们长期临床实践的经验积累及研究成果,具有资料新颖、内容科学合理、简明实用等特点。第二,以护理程序为框架组织进行各章节的编写,即每种疾病的介绍均按照概述、护理评估、护理诊断、护理目标、护理措施、护理评价的顺序进行,体现整体护理思想。第三,以临床常见病患者的护理为重点内容讲解,理论联系实际,表述浅显易懂却又涵盖丰富,提高了读者阅读的兴趣。本书适合各级医疗机构的护理工作者参考使用。

由于编写时间仓促、学识水平有限,书中难免存在失误与疏漏之处,敬请广大读者批评指正。

编　者

目　　录

第一章　绪　论

第一节　护理的概念

一、护理的定义

护理英文名为"nursing"，原意为抚育、扶助、保护、照顾幼小等。自1860年南丁格尔开创现代护理新时代至今，对护理的定义已经发生了深刻的变化。

南丁格尔认为"护理既是艺术，又是科学"；"护理应从最低限度地消耗患者的生命力出发，使周围环境保持舒适、安静、美观、整洁、空气新鲜、阳光充足、温度适宜，此外还有合理地调配饮食"；"护理的主要功能是维护人们良好的健康状态，协助他们免于疾病缠绕，达到他们最高可能的健康水平"。

美国护理学家韩德森认为"护士的独特功能是协助患病的或者健康的人，实施有利于健康、健康的恢复或安详死亡等活动"。这些活动，在个人拥有体力、意愿与知识时，是可以独立完成的，护理也就是协助个人尽早不必依靠他人来执行这些活动。

美国护士协会（ANA）对护理的简明定义为："护理是诊断和处理人类对现存的和潜在的健康问题的反应。"此定义的内涵反映了整体护理概念。从1860年南丁格尔创立第一所护士学校以来，护理已经发展成为一门独立的学科与专业。护理概念的演变体现了人类对护理现象的深刻理解，是现代护理观念的体现。

护理是人文科学（艺术科学）和自然科学的综合过程。护理是护士与患者之间互动的过程。照顾是护理的核心。护理通过应用护理程序进行实践，通过护理科研不断提高。总体来说护理是满足患者的各种需要，协助患者达到独立，教育患者增进患者应对及适应的能力，寻求更健康的行为，达到完美的健康状态，为个人、家庭、群体以及社会提供整体护理。

二、护理的基本概念

护理有四个最基本的概念，对护理实践产生重要的影响并起着决定性的作用。它们是：①人；②环境；③健康；④护理。这四个概念的核心是人，即护理实践是以人为中心的活动。缺少上述任何一个要素，护理就不可能成为一门独立的专业。

（一）人的概念

人是生理、心理、社会、精神、文化的统一整体，是动态的又是独特的。根据一般系统理论原则，人作为自然系统中的一个次系统，是一个开放系统，在不断与环境进行能量、物质、信息的交换。人的基本目标是保持机体的平衡，也就是机体内部各系统间和机体、环境间的平衡。

护理的对象是人，既包括个人、家庭、社区和社会四个层面，也包括从婴幼儿到老年人的整个全人类。

(二)环境的概念

人类的一切活动都离不开环境,环境的质量与人类的健康有着密切关系。环境是人类生存或生活的空间,是与人类的一切生命活动有着密切关系的各种内、外环境。机体内环境的稳态主要依靠各种调节机制(如神经系统和内分泌系统的功能)以自我调整的方式来控制和维持。人类的外环境分为自然环境和社会环境。自然环境是指存在于人类周围自然界中的各种因素的总和,它是人类及其他一切生物赖以生存和发展的物质基础,如空气、水、土壤和食物等自然因素。社会环境是人为的环境,是人们为了提高物质和文化生活而创造的环境。社会环境中同样有危害健康的各种因素,如人口的超负荷,文化教育落后、缺乏科学管理、社会上医疗卫生服务不完善等。此外,与护理专业有关的环境还包括治疗性环境。治疗性环境是专业人员在以治疗为目的的前提下创造的一个适合患者恢复身心健康的环境。治疗性环境主要考虑两个主要因素:安全和舒适。考虑患者的安全,这就要求医院在建筑设计、设施配置以及治疗护理过程中预防意外的发生,如设有防火装置、紧急供电装置、配有安全辅助用具(轮椅、床档、拐杖等)、设立护理安全课程等;此外医院还要建立院内感染控制办公室,加强微生物安全性的监测和管理。舒适既来源于良好的医院物理环境(如温度、湿度、光线、噪声等),也来源于医院内工作人员优质的服务和态度。

人类与环境是互相依存、互相影响、对立统一的整体。人类的疾病大部分是由环境中的致病因素所引起。人体对环境的适应能力,因年龄、神经类型、健康状况的不同存在很大的差别,所以健康的体魄是保持机体与外界环境平衡的必要条件。人类不仅需要有适应环境的能力,更要有能够认识环境和改造环境的能力,使两者处于互相适应和互相协调的平衡关系之中,使环境朝着对人类有利的方向发展。

(三)健康的概念

世界卫生组织(WHO)对健康的定义为:"健康不仅是没有躯体上的疾病,而且要保持稳定的心理状态和具有良好的社会适应能力以及良好的人际交往能力"。每个人对健康有不同的理解和感知。健康程度还取决于个人对健康、疾病的经历与个人对健康的认识存在的差别。健康和疾病之间很难找到明显的界限,健康与疾病可能会在个体身上并存。

(四)护理的概念

护理是诊断和处理人类对现存的和潜在的健康问题的反应。护理就是增进健康,预防疾病,有利于疾病的早期发现、早期诊断、早期治疗,通过护理、调养达到康复。护理的对象是人,人是一个整体,其疾病与健康受着躯体、精神和社会因素的影响。因此,在进行护理时,必须以患者为中心,为患者提供全面的、系统的、整体的身心护理。

第二节 护理的理念

护理的理念是护理人员对护理的信念、理想及所认同的价值观。护理的理念可以影响护理专业的行为及护理品质。随着医学模式的转变,护理改革不断深入以及人们对健康需求的不断提高,护理的理念也在不断更新和发展。

一、整体护理的理念

整体护理的理念,是以人为中心,以现代护理观为指导,以护理程序为基础框架,并且把护理程序系统化地运用到临床护理和护理管理中去的指导思想。在整体护理的理念指导下,护理人员应以服务对象为中心,根据其需要和特点,提供包含服务对象生理、心理、社会等多方面的深入、细致、全面的帮助和照顾,从而解决服务对象的健康问题。整体护理不仅要求护理人员要对人的整个生命过程提供照顾,还要关注健康-疾病全过程并提供护理服务;并且要求护理人员要对整个人群提供服务。可以说,整体护理进一步充实和改变了护理研究的方向和内容,同时拓展了护理服务的服务范围,也有助于建立新型的护患关系。

二、以人为本的理念

以人为本在本质上是一种以人为中心,对人存在的意义,人的价值以及人的自由和发展,珍视和关注的思想。在护理实践中,体现在对患者的价值,即对患者的生命与健康、权利和需求、人格和尊严的关心和关注上。护理人员应该尊重患者的生命,理解患者的信仰、习惯、爱好、人生观、价值观,努力维护患者的人格和尊严,公正地看待每一位患者,维护患者合理的医疗保健权利,承认患者的知情权和选择权等。

三、优质护理服务的理念

优质护理是以患者为中心,强化基础护理,全面落实护理责任制,深化护理专业内涵,整体提升护理服务水平。优质护理宗旨在于倡导主动服务、感动服务、人性化服务,营造温馨、安全、舒适、舒心的就医环境,把爱心奉献给患者,为患者提供全程优质服务。称职、关怀、友好的态度、提供及时的护理是优质护理的体现。患者对护士所提供的护理服务的满意程度是优质护理的一种评价标准。优质护理既是医院的一种形象标志,也是指导护士实现护理目标、取得成功的关键所在。

在卫生事业改革迅速发展的今天,面对患者各种各样的需求,护理人员只有坚持优质护理服务理念,从人的"基本需要"出发,实行人性化、个性化的优质护理服务,力争技术上追求精益求精,服务上追求尽善尽美,信誉上追求真诚可靠,才能锻造护理服务品牌,不断提高护理服务质量、提高患者的满意度。

第三节 护理学的范畴

一、护理学的理论范畴

(一)护理学研究的对象

护理学的研究对象随学科的发展而不断变化。从研究单纯的生物人转化为研究整体的人、社会的人。

(二)护理学与社会发展的关系

护理学与社会发展的关系体现在研究护理学在社会中的作用、地位和价值,研究社会对护理学发展的促进和制约因素。如老年人口增多使老年护理专业得到重视、慢性疾病患者增加使社区护理迅速发展;信息高速公路的建成使护理工作效率得以提高,也使护理专业朝着网络化、信息化迈出了坚实的步伐。

(三)护理专业知识体系

护理专业知识体系是专业实践能力的基础。自 20 世纪 60 年代起,护理界开始致力于发展护理理论与概念模式,并将这些理论用于指导临床护理实践,对提高护理质量、改善护理服务起到了积极作用。

(四)护理交叉学科和分支学科

护理学与自然科学、社会科学、人文科学等多学科相互渗透,在理论上互相促进,在方法上互相启迪,在技术上相互借用,形成许多新的综合型、边缘型的交叉学科和分支学科,从而在更大范围内促进了护理学科的发展。

二、护理学的实践范畴

(一)临床护理

临床护理服务的对象是患者,包括基础护理和专科护理。

1.基础护理

以护理学的基本理论、基本知识和基本技能为基础,结合患者生理、心理特点和治疗康复的需求,满足患者的基本需要。如基本护理技能操作、口腔护理、饮食护理、病情观察等。

2.专科护理

以护理学及相关学科理论为基础,结合各专科患者的特点及诊疗要求,为患者提供护理。如各专科患者的护理、急救护理等。

(二)社区护理

社区护理是借助有组织的社会力量,将公共卫生学和护理学的知识与技能相结合,以社区人群为服务对象,对个人、家庭和社区提供促进健康、预防疾病、早期诊断、早期治疗、减少残障等服务,提高社区人群的健康水平。社区的护理实践属于全科性质,是针对整个社区人群实施连续及动态的健康服务。

(三)护理管理

护理管理是为了提高人们的健康水平,系统地利用护士的潜在能力和有关其他人员(或设备、环境和社会活动)的过程。护理管理是运用管理学的理论和方法,对护理工作的诸多要素(如人、物、财、时间、信息等)进行科学的计划、组织、指挥、协调和控制,以确保护理服务正确、及时、安全、有效。

(四)护理研究

护理研究是推动护理学科发展,促进护理理论、知识、技能更新的有效措施。护理研究是用科学的方法探索未知、回答和解决护理领域的问题,直接或间接地指导护理实践的过程。护理研究多以人为研究对象。

(五)护理教育

护理教育是以护理学和教育学理论为基础,有目的地培养护理人才,以适应医疗卫生服务和护理学科发展的需要。护理教育分为基本护理教育、毕业后护理教育和继续护理教育三大类。基本护理教育包括中专教育、专科教育和本科教育;毕业后护理教育包括研究生教育、规范化培训;继续护理教育是对从事护理工作的在职人员,提供以学习新理论、新知识、新技术、新方法为目的的终身教育。

第二章 护理理论

第一节 系统化整体理论

一、系统理论的产生

早在古代系统作为一种思想就已萌芽,但作为科学术语使用,还是在现代。系统论的观点起源于20世纪20年代,由美籍奥地利理论生物学家路·贝塔朗菲提出,1932－1934年,他先后发表了《理论生物学》和《现代发展理论》,提出用数学和模型来研究生物学的方法和机体系统论概念,可视为系统论的萌芽。1937年,贝塔朗菲第一次提出一般系统论的概念。1954年,以贝塔朗菲为首的科学家们创办了"一般系统论学会"。1968年,贝塔朗菲发表了《一般系统论——基础、发展与应用》。系统论主要解释了事物整体及其组成部分间的关系及这些组成部分在整体中的相互作用。其理论框架被广泛应用到许多科学领域,如物理、工程、管理及护理等,并日益发挥重大而深远的影响。

二、系统的基本概念

(一)系统的概念

系统是由相互联系、相互依赖、相互制约、相互作用的事物和过程组成的,具有整体功能和综合行为的统一体。各种系统,尽管它的要素有多有少,具体构成千差万别,但都存在两个共同组成部分:一部分是要素的集合;另一部分是各要素间相互关系的集合。

(二)系统的基本属性

系统是多种多样的,但都具有共同的属性。

1.整体性

组成系统的每个部分都具有各自独特的功能,但这些组成部分不具有或不能代表系统总体的特性。系统整体并不是由各组成部分简单罗列和相加构成的,各部分必须相互作用、相互融合才能构成系统整体。因此,系统整体的功能大于并且不同于各组成部分的总和。

2.相关性

系统的各个要素之间都是相互联系、相互制约的,若任何要素的性质或行为发生变化,都会影响其他要素,甚至影响系统整体的性质或行为。如人是一个系统,作为一个有机体,由生理、心理、社会文化等各部分组成,其整体生理功能又由血液循环、呼吸、消化、泌尿、神经肌肉和内分泌等不同系统和组织器官组成。当一个人神经系统受到干扰,就会影响他的消化系统、心血管系统的功能。

3.层次性

对于一个系统来说,它既是由某些要素组成,同时,它自身又是组成更大系统的一个要素。系统的层次间存在着支配与服从的关系。高层次支配低层次,决定系统的性质,低层次往往是基础结构。

4.动态性

系统是随时间的变化而变化。系统进行活动,必须通过内部各要素的相互作用,能量、信息、物质的转换,内部结构的不断调整才能达到最佳功能状态。此外,系统为适应环境,维持自身的生存与发展,需要与环境进行物质、能量、信息的交流。

5.预决性

系统具有自组织、自调节能力,可通过反馈适应环境、保持系统稳态,即可呈现某种预决性。预决性程度标志系统组织水平的高低。

三、系统的分类

自然界或人类社会可存在千差万别的各种系统,可从不同角度对它们进行分类。分类方法如下。

(一)按组成系统的要素性质分类

系统可分成自然系统与人造系统。自然系统比如生态系统、人体系统等;人造系统比如机械系统、计算机软件系统等。自然系统与人造系统的结合,称为复合系统,如医疗系统、教育系统。

(二)按组成系统的内容分类

系统可分为物质系统与概念系统。物质系统比如动物、仪器等;概念系统比如科学理论系统、计算机程序软件等。多数情况下,实物系统与概念系统是相互结合、密不可分的。

(三)按系统与环境的关系分类

系统可分为开放系统与封闭系统。封闭系统是指与环境间不发生相互作用的系统,即与环境没有物质、信息或能量的交换,事实上绝对的封闭系统是不存在的。与封闭系统相反,开放系统是指通过与环境间的持续相互作用,不断进行物质、能量和信息交流的系统,如生命系统、医院系统等。在开放系统中,按系统有无反馈可分为开环系统与闭环系统。没有反馈的系统称开环系统,有反馈的系统称闭环系统。

(四)按系统运动的属性分类

系统可分为动态系统与静态系统。动态系统比如生物系统、生态系统;静态系统比如一个建筑群、基因分析图谱等。

四、系统理论的基本原则及在护理实践中的应用

(一)整体性原则

整体性原则 是系统理论最基本的原则,也是系统理论的核心。

1.从整体出发,认识、研究和处理问题

护理人员在处理患者健康问题时,要以整体为基本出发点,深入了解,把握整体,找出解决问题的有效方法。

2.注重整体与部分、部分与部分之间的相互关系

护理人员要从整体着眼、从部分入手,把护理工作的重点放在系统要素的各种联系关系上。如医院的护理系统从护理部到病区助理护士,任何一个要素薄弱,都会影响医院护理的整体效应。

3.注重整体与环境的关系

整体性原则要求护理人员在护理患者时,要考虑系统对环境的适应性,通过调整人体系统内部结构,使其适应周围环境,或是改变周围环境,使其适应系统发展的需要。

(二)优化原则

系统的优化原则是通过系统的组织和调节活动,达到系统在一定环境下的最佳状态,发挥最优功能。

1.局部效应应该服从整体效应

系统的优化是与系统整体性紧密联系的,当系统的整体效应与局部效应不一致时,局部效应须服从整体效应。护理人员在实施计划护理中,都要善于抓主要矛盾,追求整体效应,实现护理质量、效率的最优化。

2.坚持多极优化

优化应贯穿系统运动全过程。护理人员在护理患者时,为追求最佳护理活动效果,从确定患者健康问题、确定护理目标、制订护理措施、实施护理计划、建立评价标准等都要进行优化抉择。

3.优化的绝对性与相对性相结合

优化本身的"优"是绝对的,但优化的程度是相对的。护理人员在选择优化方案时,应从实际出发、科学分析、择优而从,如工作中常会遇到一些牵涉多方面的复杂病情的患者或复杂研究问题,往往会出现这方面问题解决较好,而那方面问题却未能很好解决,并且难找到完善的方案。所以护理人员要在相互矛盾的需求之中,选择一个各方面都较满意的相对优化方案。

(三)模型化原则

预先设计一个与真实系统相似的模型,通过对模型的研究来描述和掌握真实系统的特征和规律的方法称模型化。在模型化过程中须遵循的原则称模型化原则。在护理研究领域中应用的模型有多种,如形态上可分为具体模型与抽象模型。从性质上可分为结构模型与功能模型。在设计模型进行护理研究时,必须遵循模型化原则。模型化原则有以下 3 个方面。

1.相似性原则

模型必须与原型相似,这样建立的模型才能真正反映原型的某些属性、特征和运动规律。

2.简化原则

模型既应真实,又应是原型的简化,如无简化性,模型就失去它存在的意义。

3.客观性原则

任何模型总是真实系统某一方面的属性、特征、规律性的模仿,因此建模时要以原型作为检验模型的真实性客观依据。

第二节 人类基本需要层次理论

一、需要概述

每个人都有一些基本的需要,包括生理的、心理的和社会的。这些需要的满足使人类得以生存和繁衍发展。

(一)需要的概念

需要是人脑对生理与社会要求的反应。人类的基本需要具有共性,在不同年代、不同地区、不同人群,为了自身与社会的生存与发展,必须对一定的事物产生需求,例如食物、睡眠、情爱、交往等,这些需求反映在个体的头脑中,就形成了个体的需要。当个体的需要得到满足时,就处于一种平衡状态,这种平衡状态有助于个体保持健康。反之,当个体的需要得不到满足时,个体则可能陷入紧张、焦虑、愤怒等负面情绪中,严重者可导致疾病的发生。

(二)需要的特征

1.需要的对象性

人的任何需要都是指向一定对象的。这种对象既可以是物质性的,也可以是精神性的。无论是哪种性质的需要,都须有一定的外部物质条件才可获得满足。

2.需要的发展性

需要是个体生存发展的必要条件,如婴儿期的主要需要是生理需要,少年期则产生了尊重的需要。

3.需要的无限性

需要不会因暂时满足而终止,当某些需要满足后,还可产生新的需要,新的需要就会促使人们去从事新的能满足需要的活动。

4.需要的社会历史制约性

人的各种需要的产生及满足均可受到所处环境条件与社会发展水平的制约。

5.需要的独特性

人与人之间的需要既有相同,也有不同,其需要的独特性是个体的遗传因素、环境因素所决定。在临床工作中,护理人员应细心观察患者需要的独特性,及时给予合理的满足。

(三)需要的分类

常见的分类有两种。

1.按需要的起源分类

需要可分生理性需要与社会化需要。生理性需要比如饮食、排泄等;社会性需要比如劳动、娱乐、交往等。生理性需要主要作用是维持机体代谢平衡,社会性需要的主要作用是维持个体心理与精神的平衡。

2.按需要的对象分类

需要可分物质需要与精神需要。物质需要比如衣、食、住、行等;精神需要比如认识的需要、交往的需要等。物质需要既包括生理性需要,也包括社会性需要;精神需要是指个体对精神文化方面的要求。

(四)需要的作用

需要是个体从事活动的基本动力,是个体行为积极性的源泉。根据需要的作用。护理人员在护理患者时,既要满足患者的基本需要,又要激发患者依靠自己的力量恢复健康的需要。

二、需要层次理论

许多哲学家和心理学家试图将人的需要这一概念发展成理论,并用以解释人的行为。心理学家亚伯拉罕·马斯洛在1943年提出了人类基本需要层次论,这一理论已被广泛应用于心理学、社会学和护理学等许多学科领域。

(一)需要层次论的主要内容

马斯洛将人类的基本需要分为五个层次,并按照先后次序,由低到高依次排列,包括生理的需要、安全的需要、爱与归属的需要、尊敬的需要和自我实现的需要。

1.生理的需要

生理需求是人类最基本的需要,包括食物、空气、水、温度(衣服和住所)、排泄、休息和避免疼痛。

2.安全的需要

人往往都需要一个安全、有秩序、可预知、有组织的世界,才能感到有所依靠,不被意外的、危险的事情所困扰,即包括安全、保障、受到保护及没有焦虑和恐惧。

3.爱与归属的需要

人渴望归属于某一群体并参与群体的活动和交往,希望在群体或家庭中有一个适当的位置,并与他人有深厚的情感,即包括爱他人、被爱和有所归属,免受遭受遗弃、拒绝、举目无亲等痛苦。

4.尊敬的需要

尊敬的需要是个体对自我的尊严和价值的追求,包括自尊和被尊两个方面。尊敬需要的满足可使人感到自己有价值、有能力、有力量和必不可少,使人产生自信心。

5.自我实现的需要

自我实现的需求是指一个人要充分发挥自我才能与潜力的要求,是力求实现自我可能之事的要求。

马斯洛在晚年时,又把人的需要概括为三大层次:基本需要、心理需要和自我实现需要。

(二)各需要层次之间的关系

马斯洛不仅将人的需要按照不同层次进行了划分,而且十分强调各层次之间的关系。他指出如下几点。

(1)首先,必须满足较低层次的需要,然后再考虑满足较高层次的需要。生理需求是最低层次的,也是最重要的,只有最基本的生理需要满足后,人才得以维持生命。

(2)通常一个层次的需要被满足后,更高一层的需要才会出现,并逐渐明显和强烈。例如,人的生理需要得到满足后,会争取满足安全的需要;同样,在安全的需要满足之后,才会提出爱和更高层次的需要。但是,有些人在追求满足不同层次的需要时会出现重叠,甚至颠倒。例如,有的科研工作者为探求科学真理(自我实现),不顾试验场所可能存在危害生命的因素(安全的需要);有的运动员为夺冠军,为祖国争光(自我实现),不考虑自己可能会受伤甚至致残(生理和安全的需要),也要勇往直前。

(3)维持生存所必需的低层次需要是要求立即和持续予以满足的,如氧气;越高层次的需要越可被较长久地延后,如性的需要、尊敬的需要等。但是,这些可被暂时延缓或在不同时期有所变化的需要是始终存在的,不可被忽视。

(4)人们满足较低层次需要的活动基本相同,如对氧的需要,都是通过呼吸运动来满足。

而越是高层次的需要越为人类所特有,人们采用的满足方式越具有差异性,如在满足自我实现需要的时候,作家从事写作,科学家从事研究,运动员参加竞赛等。同时,低层次需要比高层次需要更易确认、更易观测、更有限度,如人吃的食物是有限的,而友爱、尊重和自我实现需要的满足则是无限的。

(5)随着需要由低到高的层次移动,各种需要满足的意义对每个人来说越具有差异性。这是受个人的愿望、社会文化背景及身心发展水平所决定的。例如,有的人对有一个稳定的职业、受他人尊敬的职位就很满意了,而有的人还要继续学习,获得更高的学位,不断改革和创新。

(6)各需要层次之间可相互影响。例如,有些较高层次需要并非生存所必需,但它能促进生理功能更旺盛,使人的健康状态更佳、生活质量更高,如果不被满足,会引起焦虑、恐惧、抑郁等情绪,导致疾病发生,甚至危及生命。

(7)人的需要满足程度与健康成正比。当所有的需要被满足后,就可达到最佳的健康状态。反之,基本需要的满足遭受破坏时则会导致疾病。人若生活在高层次需要被满足的基础上,就意味着有更好的食欲和睡眠、更少的疾病、更好的心理健康和更长的寿命。

(三)需要层次论对护理的意义

需要层次论为护理学提供了理论框架,它是护理程序的理论基础,可指导护理实践有效进行。

(1)帮助护理人员识别患者未满足的需要的性质,及对患者所造成的影响。

(2)帮助护理人员根据需要层次和优势需要,确定需要优先解决的健康问题。

(3)帮助护理人员观察、判断患者未感觉到或未意识到的需要,给予满足,以达到预防疾病的目的。

(4)帮助护理人员对患者的需要进行科学指导,合理调整需要间关系,消除焦虑与压力。

三、影响需要满足的因素

当人的需要大部分被满足时,人就能处于一种相对平衡的健康状态。反之,会造成机体环境的失衡,导致疾病的发生。因此,了解可能引起人的需要满足的障碍因素是十分必要的。

(一)生理的障碍

生理的障碍包括生病、疲劳、疼痛、躯体活动有障碍等,如因腹泻而影响水、电解质的平衡及食物摄入的需要。

(二)心理的障碍

人处于焦虑、恐惧、愤怒、兴奋或抑郁等状态时,会影响基本需要的满足,如引起食欲改变、失眠、精力不集中等。

(三)认知的障碍和知识缺乏

人只有具备相关知识才能满足自身的基本需要,如营养知识、体育锻炼知识和安全知识等。人的认知水平较低时会影响对有关信息的接受、理解和应用。

(四)能力障碍

一个人具备多方面能力,如交往能力、动手能力、创造能力等。当个体某方面能力较差,就会导致相应的需要难以满足。

（五）性格障碍

一个人性格与他的需要产生及需要的满足有密切关系。

（六）环境的障碍

如空气污染、光线不足、通风不良、温度不适宜、噪声等都会影响某些需要的满足。

（七）社会的障碍

缺乏有效的沟通技巧、社交能力差、人际关系紧张、与亲人分离等会导致缺乏归属感和爱，还会影响其他需要的满足。

（八）物质的障碍

需要的满足需要一定的物质条件，当物质条件达不到时，以这些条件为支撑的需要就无法满足。如生理需要的满足需要食物、水；自我实现的需要的满足需要书籍、实验设备等。

（九）文化的障碍

如地域习俗的影响、信仰、观念的不同、教育的差别等，都会影响某些需要的满足。

四、患者的基本需要

一个人在健康状态下可以由自己来满足各类需要，但在患病时，情况就发生了变化，许多需要不能自行满足。这就需要护理人员作为一种外在的支持力量，帮助患者满足需要。

（一）生理的需要

1.氧气

缺氧、呼吸道阻塞、呼吸道感染等。

2.水

脱水、水肿、电解质紊乱、酸碱失衡。

3.营养

肥胖、消瘦、各种营养缺乏、不同疾病（如糖尿病、肾脏疾病）的特殊饮食需要。

4.体温

过高、过低、失调。

5.排泄

便秘、腹泻、大小便失禁等。

6.休息和睡眠

疲劳、各种睡眠形态紊乱。

7.避免疼痛

各种类型的疼痛。

（二）刺激的需要

患者在患病的急性期，对刺激的需要往往不很明显，当处于恢复期时，此需要的满足日趋重要。如长期卧床的患者，如果他心理上刺激的需要、生活上活动的需要得不到满足，那就意味着其心理上、生理上都在退化。因此，卧床患者需要翻身、肢体活动，以减轻或避免皮肤受损、肌肉萎缩等。

长期单调的生活不仅能引起体力衰退、情绪低落，智力也会受到影响。所以应注意环境的美化，安排适当的社交和娱乐活动。长期住院的患者更应注意满足刺激的需要，如布置优美、具有健康教育性的住院环境、病友之间的交流和娱乐等。

(三)安全的需要

患者在患病时,由于环境的变化、舒适感的改变,患者的安全感会明显降低,如担心自己的健康没有保障,寂寞和无助感,怕被人遗忘和得不到良好的治疗和护理,对各种检查和治疗产生恐惧和疑虑,对医护人员的技术不信任,担心经济负担问题等。具体护理内容包括以下两点。

1.避免身体伤害

患者应注意防止发生意外,如地板过滑、床位过高或没有护栏、病室内噪声、院内交叉感染等均会对患者造成伤害。

2.避免心理威胁

患者应进行入院介绍和健康教育,增强患者自信心和安全感,使患者对医护人员产生信任感和可信赖感,促进治疗和康复。

(四)爱与归属的需要

患病住院期间,由于与亲人的分离和生活方式的变化,这种需要的满足受到影响,就变得更加强烈,患者常常希望得到亲人、朋友和周围人的亲切关怀、理解和支持。护理人员要通过细微、全面的护理,与患者建立良好的护患关系,允许家属探视,鼓励亲人参与护理患者的活动,帮助患者之间建立友谊。

(五)自尊与被尊敬的需要

在爱和所属的需要被满足后,患者也会感到被尊敬和被重视,因而这两种需要是相关的。患病会影响自尊需要的满足,患者会觉得因生病而失去自身价值或成为他人的负担,护理人员在与患者交往中,应始终保持尊重的态度、礼貌的举止。

注意帮助患者感到自己是重要的、是被他人接受的,如礼貌称呼患者的名字,而不是床号;初次与患者见面时,护士应介绍自己的名字;重视、听取患者的意见;让患者做力所能及的事,使患者感到自身的价值。

在进行护理操作时,应注意尊重患者的隐私、减少暴露、为患者保密,理解和尊重患者的个人习惯、价值观、宗教信仰等,不要把护士自身的观念强加给患者,以增加其自尊和被尊重感。

(六)自我实现的需要

个体在患病期间最受影响而且最难满足的需要是自我实现的需要。特别是严重的能力丧失时,如失明、耳聋、失语、瘫痪、截肢等对患者的打击更大。但是,疾病也会对某些人的成长起到促进作用,从而对自我实现有所帮助。此需要的满足因人而异,护理的功能是切实保证低层次需要的满足,使患者意识到自己有能力、有潜力,并加强学习,为自我实现创造条件。

五、满足患者需要的方式

护理人员满足患者需要的方式有3种。

(一)直接满足患者的需要

对于暂时或永久丧失自我满足需要能力的患者,护理人员应采取有效措施来满足患者的基本需要,以减轻痛苦,维持生存。

（二）协助患者满足需要

对于具有或恢复一定自我满足需要能力的患者,护理人员应有针对性地给予必要的帮助和支持,提高患者自护能力,促进早日康复。

（三）间接满足患者的需要

可通过卫生宣教、健康咨询等多种形式为护理对象提供卫生保健知识,避免健康问题的发生或恶化。

第三节　应激与适应理论

一、应激及其相关内容

（一）应激

应激又称压力或紧张,是指内、外环境中的刺激物作用于个体而使个体产生的一种身心紧张状态。应激可降低个体的抵抗力、判断力和决策力,例如面对突如其来的意外事件或长期处于应激状态,可影响个体的健康甚至致病。但应激也可促使个体积极寻找应对方法,解决问题,如面临高考时紧张复习、护士护理患者时遇到疑难问题设法查阅资料、请教他人等。人在生活中随时会受到各种刺激物的影响,因此应激贯穿于人的一生。

（二）应激原

应激原又称压力原或紧张原,任何对个体内环境的平衡造成威胁的因素都称为应激原。应激原可引起应激反应,但并非所有的应激原对人体均产生同样程度的反应。常见的应激原分为以下三类。

1.一般性的应激原

（1）生物性:各种细菌、病毒、寄生虫等。

（2）物理性:温度、空气、声、光、电、外力、放射线等。

（3）化学性:酸、碱、化学药品等。

2.生理病理性的应激原

（1）正常的生理功能变化。如月经期、妊娠期、更年期,或基本需要没有得到满足,如饮食、性欲、活动等。

（2）病理性变化。各种疾病引起的改变,如缺氧、疼痛、电解质紊乱、乏力等,以及手术、外伤等。

3.心理和社会性的应激原

（1）一般性社会因素:如生离死别、搬迁、旅行、人际关系纠葛及角色改变,如结婚、生育、毕业等。

（2）灾难性社会因素:如地震、水灾、战争、社会动荡等。

（3）心理因素:如应付考试、参加竞赛、理想自我与现实自我冲突等。

（三）应激反应

应激反应是对应激原的反应,可分为两大类。

1.生理反应

应激状态下身体主要器官系统产生的反应包括心率加快、血压增高、呼吸深快、恶心、呕吐、腹泻、尿频、血糖增加、伤口愈合延迟等。

2.心理反应

如焦虑、抑郁、使用否认、压抑等心理防卫机制等。

一般来说,生理和心理反应常常同时出现的,因为身心是持续互相作用的。应激状态下出现的应激反应常具有以下规律:①一个应激原可引起多种应激反应的出现,如当贵重物品被窃后,个体可能出现心悸、头晕,同时感觉愤怒、绝望。此时,头脑混乱无法做出正确决定;②多种应激原可引起同一种应激反应;③对极端的应激原如灾难性事件,大部分人都会以类似的方式反应。

二、有关应激学说

汉斯·塞尔耶是加拿大的生理学家和内分泌学家,也是最早研究应激的学者之一。早在1950年,塞尔耶在《应激》一书中就阐述了他的应激学说。他的一般理论对全世界的应激研究产生了影响。他认为应激是身体对任何需要做出的非特异性反应。例如,不论个人是处于精神紧张、外伤、感染、冷热、X光线侵害等任何情况下,身体都要会发生反应,而这些反应是非特异性的。

塞尔耶还认为,当个体面对威胁时,无论是什么性质的威胁,体内都会产生相同的反应群,他称之为全身适应综合征(GAS),并提出这些症状都是通过神经内分泌途径产生的(见图2-1)。

全身适应综合征解释了为什么不同的应激原可以产生相同的应激反应,尤其是生理应激的反应。此外,塞尔耶还提出了局部适应综合征(LAS)的概念,即机体对应激原产生的局部反应,这些反应常发生在某一器官或区域,如局部的炎症、血小板聚集、组织修复等。

无论GAS还是LAS,塞尔耶认为都可以分为三个独立的阶段(见图2-2)。

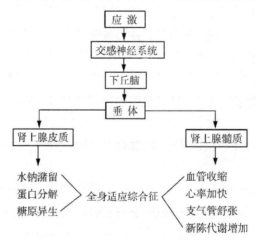

图 2-1　应激反应的神经内分泌途径

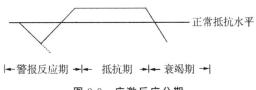

图 2-2 应激反应分期

(一)警报反应期

警报反应期是应激原作用于身体的直接反应。应激原作用于人体,开始抵抗力下降,如果应激原过强,可致抵抗力进一步下降而引起死亡。但绝大多数情况下,机体开始防御,如激活体内复杂的神经内分泌系统功能,使抵抗水平上升,并常常高于机体正常抵抗水平。

(二)抵抗期

在抵抗期,若应激原仍然存在,机体将保持高于正常的抵抗水平与应激原抗衡。此时机体也处于对应激适应的阶段。当机体成功地适应了应激之后,GAS 将在此期结束,机体的抵抗力也将由原有的水平有所提高。相反则由此期进入衰竭期。

(三)衰竭期

发生在应激原强烈或长期存在时,机体所有的适应性资源和能力被耗失殆尽,抵抗水平下降。表现为体重减轻,肾上腺增大,随后衰竭,淋巴结增大,淋巴系统功能紊乱,激素分泌先增加后衰竭。这时若没有外部力量如治疗、护理的帮助,机体将产生疾病甚至死亡。

由此可见,为防止应激原作用于机体产生衰竭期的后果,运用内部或外部力量及时去除应激原、调整应激原的作用强度,保护和提高机体的抵抗水平是非常重要的。

塞尔耶认为,不仅 GAS 分为以上三期,MS 也具有这样三期的特点,只是当 LAS 的衰竭期发生时,全身适应综合征的反应将开始被激活和唤起。

三、适应与应对

(一)适应

适应是指应激原作用于机体后,机体为保持内环境的平衡而做出改变的过程。适应是生物体区别于非生物体的特征之一,而人类的适应又比其他生物更为复杂。适应是生物体调整自身以适应环境的能力,或促使生物体更能适于生存的一个过程。适应性是生命的最卓越特性,是内环境平衡和对抗应激的基础。

(二)应对

应对即个体对抗应激原的手段。它具有两方面的功能:一个是改变个体行为或环境条件来对抗应激原,另一个是通过应对调节自身的情绪情感并维持内环境的稳定。

(三)适应的层次

人的适应层次不同于其他生物体,除生理层次的适应外,还有心理、社会文化、知识技术层次的适应。

1.生理层次

生理适应是指发生在体内的代偿性变化。如一个从事脑力劳动的人进行跑步锻炼,开始会感到肌肉酸痛、心跳加快,但坚持一段时间后,这些感觉就会逐渐消失,这是由于体内的器官慢慢地增加了强度和功效,适应了跑步对身体所增加的需求。

2.心理层次

心理适应是指当人们经受心理应激时,如何调整自己的心态去认识情况和处理情况。如癌症患者平静接受自己的病情,并积极配合治疗。

3.社会文化层次

社会适应是调整个人的行为,使之与各种不同群体,如家庭、专业集体、社会集团等信念、习俗及规范相协调。如遵守家规、校规、院规。

4.知识技术层次

知识技术层次是指对日常生活或工作中涉及的知识及使用的设备、技术的适应。例如,计算机时代年轻人应学会使用计算机,护士能够掌握使用先进监护设备、护理技术的方法等。

(四)适应的特性

所有的适应机制,无论是生理的、心理的、文化的或技术的,都有共同特性。

(1)所有的适应机制都是为了维持最佳的身心状态,即内环境的平衡和稳定。

(2)适应是一种全身性的反应过程,可同时包括生理、心理、社会文化甚至技术各个层次。如护士学生在病房实习时,不仅要有充足的体力和心理上的准备,还应掌握足够的专业知识和操作技能,遵守医院、病房的规章制度,并与医师、护士、患者和其他同事作好沟通工作。

(3)适应是有一定限度的,这个限度是由个体的遗传因素、身体条件、才智及情绪的稳定性决定的。如人对冷热不可能无限制地耐受。

(4)适应与时间有关,应激源来得越突然,个体越难以适应;相反,时间越充分,个体越有可能调动更多的应对资源抵抗应激原,适应得就越好,如急性失血时,易发生休克,而慢性失血则可以适应,一般不会发生休克。

(5)适应能力有个体差异,这与个人的性格、素质、经历、防卫功能的使用有关。比较灵活和有经验的人,能及时对应激原做出反应,也会应用多种防卫机制,因此比较容易适应环境而生存。

(6)适应功能本身也具有应激性,如患者在服用药物康复后,药物产生的不良反应又成为新的应激原给个体带来危害。

(五)应对方式

面对应激原个体所使用的应对方式、策略或技巧是多种多样的。常用的应对方式如下。

1.去除应激原

避免机体与应激原的接触,如避免食用引起过敏反应的食物,远离过热、过吵及不良气味的地方等。

2.增加对应激的抵抗力

适当的营养、运动、休息、睡眠,戒烟、酒,接受免疫接种,定期做疾病筛查等,以便更有效地抵抗应激原。

3.运用心理防卫功能

心理上的防卫能力决定于过去的经验、所受的教育、社会支持系统、智力水平、生活方式、经济状况及出现焦虑的倾向等。此外,坚强度也应作为对抗应激原的一种人格特征。因为一个坚强而刻苦耐劳的人相信人生是有意义的。人可以影响环境,变化是一种挑战。这种人在任何困境下都能知难而进,尽快适应。人的一生都在学习新的应对方法,用以对抗和征服应激原。

4.采用缓解紧张的方法

缓解紧张的方法包括:①身体运动,可使注意力从担心的事情上分散开来而减轻焦虑;②按摩;③松弛术;④幽默等技术。

5.寻求支持系统的帮助

一个人的支持系统是由那些能给予他物质上或精神上帮助的人组成的,常常包括其家人、朋友、同事、邻居等。此外,经历过相似经历并能很好走出来的人,也是支持系统中的重要成员。当个体处于应激状态时,非常需要有人与他一起分担困难和忧愁,共同讨论解决问题的良策,支持系统在对应激的抵抗中起到了强有力的缓冲作用。

6.寻求专业性帮助

专业性帮助包括医师、护士、理疗师、心理医师等专业人员的帮助。人一旦患有身心疾病,就需要及时寻找医护人员的帮助。由医护人员提供针对性的治疗和护理,如药物治疗、心理治疗、物理疗法等,并给予必要的健康咨询和教育来提高患者的应对能力,以利于疾病的痊愈。

四、应激与适应在护理中的应用

应激原作用于个体,使其处于应激状态时,个体会选择和采取一系列的应对方法对应激进行适应。若适应成功则机体达到内环境的平衡;适应失败,会导致机体产生疾病。为帮助患者提高应对能力,维持身心平衡,护理人员应协助住院患者减轻应激反应,措施如下:①评估患者所受应激的程度、持续时间、过去个体应激的经验等;②分析患者的具体情况,协助患者找出应激原;③安排适宜的住院环境。减少不良环境因素对患者的影响;④协助患者适应实际的健康状况,应对可能出现的心理问题;⑤协助患者建立良好的人际关系,并与家属合作减轻患者的陌生、孤独感。

第三章 护理程序

第一节 概 述

护理程序是一种系统、科学地安排护理活动的工作方法,目的是确认、解决护理对象对现存、潜在健康问题的反应。是指在护理服务活动中,通过一系列有目的、有计划、有步骤的行动,为护理对象提供生理、心理、社会、文化及发展的整体护理。

一、护理程序的特征

护理程序作为护理人员照顾护理对象的独特工作方法,具有以下几个方面的特征。

(一)个体性

个体性是指根据患者的具体情况和需求设计护理活动,满足不同患者的需求。

(二)目标性

目标性以识别及解决护理对象的健康问题,及对健康问题的反应为特定目标,全面计划、组织护理活动。

(三)系统性

系统性以系统论为理论框架,指导护理工作的各个步骤系统而有序地进行,每一项护理活动都是系统中的一个环节,保证了护理活动的连续性。

(四)连续性

不限于某特定时间,而是随着护理对象反应的变化随时进行。

(五)科学性

综合了现代护理学的理论观点和其他学科的相关理论,如控制论、需要论等学说为理论基础。

(六)互动性

在整个过程中,护理人员与护理对象、同事、医师及其他人员密切合作,以全面满足服务对象的需要。

(七)普遍性

护理程序适合在任何场所,以及任何护理服务对象安排护理活动。

二、护理程序的理论基础

护理程序在现代护理理论基础上产生,通过一系列目标明确的护理活动为服务对象的健康服务,可作为框架运用到面向个体、家庭和社区的护理工作中。相关的理论基础主要包括系统论、需要层次论、生长发展理论、应激适应理论、沟通理论等,具体见表3-1。

三、护理程序的步骤

护理程序由评估、诊断、计划、实施和评价 5 个步骤组成,这 5 个步骤之间相互联系,互为影响(见图 3-1)。

表 3-1 护理程序的理论基础与应用

理论	应用
一般系统论	理论框架、思维方法、工作方法
需要层次论	指导分析资料、提出护理问题
生长发展理论	制订计划
应激适应理论	确定护理目标、评估实施效果
沟通理论	收集资料、实施计划、解决问题过程

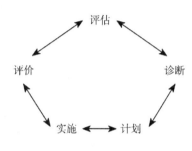

图 3-1 护理程序模式

(一)护理评估

护理评估是护理程序的第一步,收集护理对象生理、心理、社会方面的健康资料并进行整理分析,以发现和确认服务对象的健康问题。

(二)护理诊断

在评估基础上确定护理诊断,用以描述护理对象的健康问题。

(三)护理计划

对如何解决护理诊断涉及的健康问题作出决策,包括排列护理诊断顺序、确定预期目标、制订护理措施和书写护理计划。

(四)护理实施

护理实施即按照护理计划执行护理措施的活动。

(五)护理评价

护理评价是护理对象对护理的反应、预期目标进行比较,根据预期目标达到与否,评定护理计划实施后的效果。必要时,应重新评估服务对象的健康状况,引入护理程序的下一个循环。

第二节 护理评估

护理评估(nursing assessment)是有目的、有计划、有步骤地收集有关护理对象生理、心理、社会文化和经济等方面的资料,对此进行整理与分析,以判断服务对象的健康问题,为护活动提供可靠的依据。具体包括收集资料、整理资料和分析资料三部分。

一、收集资料

(一)资料的来源

1.直接来源

护理对象本人既是第一资料来源也是主要来源。

2.间接来源

(1)护理对象的重要关系是人,也就是社会支持性群体,包括亲属、关系亲密的朋友、同事等。

(2)医疗活动资料,如既往实验室报告、出院小结等健康记录。

(3)其他医护人员、放射医师、化验师、药剂师、营养师、康复师等。

(4)护理学及其他相关学科的文献等。

(二)资料的内容

在收集资料的过程中,各个医院均有自己设计的收集资料表,无论依据何种框架,基本内容主要包括一般资料、生活状况及自理程度、健康检查及心理-社会状况等。

1.一般资料

包括患者姓名、性别、出生日期、出生地、职业、民族、婚姻、文化程度、住址等。

2.现在的健康状况

包括主诉、现病史、入院方式、医疗诊断及目前用药情况。目前的饮食、睡眠、排泄、活动、健康管理等日常生活形态。

3.既往健康状况

包括既往史、创伤史、手术史、家族史、有无过敏史、有无传染病。既往的日常生活形态、烟酒嗜好、女性还包括月经史和婚育史。

4.护理体检

包括体温、脉搏、呼吸、血压、身高、体重、生命体征、各系统的生理功能及有无疼痛、眩晕、麻木、瘙痒等,有无感觉(视觉、听觉、嗅觉、味觉、触觉)异常,有无思维活动、记忆能力、认知感受等障碍。

5.实验室及其他辅助检查结果

包括最近进行的辅助检查的客观资料,如实验室检查、X线检查、病理检查等。

6.心理方面的资料

包括对疾病的认知和态度、康复的信心,病后情绪、心理感受、应对能力等变化。

7.社会方面的资料

包括就业状态、角色问题和社交状况,有无重大生活事件,支持系统状况等;有无宗教信仰,享受的医疗保健待遇等。

(三)资料的分类

1.按照资料的来源划分

来源划分包括主观资料和客观资料。主观资料是指患者对自己健康问题的体验和认识。包括患者的知觉、情感、价值、信念、态度、对个人健康状态和生活状况的感知。主观资料的来源可以是患者本人,也可以是患者家属或对患者健康有重要影响的人。客观资料指检查者通过观察、会谈、体格检查和实验等方法得到或被检测出的有关患者健康状态的资料。客观资料获取是否全面和准确主要取决于检查者是否具有敏锐的观察能力及丰富的临床经验。

当护理人员收集到主观资料和客观资料后,应将两方面的资料加以比较和分析,可互相证实资料的准确性。

2.按照资料的时间划分

时间划分包括既往资料和现时资料。既往资料是指与服务对象过去健康状况有关的资料,包括既往病史、治疗史、过敏史等。现时资料是指与服务对象现在发生疾病有关的状况,如现在的体温、脉搏、呼吸、血压、睡眠状况等。

护理人员在收集资料时,需要将既往资料和现时资料结合起来分析。

(四)收集资料的方法

1.观察

观察是指护理人员运用视、触、叩、听、嗅等感官获得患者、家属及患者所处环境的信息并进行分析判断,是收集有关服务对象护理资料的重要方法之一。观察贯穿在整个评估过程中,可以与交谈同时进行。护理人员应及时、敏锐、连续的对服务对象进行观察,如患者出现面容痛苦、呈强迫体位,应提示患者是否有疼痛,然后进一步询问持续时间、部位、性质等。观察作为一种技能,护理人员在实践中需要不断培养和锻炼,才能得到发展和提高。

2.交谈

护患之间的交谈是一种有目的的医疗活动,使护理人员获得有关患者的资料和信息。一般可分为以下两点。

(1)正式交谈:是指事先通知患者,有目的、有计划的交谈,如入院后的采集病史。

(2)非正式交谈:是指护理人员在日常护理工作中与患者随意自然的交谈,不明确目的,不规定主题、时间,是一种"开放式交流",以便及时了解服务对象的真实想法和心理反应。

交谈时护理人员应注意沟通技巧的运用,对一些敏感性话题应注意保护患者的隐私。

3.护理体检

护理人员运用体检技能,为护理对象进行系统的身体评估,获取与护理有关的生命体征、身高、体重等,以便收集与护理诊断、护理计划有关的患者方面的资料,及时了解病情变化和发现护理对象的健康问题。

4.阅读

包括查阅护理对象的医疗病历(门诊和住院)、各种护理记录及实验室和辅助检查结果,及有关文献等。也可以用心理测量及评定量表对服务对象进行心理-社会评估。

二、整理资料

为了避免遗漏和疏忽相关和有价值的资料,得到完整全面的资料,常依据某个护理理论模式设计评估表格,护理人员依据表格全面评估,整理资料。

(一)按戈登(Gordon)的功能性健康形态整理分类

1.健康感知-健康管理形态

指服务对象对自己健康状态的认识和维持健康的方法。

2.营养代谢形态

包括食物的利用和摄入情况。如营养、液体、组织完整性、体温调节及生长发育等的需求。

3.排泄形态

主要指肠道、膀胱及皮肤的排泄状况。

4.活动-运动形态

包括运动、活动、休闲与娱乐状况。

5.睡眠-休息形态

指睡眠、休息及精神放松的状况。

6.认知-感受形态

包括与认知有关的记忆、思维、解决问题和决策及与感知有关的视、听、触、嗅等功能。

7.角色-关系形态

家庭关系、社会中角色任务及人际关系的互动情况。

8.自我感受-自我概念形态

指服务对象对于自我价值与情绪状态的信念与评价。

9.性-生殖形态

主要指性发育、生殖器官功能及对性的认识。

10.应对-压力耐受形态

指服务对象压力程度、应对与调节压力的状况。

11.价值-信念形态

指服务对象的思考与行为的价值取向和信念。

(二)按马斯洛(Maslow)需要层次进行整理分类

1.生理需要

体温 39 ℃,心率 120 次/分,呼吸 32 次/分,腹痛等。

2.安全的需要

对医院环境不熟悉,夜间睡眠需开灯,手术前精神紧张,走路易摔倒等。

3.爱与归属的需要

患者害怕孤独,希望有亲友来探望等。

4.尊重与被尊重的需要

如患者说:"我现在什么事都不能干了""你们应该征求我的意见"等。

5.自我实现的需要

担心住院会影响工作、学习,有病不能实现自己的理想等。

(三)按北美护理诊断协会(NANDA)的人类反应形态分类

1.交换

包括营养、排泄、呼吸、循环、体温、组织的完整性等。

2.沟通

主要指服务对象与人沟通交往的能力。

3.关系

指社交活动、角色作用和性生活形态等项目。

4.价值

包括个人的价值观、信念、宗教信仰、人生观及精神状况。

5.选择

包括个人的应对能力、判断能力及寻求健康所表现的行为。

6.移动

包括身体活动能力、休息、睡眠、娱乐及休闲状况,日常生活自理能力等。

7.感知

包括自我概念,感知和意念。

8.知识

包括对健康的认知能力、学习状况及思考过程。

9.感觉

包括个人的舒适、情感和情绪状况。

三、分析资料

(一)检查有无遗漏

将资料进行整理分类之后,应仔细检查有无遗漏,并及时补充,以保证资料的完整性及准确性。

(二)与正常值比较

收集资料的目的在于发现护理对象的健康问题。因此,护理人员应掌握常用的正常值,将所收集到的资料与正常值进行比较,在此基础上进行综合分析,以便发现异常情况。

(三)评估危险因素

有些资料虽然目前还在正常范围,但是由于危险因素的存在,如果不及时采取预防措施,以后很可能会出现异常,损害服务对象的健康。因此,护理人员应及时收集资料评估这些危险因素。

护理评估通过收集服务对象的健康资料,对资料进行组织、核实和分析,确认服务对象对现存的、潜在的健康问题、生命过程的反应,为作出护理诊断和进一步制订护理计划奠定了基础。

四、资料的记录

(一)原则

书写全面、整洁、简练、流畅,客观资料运用医学术语,避免使用笼统、模糊的词语,主观资料尽量引用护理对象的原话。

(二)记录格式

根据资料的分类方法,根据各医院,甚至各病区的特点自行设计,多采用表格式记录。与患者第一次见面收集到的资料记录的入院评估,要求详细、全面,是制订护理计划的依据,一般要求入院后 24 小时内完成。住院期间根据患者病情天数,每天或每班记录,反映了患者的动态变化,以此指导护理计划的制订、实施、评价和修订。

第三节 护理诊断

护理诊断是护理程序的第两个步骤,是在评估的基础上对所收集的健康资料进行分析,从而确定服务对象的健康问题及引起健康问题的原因。护理诊断是一个人生命过程中的生理、心理、社会文化发展及精神方面健康状况或问题的一个简洁、明确的说明,这些问题都是属于护理职责范围之内,能够用护理的方法解决的问题。

一、护理诊断的概念

1990 年,北美护理诊断协会(NANDA)提出并通过了护理诊断的定义:护理诊断是关于个人、家庭、社区对现存或潜在的健康问题及生命过程反应的一种临床判断,是护理人员为达到预期的结果选择护理措施的基础,这些预期结果应能通过护理职能达到。

二、护理诊断的组成部分

护理诊断有四个组成部分:名称、定义、诊断依据和相关因素。

(一)名称

名称是对服务对象健康状况的概括性的描述。应尽量使用 NANDA 认可的护理诊断名称,以有利于护理人员之间的交流和护理教学的规范。常用改变、受损、缺陷、无效或低效等特定描述语。例如,排便异常、便秘、有皮肤完整性受损的危险。

(二)定义

定义是对名称的一种清晰的、正确的表达,并以此与其他诊断相鉴别。一个诊断的成立必须符合其定义特征。有些护理诊断的名称虽然十分相似,但仍然能从定义中发现彼此的差异。例如,"压力性尿失禁"的定义是"个人在腹内压增加时立即无意识地排尿的一种状态""反射性尿失禁"的定义是"个体在没有要排泄或膀胱满胀的感觉下可以预见的不自觉地排尿的一种状态"。虽然两者都是尿失禁,但前者的原因是腹内压增高,后者的原因是无法抑制的膀胱收缩。因此,确定诊断时必须认真区别。

(三)诊断依据

诊断依据是作出护理诊断的临床判断标准。诊断依据常常是患者所具有的一组症状和体征,及有关病史,也可以是危险因素。对于潜在的护理诊断,其诊断依据则是原因本身(危险因素)。

诊断依据依其在特定诊断中的重要程度分为主要依据和次要依据。

1.主要依据

主要依据是指形成某一特定诊断所应具有的一组症状和体征及有关病史,是诊断成立的必要条件。

2.次要依据

次要依据是指在形成诊断时,多数患者会出现的症状、体征及病史,对诊断的形成起支持作用,是诊断成立的辅助条件。

例如,便秘的主要依据是"粪便干硬,每周排大便不到 3 次",次要依据是"肠鸣音减少,自述肛门部有压力和胀满感,排大便时极度费力并感到疼痛,可触到肠内嵌塞粪块,并感觉不能排空"。

(四)相关因素

相关因素是指造成服务对象健康状况改变或引起问题产生的情况。常见的相关因素包括以下几个方面。

1.病理生理方面的因素

指与病理生理改变有关的因素。例如,体液过多的相关因素可能是右心衰竭。

2.心理方面的因素

指与服务对象的心理状况有关的因素。例如,活动无耐力可能是由疾病后服务对象处于较严重的抑郁状态引起。

3.治疗方面的因素

指与治疗措施有关的因素(用药、手术创伤等)。例如,语言沟通障碍的相关因素可能是使用呼吸机时行气管插管。

4.情景方面的因素

指环境、情景等方面的因素(陌生环境、压力刺激等)。例如,睡眠形态紊乱可能与住院后环境改变有关。

5.年龄因素

指在生长发育或成熟过程中与年龄有关的因素。如婴儿、青少年、中年、老年各有不同的生理、心理特征。

三、护理诊断与合作性问题及医疗诊断的区别

(一)合作性问题——潜在并发症

在临床护理实践中,护理人员常遇到一些无法完全包含在 NANDA 制订的护理诊断中的问题,而这些问题确实需要护理人员提供护理措施。因此,1983 年,医学专家提出了合作性问题的概念。医学专家把护理人员需要解决的问题分为两类:一类经护理人员直接采取措施可以解决,属于护理诊断;另一类需要护理人员与其他健康保健人员尤其是医师共同合作解决,属于合作性问题。

合作性问题需要护理人员承担监测职责,及时发现服务对象身体并发症的发生和情况的变化,但不是所有并发症都是合作性问题。有些可通过护理措施预防和处理,属于护理诊断;只有护理人员不能预防和独立处理的并发症才是合作性问题。合作性问题的陈述方式是"潜在并发症:××××"。如"潜在并发症:脑出血"。

(二)护理诊断与合作性问题及医疗诊断的区别

1.护理诊断与合作性问题的区别

护理诊断是护理人员独立采取措施能够解决的问题;合作性问题需要医师、护理人员共同干预处理,处理决定来自医护双方。对合作性问题,护理措施的重点是监测。

2.护理诊断与医疗诊断的区别

明确护理诊断和医疗诊断的区别对区分护理和医疗两个专业、确定各自的工作范畴和应承担的法律责任非常重要。两者主要区别见表 3-2。

表 3-2　护理诊断与医疗诊断的区别

项目	护理诊断	医疗诊断
临床判断的对象	对个体、家庭、社会的健康问题/生命过程反应的一种临床判断	对个体病理生理变化的一种临床判断
描述的内容	描述的是个体健康问题的反应	描述的是一种疾病
决策者	护理人员	医疗人员
职责范围	在护理职责范围内进行	在医疗职责范围内进行
适应范围	适用于个体、家庭、社会的健康问题	适用于个体的疾病
数量	往往有多个	一般情况下只有一个
是否变化	随病情的变化而变化	一旦确诊则不会改变

四、护理诊断的分类方法及标准

(一)按照护理诊断或健康所处的状态来分类

可分为现存的、潜在的、健康的和综合的几种类型。

1.现存的护理诊断

现存的护理诊断是指服务对象评估时,患者当时感觉到的不适或存在的反应。书写时,通常将"现存的"省略。例如,"清理呼吸道无效"和"焦虑"即为现存的护理诊断。

2.潜在的护理诊断

潜在的护理诊断是指服务对象目前尚未发生问题,但由于有危险因素的存在,若不进行预防处理就一定会发生的问题。用"有……的危险"进行描述,如"有感染的危险"即为潜在的护理诊断。

3.健康的护理诊断

健康的护理诊断描述的是个人、家庭或社区人群具有的能进一步提高健康水平的临床判断。例如,"母乳喂养有效"。

4.综合的护理诊断

综合的护理诊断是指一组由某种特定的情境、事件所引起的现存的、潜在的护理诊断。

5.可能的护理诊断

可能的护理诊断是指已有资料支持这一诊断的提出,但是目前能明确该诊断的资料并不充分,需要进一步收集资料以确认或排除该护理诊断。

(二)确定护理诊断时究竟依据何种标准,哪些诊断可以得到医护人员的普遍认可

目前,我国普遍使用的是北美护理诊断协会(NANDA)的分类体系。包括以人类反应形态的分类体系和功能性健康形态分类体系。

1.人类反应形态分类体系

护理诊断的人类反应分类体系:交换、沟通、关系、价值、选择、活动、感知、认知、感觉。

(1)交换。①营养失调:高于机体需要量;②营养失调:低于机体需要量;③营养失调:潜在高于机体需要量;④有感染的危险;⑤有体温改变的危险;⑥体温过低;⑦体温过高;⑧体温调节无效;⑨反射失调;⑩便秘;⑪感知性便秘;⑫结肠性便秘;⑬腹泻;⑭大便失禁;⑮排尿异常;⑯压迫性尿失禁;⑰反射性尿失禁;⑱急迫性尿失禁;⑲功能性尿失禁;⑳完全性尿失禁;㉑尿

潴留;㉒组织灌注量改变(肾、脑、心肺、胃肠、周围血管);㉓体液过多;㉔体液不足;㉕体液不足的危险;㉖心输出量减少;㉗气体交换受损;㉘清理呼吸道无效;㉙低效性呼吸形态;㉚不能维持自主呼吸;㉛呼吸机依赖;㉜有受伤的危险;㉝有窒息的危险;㉞有外伤的危险;㉟有误吸的危险;㊱自我防护能力改变;㊲组织完整性受损;㊳口腔黏膜改变;㊴皮肤完整性受损;㊵有皮肤完整性受损的危险;㊶调节颅内压能力下降;㊷精力困扰。

(2)沟通:语言沟通障碍。

(3)关系。①社会障碍;②社交孤立;③有孤立的危险;④角色紊乱;⑤父母不称职;⑥有父母不称职的危险;⑦有父母亲子依恋改变的危险;⑧性功能障碍;⑨家庭作用改变;⑩照顾者角色障碍;⑪有照顾者角色障碍的危险;⑫家庭作用改变:酗酒;⑬父母角色冲突;⑭性生活形态改变。

(4)价值。①精神困扰;②增进精神健康:潜能性。

(5)选择。①个人应对无效;②调节障碍;③防卫性应对;④防卫性否认;⑤家庭应对无效:失去能力;⑥家庭应对无效:妥协性;⑦家庭应对:潜能性;⑧社区应对:潜能性;⑨社区应对无效;⑩遵守治疗方案无效(个人的);⑪不合作(特定的);⑫遵守治疗方案无效(家庭的);⑬遵守治疗方案无效(社区的);⑭遵守治疗方案有效(个人的);⑮抉择冲突(特定的);⑯寻求健康行为(特定的)。

(6)活动。①躯体移动障碍;②有周围血管神经功能障碍的危险;③有围手术期外伤的危险;④活动无耐力;⑤疲乏;⑥有活动无耐力的危险;⑦睡眠状态紊乱;⑧娱乐活动缺乏;⑨持家能力障碍;⑩保持健康的能力改变;⑪进食自理缺陷;⑫吞咽障碍;⑬母乳喂养无效;⑭母乳喂养中断;⑮母乳喂养有效;⑯婴儿吸吮方式无效;⑰沐浴/卫生自理缺陷;⑱穿戴/修饰自理障碍;⑲如厕自理缺陷;⑳生长发育改变;㉑环境改变应激综合征;㉒有婴幼儿行为紊乱的危险;㉓婴幼儿行为紊乱;㉔增进婴幼儿行为(潜能性)。

(7)感知。①自我形象紊乱;②自尊紊乱;③长期自我贬低;④情境性自我贬低;⑤自我认同紊乱;⑥感知改变(特定的)(视、听、运动、味、触、嗅);⑦单侧感觉丧失;⑧绝望;⑨无能为力。

(8)认知。①知识缺乏(特定的);②定向力障碍;③突发性意识模糊;④渐进性意识模糊;⑤思维过程改变;⑥记忆力障碍。

(9)感觉。①疼痛;②慢性疼痛;③功能障碍性悲哀;④预感性悲哀;⑤有暴力行为的危险:对自己或对他人;⑥有自伤的危险;⑦创伤后反应;⑧强奸创伤综合征;⑨强奸创伤综合征:复合性反应;⑩强奸创伤综合征:沉默性反应;⑪焦虑;⑫恐惧。

2.功能性健康形态分类体系

(1)健康感知-健康管理形态。①生长发育异常;②有生长异常的危险;③健康维护能力异常;④外科手术后恢复延迟;⑤寻求健康行为;⑥个人执行治疗计划无效;⑦社区执行治疗计划不当/无效;⑧家庭执行治疗计划不当/无效;⑨不合作;⑩有遭受损伤的危险;⑪有窒息的危险;⑫有中毒的危险;⑬有外伤的危险;⑭有围手术期体位性损伤的危险。

(2)营养-代谢形态。①有体温改变的危险;②体温过低;③体温过高;④体温调节无效;⑤体液不足;⑥体液过多;⑦有体液不平衡的倾向;⑧有感染的危险;⑨有感染他人的危险;⑩乳胶过敏反应;⑪有乳胶过敏反应的危险;⑫营养改变:低于机体需要量;⑬母乳喂养有效;

⑭母乳喂养无效/不当;⑮母乳喂养中断;⑯出牙异常;⑰婴儿喂养不当/无效;⑱吞咽困难;⑲营养改变:高于机体需要量;⑳营养改变:有高于机体需要量的危险;㉑保护能力改变;㉒口腔黏膜异常;㉓皮肤完整性受损。

(3)排泄形态。①排便异常;②便秘;③有便秘的危险;④感知性便秘;⑤腹泻;⑥排便失禁;⑦排尿形态改变;⑧尿潴留;⑨完全性尿失禁;⑩反射性尿失禁;⑪急迫性尿失禁;⑫有急迫性尿失禁的危险;⑬压力性尿失禁;⑭功能性尿失禁;⑮成熟性遗尿。

(4)活动-运动形态。①活动无耐力;②适应能力下降:颅内的;③心排血量减少;④废用综合征;⑤娱乐活动缺乏;⑥持家能力障碍;⑦婴儿行为紊乱;⑧有婴儿行为紊乱的危险;⑨躯体移动障碍;⑩床上活动障碍;⑪步行活动障碍;⑫借助于轮椅活动障碍;⑬轮椅转移能力障碍;⑭有周围神经血管功能障碍的危险;⑮有呼吸功能异常的危险;⑯功能障碍性脱离呼吸机的危险;⑰清理呼吸道无效;⑱低效性呼吸形态;⑲气体交换受损;⑳不能维持自主呼吸;㉑自理缺陷综合征:特定的(使用器具、进食、沐浴、卫生、穿衣、修饰);㉒组织灌注量改变(肾、脑、心、肺、胃肠、外周神经)。

(5)睡眠-休息形态。①睡眠形态紊乱;②睡眠剥夺。

(6)认知-感知形态。①不舒适;②疼痛;③急性疼痛;④慢性疼痛;⑤恶心;⑥意识模糊/错乱;⑦急性意识模糊/错乱;⑧慢性意识模糊/错乱;⑨决策冲突;⑩反射失调;⑪有自主反射失调的危险;⑫环境解析障碍综合征;⑬知识缺乏:特定的;⑭有误吸的危险;⑮感知改变(特定的):(视、听、触、味、嗅、动觉);⑯思维过程异常;⑰记忆受损;⑱忽略单侧身体。

(7)自我认识-自我概念形态。①焦虑;②对死亡的恐惧;③疲乏;④恐惧;⑤绝望;⑥无能为力感;⑦自我形象紊乱;⑧自我认同紊乱;⑨自尊紊乱;⑩长期自尊低下;⑪情境性自尊低下。

(8)角色-关系形态。①沟通障碍;②语言沟通障碍;③家庭运作改变/异常;④家庭运作异常:酗酒;⑤悲伤;⑥预期性悲哀;⑦功能障碍性悲伤;⑧经常性悲伤;⑨有孤独的危险;⑩有亲子依附关系异常的危险;⑪父母不称职;⑫亲子角色冲突;⑬角色紊乱;⑭社交障碍;⑮社交孤立。

(9)性-生殖形态。①性功能障碍;②性生活改变。

(10)应对-应激耐受形态。①调节障碍;②照顾者角色困难;③个人应对能力失调;④防卫性应对;⑤否认性应对;⑥否认性应对失调;⑦家庭应对无效:无能性;⑧家庭妥协性应对能力失调;⑨家庭有潜力增强应对能力社区应对能力失调;⑩社区有潜力增强应对能力;⑪能量场紊乱;⑫创伤后反应;⑬强暴后创伤综合征;⑭有创伤后综合征的危险;⑮迁居压力综合征;⑯有自我伤害的危险;⑰有自虐的危险;⑱有自残的危险;⑲有自杀的危险;⑳有暴力行为的危险。

(11)价值-信念形态。①精神困扰;②有精神困扰的危险;③有潜力增强精神安适。

五、护理诊断的形成

护理诊断是针对护理评估整理的资料进行分析,与标准进行比较、判断,初步提出问题并进行分析,将符合护理诊断定义、属于护理职责范围、能用护理方法解决或缓解的问题列出。形成过程包括三个步骤:①分析资料;②确认健康问题、危险因素和服务对象的需求;③形成护理诊断(见表3-3)。

表 3-3 某护理对象护理诊断形成的过程

临床资料	与标准比较、分析、判断	形成护理诊断
体温 40 ℃	高于正常	体温过高
心率 108 次/分	高于正常	
WBC:15×10⁹/L	高于正常	
皮肤潮红、大汗、咳嗽、口渴、头晕、头痛等	可能感染、发热的表现	
住院两天,早餐均未进食,午餐连续喝一碗汤,晚餐进食半碗白米稀饭	不足以供应身体需要的营养	营养摄取低于机体需要量
(男)身高 175 cm,体重 50.2 kg	体重过轻	
走到厕所需靠墙休息数次	可能是活动耐力降低	活动无耐力

六、护理诊断的陈述

戈登(Gordon)主张护理诊断的陈述应包括三部分:健康问题、症状或体征和原因。

(一)健康问题

健康问题包括服务对象现存的和潜在的健康问题。

(二)症状或体征

症状或体征是指与健康问题有关的症状或体征。临床症状或体征往往提示服务对象有健康问题存在。例如,急性心肌梗死时心前区疼痛是此人健康问题的重要特征。

(三)原因

原因是指影响服务对象健康状况的直接因素、促发因素、危险因素。疾病的原因往往是比较明确的,而健康问题的原因往往因人而异,如失眠,其原因可能有焦虑、饥饿、环境改变、体位不舒适等,而且不同的疾病可能有相同的健康问题。

一个完整的护理诊断通常由三部分构成,即:①健康问题;②原因;③症状或体征,又称 PES 公式。例如,营养失调:高于机体需要量(P);肥胖(S);与进食过多有关(E);排便异常(P);便秘(S),与生活方式改变有关(E)。但目前临床上趋向于将护理诊断简化为两部分,即:P+E 或 S+E。例如,①皮肤完整性受损(P);与局部组织长期受压有关(E);②便秘(S);与生活方式改变有关(E)。

无论三部分陈述还是两部分陈述,原因的陈述不可或缺,只有明确原因才能为制订护理计划指明方向,而且原因的陈述常用"与……有关"来连接,准确表述健康问题与原因之间的关系,有助于护理人员确定该诊断是否成立。

七、陈述护理诊断的注意事项

(一)名称清楚

护理诊断所列名称应明确、简单易懂。

(二)护理诊断并非医疗诊断

应是由护理措施能够解决的问题。

(三)勿将医学诊断当作导致问题的相关因素

如"潜在性皮肤受损:与糖尿病有关"。

（四）勿将护理对象的症状或体征当作问题

如"尿少：与水的摄入不足有关"。

（五）勿将护理诊断的问题与相关因素相混淆

如"糖尿病知识不足：与缺乏糖尿病知识有关"。

（六）全面诊断

列出的护理诊断应贯彻整体的观点，做全面的诊断。故一个患者可有多个护理诊断，并随病情发展而变化。

（七）避免做出带有价值判断的护理诊断

如卫生不良与懒惰有关，社交障碍与缺乏道德有关。

（八）避免使用可能引起法律纠纷的语句

如"有受伤的危险：与护理人员未加床档有关"。

护理诊断对服务对象的健康状况进行了准确的描述，界定了护理工作的范畴，指出了护理的方向，为护理计划的制订提供了依据。

第四节　护理计划

护理计划是护理程序的第三个步骤，是制订护理对策的过程。护理人员在评估及诊断的基础上，对患者的健康问题、护理目标及护理人员所要采取的护理措施的一种书面说明，通过护理计划，可以使护理活动有组织、有系统地满足患者的具体需要。

一、护理计划的种类

护理计划从与服务对象刚接触开始，直到因服务对象离开医疗机构终止护患关系而结束。计划的类型可分为入院护理计划、住院护理计划和出院护理计划。

（一）入院护理计划

入院护理计划指护理人员经入院评估后制订的综合护理计划。评估资料不仅来源于书面数据，而且来源于服务对象的身体语言和直觉信息。由于住院期有逐渐缩短的趋势，因此计划应在入院评估后尽早开始，并根据情况及时修改。

（二）住院护理计划

护理人员根据获取的新评估资料和服务对象对护理的反应，制订比入院计划更为个体化的住院护理计划。住院护理计划也可在护理人员接班后制订，主要确定本班为服务对象所提供的护理项目。根据住院评估资料，护理人员每日制订护理计划，以达到以下目的：①确定服务对象的健康状况是否发生改变；②排列本班护理活动的优先顺序；③决定本班需要解决的核心问题；④协调护理活动，通过一次护理活动解决服务对象多个问题。

（三）出院护理计划

随着平均住院期的缩短，患者出院后仍然需要护理。因此，出院护理计划是总体护理计划的重要组成部分。有效出院护理计划的制订从第1次与服务对象接触开始，护理人员以全面而及时的满足服务对象需要的信息为基础，根据服务对象住院和出院时的评估资料，推测如何满足服务对象出院后的需要而制订。

二、护理计划的过程

护理计划包括四方面的内容:①排列护理诊断的顺序;②制订预期目标;③制订护理措施;④书写护理计划。

(一)排列护理诊断的顺序

由于护理诊断往往不只是一个,因此,在拟定计划时首先应明确处理护理诊断提出问题的先后次序。一般对护理诊断的排序按首优、中优、次优进行排列,分出轻重缓急,先解决主要问题或以主要问题为重点,再依次解决所有问题,做到有条不紊。

1.首优问题

涉及的问题是直接威胁生命,需要立即采取行动予以解决的问题。如心排血量减少、气体交换受损、清理呼吸道无效、不能维持自主呼吸、严重体液不足、组织灌流量改变等问题。

2.中优问题

涉及的问题不直接威胁生命,但对护理对象的身心造成痛苦并严重影响健康的问题。如急性疼痛、组织或皮肤完整性受损、体温过高、睡眠形态紊乱、有受伤的危险、有感染的危险、焦虑、恐惧等。

3.次优问题

涉及的问题需要护理人员的少量支持就可以解决或可以考虑暂时放后面的问题,虽然不如生理需要和安全需要问题迫切,但并非不重要,同样需要护理人员给予帮助,使问题得到解决,以便对象达到最佳健康状态。如社交孤立、家庭作用改变、角色冲突、精神困扰等。

首优、中优、次优的顺序在护理的过程中不是固定不变的,随着病情的变化,威胁生命的问题得以解决,生理需要获得一定程度的满足后,中优或次优的问题可以上升为"首优问题"。

(二)排列护理诊断顺序应遵循的原则

1.结合护理理论模式

常用的有马斯洛的人类基本需要层次论。先考虑满足基本生活的需要,再考虑高水平的需要。即将对生理功能平衡状态威胁最大的问题排在最前面。如对氧气的需要优先于对水的需要,对水的需要优先于对食物的需要。

2.紧急情况

危及生命的问题始终摆在护理行动的首位。

3.与治疗计划相一致

要考虑不与医疗措施相抵触。

4.取得护理对象的信任与合作

注重服务对象的个人需求,尊重护理对象的意愿,共同讨论达成一致,即服务对象认为最为迫切的问题,如果与治疗、护理原则无冲突,可考虑优先解决。

5.尊重服务对象的健康价值观和信仰

根据服务对象的健康价值观和信仰排列护理诊断顺序。

6.考虑设备资源及所需的时间

一定要考虑在现有的条件下能否实施,否则计划形同虚设,措施无法实施,问题也就得不到解决。

7.潜在的问题要全面评估

一般认为现存问题应优先解决,但有时潜在的和需协同处理的问题并非首优问题,有时后者比前者更重要。护理人员应根据理论知识和临床经验对潜在的问题全面评估。例如,大面积烧伤处于休克期时,有体液不足的危险,如果不及时预防,就会危及服务对象生命,应列为首优问题。

(三)制订预期目标

预期目标也称预期结果,是期望的护理结果。指在护理措施实施之后,期望能够达到的健康状态或行为的改变,其目的是为制订的护理措施提供方向及为护理效果评价提供标准。

1.分类

根据实现目标所需的时间分为短期目标和长期目标。

(1)短期目标:是指在较短的时间内(几天、几小时)能够达到的目标,适合于住院时间较短、病情变化快者。例如,"3天后,服务对象下床行走50 m""用药2小时后服务对象自述疼痛消失"等都是短期目标。

(2)长期目标:是指需要相对较长时间(数周、数月)才能够达到的目标。可以分为两类。

一类是需要护理人员针对一个长期存在的问题采取连续性行动才能达到的长期目标。例如,一个长期卧床的服务对象需要护理人员在整个卧床期间给予精心的皮肤护理以预防发生压疮,长期目标可以描述为"卧床期间皮肤完整无破损"。

另一类是需要一系列短期目标的实现才能达到的长期目标。例如,"半年内体重减轻12 kg",最好通过一系列短期目标来实现,可以定为"每周体重减轻0.5 kg"。短期目标的实现使人看到进步,增强实现长期目标的信心。

2.陈述

目标的陈述方式:主语+谓语+行为标准+条件状语。

(1)主语:是指服务对象或服务对象的一部分或与服务对象有关的因素。如护理对象的血压、脉搏、体重等。主语为护理对象本人时可以省略。

(2)谓语:是指主语将要完成且能被观察到的行为,用行为动词陈述。如说明、解释、走、喝等。

(3)行为标准:是指主语完成该行为将要达到的程度。如时间、距离、速度、次数、重量、计量单位(个、件等)、容量等。

(4)条件状语:是指服务对象完成该行为所必须具备的条件状况,即在什么样的条件下达到目标,并非所有目标陈述都包括此项。如在护理人员的帮助下、在学习后、在凭借扶手后等。

3.制订预期目标的注意事项

(1)目标应以服务对象为中心:目标陈述的是服务对象的行为,而非护理活动本身。目标应说明服务对象将要做什么、怎么做、什么时候做、做到什么程度,而不是描述护理人员的行为或护理人员采取的护理措施。

(2)目标应切实可行:既应在护理对象的能力范围之内,又要能激发服务对象的能动性,且与医疗条件相匹配。

（3）目标应有明确的针对性：一个预期目标只能针对一个护理诊断，一个护理诊断可有多个预期目标。

（4）目标应具体：预期目标应是可观察、可测量的，避免使用含糊不清、不明确的词，如活动适量、饮酒量减少等，不易被观察和测量，难以进行评价。

（5）目标应有时间限制：预期目标应注明具体时间。如：3 天后，2 小时内、出院时等，为确定何时评价提供依据。

（6）目标必须有据可依：护理人员应根据医学、护理知识、个人临床经验及服务对象的实际情况制订目标，以保证目标的可行性。

（7）关于潜在并发症的目标：潜在并发症是合作性问题，仅通过护理往往无法阻止，护理人员只能监测并发症的发生与发展。因此，潜在并发症的目标可这样书写：并发症被及时发现并得到及时处理。

(四)制订护理措施

护理措施是指有助于实现预期目标的护理活动及其具体实施方法。护理措施的制订必须围绕已明确的护理诊断和拟定的护理目标，针对护理诊断提出的原因，结合服务对象的具体情况，运用护理知识和经验做出决策。

1.护理措施的分类

（1）独立性护理措施：是指护理人员运用护理知识和技能可独立完成的护理活动，即护嘱。

（2）合作性护理措施：是指护理人员与其他医务人员共同合作完成的护理活动。例如，与营养师一起制订符合服务对象病情的饮食计划。

（3）依赖性护理措施：是指护理人员执行医嘱的护理活动。例如，给药。然而护理人员不是盲目地执行医嘱，应能够判别医嘱的正确与否。

2.制订护理措施的原则

（1）护理措施必须具有一定的理论依据，应保证护理对象安全。

（2）护理措施针对护理诊断提出的原因而制订，其目的是为了达到预期的护理目标。

（3）应用现有资源，护理措施切实可行、因人而异，与个体情况相适应，与护理对象的价值观和信仰不相违背。

（4）与其他医务人员的处理方法不冲突，相辅相成。

（5）护理措施的描述应准确、明了。一项完整的护理措施应包括日期、具体做什么、怎样做、执行时间和签名。

（6）鼓励服务对象参与制订护理措施，保证护理措施的最佳效果。

(五)护理计划的书写

护理计划的书写就是将已明确的护理诊断、目标、措施书写成文，以便指导和评价护理活动。各个医疗机构护理计划的书写格式不尽相同，一般都有护理诊断、预期目标、护理措施和评价 4 个栏目。

书写时注意应用标准医学术语，包括护理活动的合作者，包括出院和家庭护理的内容，制订日期和责任护士都要书写完整。

标准护理计划的出现，简化了护理计划的书写工作。标准护理计划是根据临床经验。推测出在一个特定的护理诊断或健康状态下,服务对象所具有的共同的护理需要,根据需要预先印刷好的护理计划表格。护理人员只需在一系列护理诊断中勾画出与服务对象有关的护理诊断,按标准计划去执行。对于标准护理计划上没有列出,而服务对象却具备的护理诊断,须按护理计划格式填写附加护理计划单,补充服务对象特殊的护理诊断、预期目标、护理措施和评价。

随着计算机在病历管理中的应用,护理计划也逐渐趋向计算机化。标准护理计划被输入存储器后,护理人员可以随时调阅标准护理计划或符合服务对象实际情况的护理计划。制订某服务对象具体的护理计划,步骤如下:①将护理评估资料输入计算机,计算机将会显示相应的护理诊断。②选定护理诊断后,计算机即可显示与护理诊断相对应的原因,预期目标。③在出现预期目标后,计算机即提示可行的护理措施。④选择护理措施,制订出一份个体化的护理计划。⑤打印护理计划。

护理计划明确了服务对象健康问题的轻重缓急及护理工作的重点,确定了护理工作的目标,制订了实现预期目标的护理措施,为护理人员解决服务对象健康问题,满足服务对象健康需要的护理活动提供了行动指南。

第五节　护理实施

护理实施是护理程序的第 4 个步骤,是将护理计划付诸实施的过程。通过实施,可以解决护理问题,并可以验证护理措施是否切实可行。其工作内容包括实施措施、写出记录、继续收集资料。这一步不仅要求护理人员具备丰富的专业知识,还要具备熟练的操作技能和良好的人际沟通能力,才能保证患者得到高质量的护理。

一、实施的过程

(一)实施前思考

要求护理人员在护理实施前思考以下问题:

1.做什么

回顾已制订好的护理计划,保证计划内容是合适的、科学的、安全的、符合患者目前情况。然后,组织所要实施的护理措施。这样一次接触患者时可以根据计划有顺序地执行数个护理措施。

2.谁去做

确定哪些护理措施是护理人员自己做,哪些是由辅助护理人员执行,哪些是由其他医务人员共同完成,需要多少人。一旦护理人员为患者制订好了护理计划,计划可由下列几种人员完成:①护理人员本人:由制订护理计划的护理人员将计划付诸行动。②其他医务人员:包括其他护理人员、医师和营养师。③患者及其家属:有些护理措施,需要患者及其家属参与或直接完成。

3.怎么做

实施时将采取哪些技术和技巧,并回顾技术操作、仪器操作的过程。如果需要运用沟通交流,则应考虑在沟通中可能遇到的问题,可以使用的沟通技巧。

4.何时做

根据患者的具体情况、健康状态,选择执行护理措施的时间。

(二)实施过程

1.落实

将所计划的护理活动加以组织,任务落实。

2.执行

执行医嘱,保持医疗和护理有机结合。

3.解答

解答服务对象及家属的咨询问题。

4.评价

及时评价实施的质量、效果,观察病情,处理突发急症。

5.收集资料

继续收集资料,及时、准确地完成护理记录,不断补充和修正护理计划。

6.协作

与其他医务人员保持良好关系,作好交班工作。

二、实施护理计划的常用方法

(一)提供专业护理

护理人员运用各种相应的护理技巧来执行护理计划,直接给护理对象提供护理服务。

(二)管理

将护理计划的先后次序进行安排、排序,并委托其他护理人员、其他人员执行护理措施,使护理活动能够最大限度地发挥护理人员的作用,使患者最大限度地受益。

(三)健康教育

对患者及其家属进行疾病的预防、治疗、护理等方面的知识教育。

(四)咨询指导

提供有助于患者健康的信息,指导患者进行自我护理或家属、辅助护理人员对患者的护理。

(五)记录

记录护理计划的执行情况。

(六)报告

及时向医师报告患者出现的身心反应、病情的进展情况。

三、护理实施的记录

护理记录是护理实施阶段的重要内容,是交流护理活动的重要形式。作好护理记录可以保存重要资料,为下一步治疗护理提供可靠依据。护理记录要求及时、准确、可靠地反映患者的健康问题及其进展状况;描述确切客观、简明扼要、重点突出;体现动态性和连续性。

(一)护理记录的内容

护理记录的主要内容包括:实施护理措施后服务对象、家属的反应及护理人员观察到的效果,服务对象出现的新的健康问题与病情变化,所采取的临时性治疗、护理措施,服务对象的身心需要及其满足情况,各种症状、体征,器官功能的评价,服务对象的心理状态等。

(二)护理记录的方法

护理文件记录与护理程序的实施同样重要。护理管理者提倡在临床实践中使用具体而统一的护理实践及程序表格,护理人员只需记录护理中所遇到的特殊问题。然而,这种方法有一定的法律争议,认为如果在表格中没有相应的记录,就证明护理人员没有做相应的工作。因此,医院及其他的健康机构要求护理人员认真、详细、完整地记录护理过程。

临床护理记录的方式很多,目前在以患者为中心的整体护理实践中,多采用 PIO 护理记录格式,这是一种简明而又能体现护理程序的记录法(见图 3-2)。

日期	护理诊断/问题(P)	护理目标(G)	护理措施(I)	签名	护理评价(O)	日期/签名

科别____ 病区____ 床号____ 姓名____ 年龄____ 住院号____

图 3-2　护理病程记录单

P(problem,问题):指护理诊断或护理问题。

I(intervention,措施):是针对患者的问题进行的护理活动。

O(outcome,结果):护理措施完成后的结果。

在护理实践中,护理人员需准确及时记录护理程序的实施过程,我国护理界也根据有关法律规定及护理专业组织的具体要求建立相应的记录标准。在执行护理措施的过程中,需要随时观察,继续收集资料,评估服务对象的变化,以便根据服务对象的动态变化修改护理计划。

护理实施是落实护理计划的实际行动,计划实施以后服务对象的健康状况是否达到了预期结果,下一步的护理活动应如何进行,还需要通过护理评价来完成。

第六节　护理评价

护理评价是护理程序的最后一个步骤,是确定护理目标是否实现或判断实现的程度。护理评价按预期目标所规定的时间,将护理后服务对象的健康状况与预期目标进行比较并做出评定和修改,了解服务对象对健康问题的反应,验证护理效果,调控护理质量,积累护理经验。

一、列出已制订的护理目标

计划阶段所确定的预期目标可作为护理效果评价的标准。预期目标对评价的作用有以下两个方面:①确定评价阶段所需收集资料的类型;②提供判断服务对象健康资料的标准。例如,预期结果:①每日液体摄入量不少于 2500 mL;②尿液输出量与液体摄入量保持平衡;③残余尿量低于100 mL。根据以上预期目标,任何一名护理人员都能明确护理评价时所应收集资料的类型。

二、收集与目标有关的资料

为评价预期目标是否达到,护理人员应收集服务对象的相关主客观资料。有些主客观资料需要证实,如确认主观资料恶心或疼痛时,护理人员需依据服务对象的主诉,或该主观资料的客观指标(如脉搏、呼吸频率减慢,面部肌肉放松等可作为疼痛缓解的客观指标)。所收集资料应简明、准确地记录,以备与计划中的预期目标进行比较。

三、比较收集到的资料和预期目标

评价预期目标是否实现,即评价通过实施护理措施后,原定计划中的预期目标是否已经达到。评价分两步进行:

(一)服务对象实际行为的变化

列出实施护理措施后服务对象的反应。

(二)将服务对象的反应与预期目标比较,了解目标是否实现

预期目标实现的程度可分为3种:①预期目标完全实现;②预期目标部分实现;③预期目标未实现。为便于护理人员之间的合作与交流,护理人员在对预期目标实现与否作出评价后,应记录结论。记录内容为结论及支持资料,然后签名并注明评价的时间。结论即预期目标达到的情况,支持资料是支持评价结论的服务对象的反应。

四、重审护理计划

(一)分析原因

在评价的基础上,对目标部分实现或未实现的原因进行分析,找出问题之所在,可询问的问题包括:①所收集的基础资料是否欠准确?②护理诊断是否正确?③预期目标是否合适?④护理措施是否适当?是否得到了有效落实?⑤服务对象的态度是否积极,是否配合良好?⑥病情是否已经改变或有新的问题发生?原定计划是否失去了有效性?

(二)全面决定

对健康问题重新估计后,作出全面决定,一般有以下4种可能:①继续:问题仍然存在,目标与措施恰当,计划继续进行。②停止:问题已经解决,停止采取措施。③确认或排除:对可能的问题,通过进一步的收集资料,给予确认或排除。④修订:对诊断、目标、措施中不适当之处加以修改。

护理程序是护理人员通过科学的解决问题的方法确定服务对象的健康状态,明确健康问题的身心反应,并以此为依据,制订适合护理对象的护理计划,采取适当的护理措施以解决确认的问题的过程。其目的是帮助护理对象满足其各种需要,恢复或达到最佳的健康状态。运用护理程序不仅能提高护理质量,促进服务对象健康得到恢复,而且能培养护理人员的逻辑思维,增强其发现问题和解决问题的能力,使业务知识和技能水平得以提高,护患关系也会因此得到改善,同时运用护理程序中完整的护理记录将为护理科研与护理理论的发展奠定基础。

第四章　护患关系与沟通

第一节　护患关系

护理服务过程中涉及多方面的人际关系,但其本质是以患者为中心延伸开来的,即护患关系。护患关系是护理人际关系的核心,也是影响护理人际关系平衡的最重要因素。因此,了解护患关系的内容、特征等,可以很好地认识其存在的问题,对建立和谐的护患关系具有重要意义。

一、护患关系的性质

护患关系是一种人际关系,是帮助者与被帮助者之间的关系。有时还是两个系统之间的关系,即帮助系统(包括与患者相互作用的护士和其他工作人员)和被帮助系统(包括寻求帮助的患者和其亲属、重要成员等)之间的关系。每个人在不同时期可以成为帮助者或被帮助者,如朋友之间相互帮助,父母是子女的主要帮助者,但子女有时也可帮助父母。护患关系的特点是护士对患者的帮助一般是发生在患者无法满足自己的基本需要的时候,其中心是帮助患者解决困难,通过执行护理程序,使患者能够克服病痛,生活得更舒适。因而作为帮助者的护士是处于主导地位的,这就意味着护士的行为可能使双方关系健康发展,有利于患者恢复健康,但也有可能是消极的,使关系紧张,患者的病情更趋恶化。

护患关系是一种专业性的互动关系,通常还是多元化的,即不仅是限于两个之间的关系。由于护患双方都有属于他们自己的知识、感觉、情感、对健康与疾病的看法以及不同的生活经验,这些因素都会影响互相的感觉和期望,并进一步影响彼此间的沟通和由此所表现出来的任何行为和所有行为,即护理效果。

护士作为一个帮助者有责任使其护理工作达到积极的、建设性的效果,而起到治疗的作用,护患关系也就成为治疗性的关系。治疗性的护患关系不是一种普通的关系,它是一种有目标的、需要谨慎执行、认真促成的关系。由于治疗性关系是以患者的需要为中心,除了一般生活经验等上列因素有影响外,护士的素质、专业知识和技术也将影响到治疗性关系的发展。

二、护患关系的基本内容

和谐的护患关系是良好护理人际关系的主体,并能影响其他人际关系。护患关系主要包括以下几个方面。

(一)技术性的关系

技术性的关系是指护患双方在一系列的护理技术活动中所建立起来的,以护士拥有相关护理知识及技术为前提的一种帮助性关系。护士一般是具有专业知识和技能的人,处于主动地位,在技术上帮助患者(输液、注射等),是护患关系的基础。如果技术熟练,则很快博得患者的信任;相反,患者则很难信任。

（二）非技术性关系

非技术性关系是指护患双方受社会、心理、教育、经济等多方面的影响,在护患交往过程中所形成的道德、利益、法律、价值等多方面的关系。

1.道德关系

道德关系是非技术关系中最重要的内容。由于护患双方所处的地位、环境、利益、文化教育以及道德修养的不同。在护理活动中,对一些问题和行为的看法及要求也会有所不同,为了协调矛盾,必须按照一定的道德原则和规范来约束自己的行为。另外,建立良好的护患关系,护患双方一要尊重对方的人格、权力和利益,二要注意适度,掌握好分寸,禁止与患者拉关系、谈恋爱,要自尊、自重、自爱。

2.利益关系

利益关系是在相互关心的基础上发生的物质和精神方面的利益关系。患者的利益表现在支付了一定的费用之后,满足了解除病痛、求得生存、恢复健康等切身利益的需要。护理人员的利益表现在付出了身心劳动后所得到的工资、奖金等经济利益,以及由于患者的康复所得到的精神上的满足和欣慰,提高了自己工作上的满意度。

3.法律关系

患者接受护理和护理人员从事护理活动都受到法律保护,侵犯患者和护理人员的正当权利都是法律所不容许的。

4.价值关系

护理人员运用护理知识和技能为患者提供优质服务,履行了对他人的道德责任和社会义务,实现了个人的社会价值,对社会做出了贡献。而患者恢复了健康,重返了工作岗位,又能为社会做出贡献,实现其社会价值。

在医疗服务过程中,技术和非技术两方面的交往是相互依赖、相互作用、相互联系的。非技术交往的成功可以增进患者对护理的依赖性及护士对工作的热忱,从而有利于技术性交往,而技术性交往的失败,如护士打错针、发错药等,也会影响非技术性交往。

三、护患关系的基本模式

1976 年,美国学者萨斯和荷伦德提出了三种医患关系模式,这些模式同样也适用于护患关系。一般根据护患双方在共同建立及发展护患关系过程中所发挥的主导作用、各自所具有的心理方位、主动性及感受性等因素的不同,可以将护患关系分为 3 种基本模式。

（一）主动-被动型（最古老的护患关系模式——纯护理型）

主动-被动型是一种最常见的、单向性的,以生物医学模式及疾病的护理为主导思想的护患关系模式,这种护理模式的特征为"护士为服务对象做什么",患者无法参与意见,不能表达自己的愿望,患者的积极性调动不出来。所以,对于这类全依赖型的患者,护士要增强责任心,勤巡视。但目前一般来说,不提倡采用这种模式。

这种模式主要适用于对昏迷、休克、全麻、有严重创伤及精神病的服务对象进行护理时的护患关系,一般此类服务对象部分或完全失去正常思维能力,需要护士有良好的护理道德、高度的工作责任心及对服务对象的关心和同情,使服务对象在这种单向的护患关系中,能够很快战胜疾病,早日康复。

(二)指导-合作型(指引型)

指导-合作型是一种微弱单向,以生物医学-社会心理及疾病的护理为指导思想的护患关系,其特征是"护士教会服务对象做什么"。护患双方在护理活动中都应当是主动的,其中以执行护士的意志为基础,但患者可以向护士提供有关自己疾病的信息,同时也可提出要求和意见。目前,提倡采用这种模式,这种模式主要适用于清醒的、急性、较严重的患者。因为此类服务对象神志清楚,但病情重,病程短,对疾病的治疗和护理了解少,需要依靠护士的指导以便更好地配合治疗及护理。此模式的护患关系需要护士有良好的护理道德,高度的工作责任心,良好的护患沟通及健康教育技巧,使服务对象能在护士的指导下早日康复。

(三)共同参与型(自护型)

共同参与型是一种双向性的,以生物医学-社会心理模式及健康为中心的护患关系模式。其特征为"护士帮助服务对象自我恢复",这种模式的护患关系是一种新型的平等合作的护患关系,护患双方共同探讨护理疾病的途径和方法,在护理人员的指导下充分发挥患者的积极性,并主动配合,亲自参与护理活动。

这种模式主要适用于对慢性病服务对象的护理。服务对象不仅清醒,而且对疾病的治疗及护理比较了解。此类疾病的护理常会涉及帮助服务对象改变以往的生活习惯、生活方式、人际关系等。因此,需要护士不仅了解疾病的护理,而且要了解疾病对服务对象的生理、社会心理、精神等方面的影响,设身处地地为服务对象着想,以服务对象的整体健康为中心,尊重服务对象的自主权,给予服务对象充分的选择权,以恢复服务对象在长期慢性的疾病过程中丧失的信心及自理能力,使服务对象在功能受限的情况下有良好的生活质量。

以上三种护患关系模式在临床护理实践中不是固定不变的,护士应根据患者的具体情况、患病的不同阶段,选择适宜的护患关系模式,以达到满足患者需要、提高护理水平、确保护理服务质量的目的。

四、护患关系的建立过程

护患关系是一种以服务对象康复为目的的特殊人际关系,其建立与发展并非由于护患之间相互吸引,而是护士出于工作的需要,服务对象出于需要接受护理而建立起来的一种工作性的帮助关系。因此,护患关系的建立既要遵循一般的人际关系建立的规律,又与一般的人际关系的建立及发展过程有一定的区别。良好护患关系的建立与发展一般分为以下 3 个阶段。

(一)观察熟悉期

观察熟悉期指服务对象与护士初期的接触阶段。护患关系初期的主要任务是护士与服务对象之间建立相互了解及信任关系。护患双方在自我介绍的基础上从陌生到认识,从认识到熟悉。护士在此阶段需要向服务对象介绍病区的环境及设施、医院的各种规章制度、与治疗护理有关的人员等。护士也需要初步收集有关服务对象的身体、心理、社会文化及精神等方面的信息及资料。在此阶段,护士与服务对象接触时所展现的仪表、言行及态度,在工作中体现出的爱心、责任心、同情心等第一印象,都有利于护患间信任关系的建立。

(二)合作信任期

护士与服务对象在信任的基础上开始了护患合作。此期的主要任务是应用护理程序以解决服务对象的各种身心问题,满足服务对象的需要。因此,护士需要与服务对象共同协商制订护理计划,与服务对象及有关人员合作完成护理计划,并根据服务对象的具体情况修改及完善护理计划。在此阶段,护士的知识、能力及态度是保证良好护患关系的基础。护士应该对工作认真负责,对服务对象一视同仁,尊重服务对象的人格,维护服务对象的权利,并鼓励服务对象充分参与自己的康复及护理活动,使服务对象在接受护理的同时获得有关的健康知识,逐渐达到自理及康复。

(三)终止评价期

护患之间通过密切合作,达到了预期的护理目标,服务对象康复出院时,护患关系将进入终止阶段。护士应该在此阶段来临前为服务对象作好准备。护士需要进行有关的评价,如评价护理目标是否达到,服务对象对自己目前健康状况的接受程度及满意程度,对所接受的护理是否满意等。护士也需要对服务对象进行有关的健康教育及咨询,并根据服务对象的具体情况制订出院计划或康复计划。

五、建立良好护患关系对护士的要求

护患关系是护理人员与患者为了医疗护理的共同目标而发生的互动现象。在医院这个特定的环境中,护患关系是护理人员所面临的诸多人际关系中最重要的关系。在护理实践中,护患关系与护理效果密切相关。因此,良好的护患关系能使患者产生良好的心理效应,缩短护患距离,有助于按时按质完成各种治疗,促进患者早日康复。

(一)重视和患者的沟通与交流

护士要更新护理观念,要按生理-心理-社会的医学模式去处理与患者的关系,在日常工作中,经常与患者沟通。护士应做到仪表端庄、举止大方、服饰整洁、面带微笑、语言和蔼,这样才容易得到患者的信任。

(二)需要具备一些基本的沟通技巧

护士要成功地沟通,关键是掌握与患者的沟通技巧。一方面,护士要扩充自己的知识,训练并提高自己的语言表达能力,注意自己的谈吐和解说技巧。另一方面,在护患沟通过程中护士还要学会倾听,善于倾听。运用移情,即设身处地站在对方的位置,并通过认真地倾听和提问,确切地理解对方的感受。

(三)有高超的护理工作能力

护理工作者要提高自身的护理工作技能和水平,增进患者对自己工作的信赖感,才能为良好护患关系的建立提供最有力的保障。

(四)有足够的自信心

想要促进成功的交际、建立良好的护患关系,拥有足够的自信心是必不可少的。过硬的护理技能、丰富的护理学知识和科学人文知识、崭新的护理理念不仅能极大地为患者减轻痛苦,为患者解决诸多的疑难困惑,而且能赢得患者对护士的尊重、赞扬和信任,从而极大地增强护士在工作中的自信心,进而有利于良好的护患沟通与交流,促进良好护患关系的建立。

第二节　护患沟通

护患沟通主要是指护士与患者及其亲属、陪伴之间的沟通。护患沟通是护士人际沟通的主要内容,而和谐的护患关系则是护士良好人际关系的核心,并影响其他人际关系。因此,学习并掌握与患者沟通的技巧是护士的必修课,通过不懈努力,用自身的良好情绪去影响患者,使患者具备最佳的心理状态接受治疗和护理,促进服务对象的早日康复。

一、沟通的概念

沟通是人与人之间、人与群体之间思想与感情的传递和反馈的过程,以求思想达成一致和感情的通畅。护患沟通是护士与服务对象之间的信息交流及相互作用的过程。所交流的内容是与服务对象的护理及康复直接或间接相关的信息,同时也包括双方的思想、感情、愿望及要求等方面的沟通。

二、沟通过程的基本要素

根据 Hein 1973 年提出的理论,沟通的基本要素包括沟通当时的情景、信息的发出者、信息、信息的接收者、途径、反馈。一个完整的沟通过程一般由这 6 个基本要素构成。

(1)沟通当时的情景:是指互动发生的场所或环境,是每个互动过程中的重要因素。包括:物理的场所、环境,如公共汽车上、开会的时候等;沟通的时间和每个互动参与者的个人特征,如情绪、经历、知识水平等。

(2)信息的发出者:是指发出信息的人,也称作信息的来源。

(3)信息:是指信息发出者希望传达的思想、感情、意见等。信息包括语言和非语言的行为,以及这些行为所传递的所有影响语言使用的音调、身体语言,如面部表情、姿势、手势、抚摸、眼神等。

(4)信息的接收者:是指信息传递的对象,即接收信息的人。

(5)途径:是指信息由一个人传递到另一个人所通过的渠道,是指信息传递的手段,如视觉、听觉和触觉等。这些途径可同时使用,亦可以单独使用,但同时使用效果好些。在与患者的沟通交流中,应尽最大努力,使用多种沟通途径,以便使患者有效地接收信息,促进交流。

(6)反馈:是指信息由接收者返回到信息发出者的过程,即信息接收者对信息发出者的反应。有效的、及时的反馈是极为重要的,所以,在交流时,要及时反馈,并把患者的反馈加以整理、归纳,再及时地反馈回去。

三、护患沟通层次

鲍威尔认为,根据人际交往中交往双方的信任程度、信息沟通过程中的参与程度及个人希望与别人分享感觉的程度不同,可以将沟通分为以下几个层次。

(一)一般性交谈

一般性交谈是一般肤浅的、社交应酬的开始语,如"你好""今天天气真好""你吃过饭了吗"之类的口头语,这种话在短时间内使用会有助于打开局面和建立友好关系,但不能千篇一律地问候,而不进入深一层次的交谈。要尊重患者,讲礼貌是同患者谈话最基本的态度,这不仅反映了护士的职业素质,而且也是尊重患者的表现。

(二)陈述事实

陈述事实是报告客观的事实,没有参与个人意见或牵涉人与人之间的关系。在此层次,主要让人们叙述,他人或护士不要用语言或非语言性行为影响他继续往下讲。注意观察患者交谈时的态度如何,是高兴、快乐,还是焦虑、抑郁等,以及患者对环境的熟悉程度、个人爱好、饮食情况及患者的家庭经济情况,对这些细微的观察作出判断以"对症下药",安抚患者的心理。

(三)交流各自的意见和判断

在此层次一般双方都已建立了信任,可以互相谈自己的看法,交流各自对问题或治疗的意见。作为帮助者的护士应注意不能流露不同或嘲笑的意思,以免影响患者对你的信任。要用友善的态度从理解患者的角度,说出使患者的心情舒畅或感到安慰的具体感受。

(四)交流感情

感情交流是很有帮助的,但只有在互相信任的基础上,有了安全感才比较容易做到,人们会自然愿意说出自己的想法和对各种事件的反应。为了给患者创造一个适合的感情环境,护士应做到坦率、热情和正确地理解患者来帮助他们建立信任感和安全感。交谈应注意技巧,不同年龄、不同文化素养、不同性别、不同家庭、不同工作环境以及不同疾病的患者,应采用适当的语言文字内容及不同的表达方式以求恰到好处。如与了解医学知识、文化层次较高的患者交谈时,可用医学术语。如与不懂医或来自农村的患者交谈时,则应避免使用医学术语,语言要简单、通俗易懂。如与老年人交谈时,应和他们平等相处,视他们为兄妹、长辈。与小儿患者交谈时,应更多地给他们爱护、抚摸。

(五)共鸣性沟通

共鸣性沟通是沟通的最高层次,沟通的高峰是一种短暂的、完全一致的感觉,很少有人能达到这一层次,也不会维持多长时间,只有在第4层次时,偶尔自发地达到高峰。

在护患关系中,可以出现沟通的各种层次,但重要的是让人们在感到最舒适的层次时进行沟通,不要强求进入较高层次。护士应经常评估自己的沟通方式,避免由于自己的行为关系而使治疗性沟通关系停留在低层次上。

四、沟通方式

按照沟通方法不同分为语言沟通和非语言沟通。

(一)语言沟通

使用语言、文字或符号进行的沟通称为语言性沟通。语言性的沟通一般根据语言及文化的不同而组成正式的语言结构系统。语言沟通可分为书面语言及口头语言。收集患者的健康资料,了解患者需求以及护理措施的实施都依赖于语言交流。语言交流是最常见的沟通形式,在所有的沟通形式中最有效、最有影响力。

1.书面语言

以文字及符号为传递信息工具的交流方法,如报告、信件、文件、书本、报纸、电视等都是书面的沟通方式。书面沟通不受时空限制,具有标准性及权威性,并便于保存,以便查阅或核查。

2.口头语言

以言语为传递信息的工具,包括交谈、演讲、汇报、电话、讨论等形式。

3.类语言

伴随沟通所产生的声音,包括音质、音域及音调的控制、嘴形的控制,发音的清浊、节奏、共鸣、语速、语调、语气等的使用。类语言可以影响沟通过程中人的兴趣及注意力,同时,不同的类语言可以表达不同的情感和态度。

使用语言沟通时,要注意力求表达准确,注意选择准确的词汇、语气、标点符号,注意逻辑性及条理性,必要时加上强调性的说明,以突出重点。

(二)非语言沟通

非语言沟通是借助非语言符号,如人的仪表、服饰、动作、表情、空间、时间等,非自然语言为载体所进行的信息传递,是语言沟通的自然流露和重要补充,能使沟通信息的含义更明确、更圆满。社会心理学家认为,几乎一切非语言的声音和动作,都可以用作交往的手段。他们认为:一个信息产生的影响,只有7%是语言的,38%是嗓音的,55%是非语言的。

非语言沟通是人际沟通的重要方式之一,并贯穿于人们生命的全过程。如胎儿在母体里就开始通过触觉和听觉器官了解母亲,在学习有声语言之前,就已经开始进行非语言沟通。由此可见非语言沟通在人类发展史上的重要地位。非语言沟通的主要类型包括人体语、环境语、有声的辅助语言和类语言。

1.人体语

人体语是指由人体发送的非语言信息符号。主要包括面部表情、点头姿势、手势、眼神及抚摸、拥抱等。人体语与临床护理工作关系密切,是临床护理工作中护士观察病情的重要内容,如患者淡漠的表情、呆滞的目光和苍白的面色等。同时,护士也通过自己良好的体语向患者传递关心、理解和支持的信息,适当地给予患者安慰的触摸,如拍背等,可使其感受到一种支持、鼓励。因此,注重体语训练是提高护理质量的重要内容。

2.环境语

环境语是指沟通者通过环境这个客体语言进行的沟通,是非语言沟通的一种重要形式,具有一定的持久性和不易移动的特点。非语言沟通中的环境语不是人们居住的地理环境,而是由文化本身所造成的生理和心理环境。主要包括时间、空间、颜色、符号和建筑等。

(1)时间语:是指用时间表达的信息符号。与文化有关的时间语可分为技术时间、正式时间和非正式时间三种类型。技术时间是指人们常用的计时时间,即时、分、秒等。正式时间的概念是由历史积淀形成的,即人们看时间的习惯非正式时间的概念常常是模糊的,如一个人说"等一会儿"时,只有对说话人十分熟悉并了解这句话的语境时,才可以理解。

(2)空间语:是指人类利用空间表达某种信息的一门社会语言。主要通过领地观念、空间取向和座位排次3个方面进行信息传递。人们通过领地范围来维护和体现个人在交往中完整、自由和安全的心理和社会需求;利用空间取向来显示地位的高低和权力的大小;通过座位排次来表示各人的地位和人际关系等。

(3)颜色语:颜色环境可以使人产生很多联想意义,并影响人的情感反应和交往方式。如在临床护理工作中,医院管理者根据不同颜色对患者可能产生的心理影响来选择不同科室的工作服颜色和病房色彩,以达到满足各类患者需要的效果。

(4)灯光语:是指通过灯光变化传递的信息。人们可以利用灯光创造的环境效果来影响交往过程。如夜间病房灯光调暗,人们都会自觉或小自觉地将交谈、行动的声音降低。

(5)标志和符号:是书写或印刷出来用以代表声音和书写语言的一种非语言图形标志,是一种约定俗成的非语言交际工具。如病房中禁止吸烟标志、放射科注意放射性辐射警示等。

3.有声的辅助语言和类语言

辅助语言包括声音的音调、音量、节奏、停顿、沉默等,而类语言是指那些有声而无固定意义的声音,如叹息、叫喊、呻吟等。辅助语言和类语言在人际沟通中对判断人们的看法、态度有着非常重要的作用。

五、影响有效沟通的因素

在护患沟通过程中,不当的沟通技巧会导致信息传递途径受阻,甚至产生信息被完全扭曲或沟通无效等现象,从而影响或破坏护患关系。影响有效沟通的因素包括以下几个方面。

(一)生理因素

任何一方处于疲劳、疼痛、饥饿等状态时,会使其难以集中精力而影响沟通,但当这些生理因素消失后,沟通就能照常进行。

(二)情绪因素

情绪是一种主观感觉,如生气、焦虑、兴奋等。因此,护士应有敏锐的观察力,及时发现患者隐藏的感情和情绪,同时还要控制自己的情绪,以确保护患沟通的顺利进行。

(三)认知因素

认知即个人对待发生于周围环境中的事件所持的观点。由于个人经历、知识水平、兴趣、价值观的不同,对人与事物认识的深度与广度就会有所差异,在与患者沟通时要尽量考虑到对方的语言习惯、文化层次与职业等因素,少用专业术语,这样才能被他们接受和理解。

(四)性格因素

性格是指对现实的态度和其行为方式所表现出来的心理特征。性格开朗、直爽、热情、大方的人比较容易与他人沟通;而性格孤僻、内向、固执、冷漠的人就很难与人沟通。护士要接触形形色色的服务对象,所以应善于把握各种性格的人的心理特征,因人而异地作好护理工作。此外,还应加强自身性格的锻炼,培养活泼开朗、热情大方的性格,以更好地服务于患者。

(五)文化因素

不同民族、不同地方、不同时代都会有特定的文化特色与传统、信仰等。一般文化传统较为接近的人在一起会感到亲切、自然,容易建立相互信任的沟通关系,而生活、习俗、信仰等有差异时,容易使沟通发生障碍。因此,护士在与患者接触中,要充分了解、尊重他们的文化传统,以建立良好的护患关系。

(六)物理环境

应选择安静、光线充足、空气流通的环境,使患者能得到放松,从而积极参与沟通。

六、促进有效沟通的技巧

(一)日常护理沟通技巧

1.提供有关健康信息,进行健康教育

护士存护理实践中,随时随地向患者提供健康教育及信息如患者面临痛苦的检查或治疗时,表现出焦虑和恐惧不安,护士应及时与患者沟通,了解患者情感,给予解释、说明和安慰,帮助他们早日康复。

2.尊重患者,设身处地为患者着想

应把患者看成一个有生理、心理、社会需要的综合体,在与患者的沟通过程中,应注意维护他们的自尊及人格,并设身处地为他们着想。患者由于疾病的关系,可能会出现一系列的心理、生理反应。护理人员应理解、体谅并给予相应的帮助,使其正确的面对疾病,配合主管医师的治疗,并以和谐、善解的言语去鼓励他们,增强他们战胜疾病的信心。

3.尊重患者的各种权利

护士在护理实践中应尊重患者的各项权利,如隐私权。由于治疗及护理的需要,患者需将某些个人隐私告诉护士。护士应有良好的职业道德,在任何条件下,都应对患者的隐私保密。某些特殊的情况下要将患者的隐私告知他人,必须征得患者同意。

4.及时了解患者的需要并及时给予帮助

护士在与患者的沟通中一定要认真仔细,根据他们的语言和非语言信息判断他们的需要,并及时给予帮助。这样不仅及时处理患者的问题,满足患者的需求,而且使其感受到被尊重及关心,从而加深了护患关系。

(二)保证信息准确无误的技巧

1.核实

证实自己是否准确理解对方所要表达的信息的方法,包括仔细聆听对方并观察对方的非语言表现,可用重叙、改叙、澄清等方法了解及判断自己得到的信息是否准确。

2.倾听

一个好的沟通者,必须是一个合格的倾听者倾听并不是把别人所说的话听到而已。同时还要考虑其声调、措辞、频率、面部表情、身体姿势等行为,通过听其言和观其行而获得较全面的信息。在沟通过程中要注意以下倾听原则。

(1)集中注意力,耐心听患者所说的话。

(2)不要随便打断对方的谈话或不恰当地改变话题,有时候突然想起一件事或一句话,不要打断患者的话或改变话题,可以先记下来,等合适时间再说。

(3)不要急于做判断,不要凭主观意念判断。

(4)不要因对方说话异常的速度和发音而分散注意力。

(5)注意患者的非语言行为,仔细体会弦外音,以了解对方的主要意思和真实内容。

(6)有适当的反馈。在倾听过程中,采用适当的面部表情和身体姿势。如面对患者、适时的目光接触,或者点头,或者发出理解的声音等,表示把注意力放在对方所说的话上,鼓励其说下去。

3.反映和小结

用简单易懂的话对对方所讲的部分或全部内容进行总结,以证实所接受的信息准确无误。

(三)其他的沟通技巧

1.沉默

沟通不仅仅依赖说话,以和蔼的态度表示沉默也会让对方感到舒适与温暖,尤其是在对方有焦虑、痛苦,或对方有些问题不愿答复时,若能保持一段时间的沉默,给对方充分的思考及调节的时间和机会,对方会感到你很能体会他的心情,他的愿望受到了尊重。

2.自我暴露

自我暴露是指在沟通过程中愿意将自己的个人信息传递给对方。自我暴露是人与人之间情感建立、发展的重要途径。研究证明,人们更愿意和能自我暴露的人分享自己的感受,这对提高沟通的层次和效果有利。

3.幽默

幽默是人际间沟通的润滑剂,幽默运用得恰当,能使双方在和谐愉快的气氛中进行沟通,充分发挥沟通的效能。但运用幽默时要注意使用的场合和患者的性格。

七、与特殊患者的沟通

在护理工作过程中,会碰到各种各样的服务对象,每个服务对象所患的疾病不同,个人的经历、文化背景、宗教信仰等也有一定的差异,服务对象患病后的表现千差万别,即使患同样疾病的人,患病后也有不同的表现方式。有些服务对象会出现一些特殊的反应,需要护士应用沟通技巧,灵活地与此类服务对象进行有效沟通。

(一)愤怒的患者

护士有时会面对一些愤怒的患者,他们稍有不满意就会发脾气,愤怒地指责别人,甚至会出现一些过激行为,如拒绝治疗护理、大声喊叫、拔掉输液管或破坏治疗护理仪器等。面对这种患者,护士可能会失去耐心,或被患者的过激言辞/行为激怒,或者尽量回避。一般患者愤怒都有一定的原因,多数情况下不是患者无端地指责护士或其他医务人员,而是患者知道自己患了某种严重的疾病,或感受到了身心的痛苦,以愤怒的形式来发泄自己的害怕、悲哀、焦虑或不安全感。此时,护士沟通的重点是对患者的愤怒作出正面反应,视患者的愤怒、生气为一种健康的适应反应,不要对患者采取任何个人的攻击性行为,尽量应用倾听技巧了解患者的感受及愤怒的原因,对患者所遇到的困难及问题及时作出理解性的反应,并及时满足患者的需要,减轻患者的愤怒情绪,使患者的身心恢复平衡。

(二)要求过高的患者

此类患者对别人要求很高,时常抱怨周围的一切。护士应该理解患者的行为。一般过分要求的患者可能认为自己患病后没有得到别人足够的重视及同情,从而以高要求的方法来唤起别人的重视,特别是长期住院的患者更是如此。此时护士应多与患者沟通,并仔细观察患者的表现,允许患者抱怨,对患者的合理要求及时作出回应。有时可应用幽默或非语言的沟通技巧让患者感受到护士的关心及重视。对一些无端故意要求或抱怨的患者,如果没有特殊的原因,护士在对患者表示理解的同时,要对患者的不合理要求进行一定的限制。

(三)不合作的患者

此类患者表现为不遵守医院的各项规章制度,不愿与医务人员配合,不服从治疗等。由于患者不合作,护患之间可能会产生矛盾,有时会使护士感到沮丧。此时,护士应主动与患者沟通,了解患者不合作的原因,使患者更好的面对现实,积极地配合治疗与护理。

(四)悲哀患者

当患者患了绝症,意识到自己将永远失去自己所热爱的生活、工作、家庭、地位及宝贵的生命,或患者遇到较大的心理打击时,会产生巨大的失落感,出现沮丧、哀伤等悲哀反应。护士应该鼓励患者及时表达自己的悲哀,允许患者独处。应用沟通中的鼓励发泄、倾听、同情心、沉默、触摸等原则和技巧对患者表示理解、关心及支持,尽可能地陪伴患者,使患者及时度过悲哀心理时期。

(五)抑郁患者

此类患者一般是在承受了诊断为绝症或其他原因后出现抑郁反应。患者行为表现为漫不经心、注意力不集中、说话迟缓、反应简单、很少或没有主动说话、由于缺乏睡眠或未进食而表现得筋疲力尽、无价值感、想法悲观甚至有自杀念头。护士在与抑郁患者沟通时,应尽量表示体贴及关怀,以亲切、和蔼的态度,简短地向患者提问,及时对患者的需要做出反应,使患者感受到护士的关心及重视。

(六)病情严重的患者

在患者病情严重或处于重危状态时,护士与患者沟通时应尽量缩短时间,避免加重患者的病情。对意识障碍的患者,护士可以重复一句话,以同样的语调反复与患者交谈,以观察患者的反应。对昏迷患者可以根据具体情况适当增加刺激,如触摸患者,与患者交谈,以观察患者是否有反应。

(七)感知觉障碍的患者

有听力或视力等感知觉障碍的患者,护士与患者的沟通可能会出现一些困难。因此,护士应学会与此类患者的沟通技巧,如对听力障碍的患者,护士可以应用非语言的沟通技巧如面部表情、手势,或应用书面语言、图片等与患者沟通。对视力障碍的患者,护士可以用触摸的方式让患者感受到护士的关心,在接近或离开患者时要及时告知。不要使用患者不能感知的非语言沟通。

综上所述,良好的护患关系对患者的身心健康及高品质的护理质量有着重要的意义。如何与患者建立合作、信任的护患关系是护理实践中至关重要的方面,值得护士去重视。作为护士,不仅要在知识和护理技术上下功夫,在沟通技巧上也需不断提升,促进有效的沟通,减少沟通障碍,提高护理质量。

第五章　生命体征的观察与护理

第一节　体温的观察与护理

体温由三大营养物质糖、脂肪、蛋白质,氧化分解而产生。50%以上迅速转化为热能,50%贮存于三磷酸腺苷(ATP)内,供机体利用,最终仍转化为热能散发到体外。正常人体的温度是由大脑皮质和丘脑下部体温调节中枢所调节(下丘脑前区为散热中枢,下丘脑后区为产热中枢),并通过神经、体液因素调节产热和散热过程,保持产热与散热的动态平衡,所以正常人有相对恒定的体温。

一、正常体温及生理性变化

(一)正常体温

通常说的体温是指机体内部的温度,即胸腔、腹腔、中枢神经的温度,又称体核温度,较高且稳定。皮肤温度称为体表温度。临床上通常用测量口温、肛温、腋温来衡量体温。在这三个部位测得的温度接近身体内部的温度,且测量较为方便。三个部位测得的温度略有不同,口腔温度居中,直肠温度较高,腋下温度较低。同时在三个部位进行测量,其温度差一般不超过去1℃。这是由于血液在不断地流动,将热量很快地由温度较高处带往温度较低处,因而机体各部的温度一般差异不大。

体温的正常值不是一个具体的点,而是一个范围。机体各部位由于代谢率的不同,温度略有差异,常以口腔、直肠、腋窝的温度为标准,个体体温可以较正常的平均温度增减 0.3～0.6 ℃,健康成人的平均温度波动范围见表5-1。

表 5-1　健康成人不同部位温度的波动范围

部位	波动范围
口腔	36.2～37.2 ℃
直肠	36.5～37.5 ℃
腋窝	36.0～37.0 ℃

(二)生理性变化

人的体温在一些因素的影响下,会出现生理性的变化,但这种体温的变化,往往是在正常范围内或是一闪而过的。

1.时间

人的体温24小时内的变动在0.5～1.5 ℃,呈周期性变化一般清晨2～6时体温最低,下午2～6时体温最高。这种昼夜的节律波动,与机体活动代谢的相应周期性变化有关。如长期从事夜间工作的人员,可出现夜间体温上升,日间体温下降的现象。

2.年龄

新生儿因体温调节中枢尚未发育完全,调节体温的能力差,体温易受环境温度影响而变化;婴幼儿由于代谢率高,体温可略高于成人;老年人代谢率较低,血液循环变慢,加上活动量减少,因此体温略低于成年人。

3.性别

一般来说,女性比男性有较厚的皮下脂肪层,维持体热能力强,故女性体温较男性高约0.3 ℃。并且女性的基础体温随月经周期出现规律变化,即月经来潮后逐渐下降,至排卵后,体温又逐渐上升。这种体温的规律性变化与血中孕激素及其代谢产物的变化有关。

4.环境温度

在寒冷或炎热的环境下,机体的散热受到明显的抑制或加强,体温可暂时性的降低或升高。另外,气流、个体暴露的范围大小亦影响个体的体温。

5.活动

任何需要耗力的劳动或运动活动,都使肌肉代谢增强,产热增加,体温升高。

6.饮食

进食的冷热可以暂时性地影响口腔温度,进食后,由于食物的特殊动力作用,可以使体温暂时性地升高0.3 ℃左右。

另外,强烈的情绪反应、冷热的应用以及个体的体温调节机制都对体温有影响,在测量体温的过程中要加以注意并能够做出解释。

(三)产热与散热

1.产热过程

机体产热过程是细胞新陈代谢的过程。人体通过化学方式产热,即食物氧化、骨骼肌运动、交感神经兴奋、甲状腺素分泌增多,以及体温升高均可提高新陈代谢率,而增加产热量。

2.散热过程

机体通过物理方式进行散热。机体大部分的热量通过皮肤的辐射、传导、对流、蒸发来散热;一小部分的热量通过呼吸、尿、粪便而散发于体外。当外界温度等于或高于皮肤温度时,蒸发就是人体唯一的散热形式。

(1)辐射:是热由一个物体表面通过电磁波的形式传至另一个与它不接触物体表面的一种形式。在低温环境中,它是主要的散热方式,安静时的辐射散热所占的百分比较大,可达总热量的60%。其散热量的多少与所接触物质的导热性能、接触面积和温差大小有关。

(2)传导:是机体的热量直接传给同它接触的温度较低的物体的一种散热方法,如冰袋、冰猫的使用。

(3)对流:是传导散热的特殊形式。是指通过气体或液体的流动来交换热量的一种散热方法。

(4)蒸发:由液态转变为气态,同时带走大量热量的一种散热方法,分为不显性出汗和发汗两种形式。

二、异常体温的观察

人体最高的耐受热为 40.6～41.4 ℃,低于 34 ℃ 或高于 43 ℃,则极少存活。升高超过 41 ℃,可引起永久性的脑损伤;高热持续在 42 ℃ 以上 24 小时常导致休克及严重并发症。所以对于体温过高或过低者应密切观察病情变化,不能有丝毫的松懈。

(一)体温过高

体温过高又称发热,是由于各种原因使下丘脑体温调节中枢的功能障碍,产热增加而散热减少,导致体温升高超过正常范围。

1.原因

(1)感染性:如病毒、细菌、真菌、螺旋体、立克次体、支原体、寄生虫等感染引起的发热最多见。

(2)非感染性:无菌性坏死物质的吸收引起的吸收热、变态反应性发热等。

2.发热分类

以口腔温度为例,按照发热的高低将发热分为:

低热:37.5～38 ℃。

中等热:38.1～39 ℃。

高热:39.1～41 ℃。

超高热:41 ℃ 及以上。

3.发热过程

发热的过程常依据疾病在体内的发展情况而定,一般分为三个阶段:

(1)体温上升期:特点是产热大于散热。主要表现:皮肤苍白、干燥无汗,患者畏寒、疲乏,体温升高,有时伴寒战。方式:骤升和渐升。骤升指体温在数小时内升至高峰,如肺炎球菌导致的肺炎;渐升指体温在数小时内逐渐上升,数日内达高峰,如伤寒。

(2)高热持续期:特点是产热和散热在较高水平上趋于平衡。主要表现:体温居高不下,皮肤潮红,呼吸加深加快,脉搏增快并有头痛、食欲不振、恶心、呕吐、口干、尿量减少等症状,甚至惊厥、谵妄、昏迷。

(3)体温下降期:特点是散热增加,产热趋于正常,体温逐渐恢复至正常水平。方式:骤降和渐降。主要表现:大量出汗、皮肤潮湿、温度降低为体温骤降。老年人易出现血压下降、脉搏细速、四肢厥冷等循环衰竭的休克症状。骤降是指体温一般在数小时内降至正常,如大叶性肺炎、疟疾;渐降指体温在数天内降至正常,如伤寒、风湿热等。

4.热型

将不同的时间测得的体温绘制在体温单上,互相连接就构成体温曲线。各种体温曲线形状称为热型。有些发热性疾病有特殊的热型,通过观察体温曲线可协助诊断。但需注意,药物的应用可使热型变得不典型。常见的热型有:

(1)稽留热:体温持续在 39～40 ℃,达数日或数周,24 小时波动范围不超过 1 ℃。常见于大叶性肺炎、伤寒等急性感染性疾病的极期。

(2)弛张热:体温多在 39 ℃ 以上,24 小时体温波动幅度可超过 2 ℃,但最低温度仍高于正常水平。常见于化脓性感染、败血症、浸润性肺结核、风湿热等疾病。

(3)间歇热:体温骤然升高达高峰后,持续数小时又迅速降至正常,经过一天或数天间歇后,体温又突然升高,如此有规律地反复发作,常见于疟疾。

(4)不规则热:发热不规律,持续时间不定。常见于流行性感冒、肿瘤等疾病引起的发热。

(二)体温过低

体温过低是指由于各种原因引起的产热减少或散热增加,导致体温低于正常范围,称为体温过低。当体温低于 35 ℃时,称为体温不升。体温过低的原因如下。

(1)体温调节中枢发育未成熟:如早产儿、新生儿。

(2)疾病或创伤:见于失血性休克、极度衰竭等患者。

(3)药物中毒。

三、体温异常的护理

(一)体温过高

降温措施有物理降温、药物降温及针刺降温。

1.观察病情

加强对生命体征的观察,定时测量体温,一般每日测温 4 次,高热患者应每 4 小时测温一次,待体温恢复正常 3 天后,改为每日 1~2 次,同时观察脉搏、呼吸、血压、意识状态的变化;及时了解有关各种检查结果及治疗护理后病情好转还是恶化。

2.饮食护理

(1)补充高蛋白、高热量、高维生素、易消化的流质或半流质饮食,如粥、鸡蛋羹、面片汤、青菜、新鲜果汁等。

(2)多饮水,每日补充液量 2500~3000 mL,必要时给予静脉点滴,以保证入量。

由于高热时,热量消耗增加,全身代谢率加快,蛋白质、维生素的消耗量增加,水分丢失增多,同时消化液分泌减少,胃肠蠕动减弱,所以宜及时补充水分和营养。

3.使患者舒适

(1)安置舒适的体位让患者卧床休息,同时调整室温和避免噪声。

(2)口腔护理:每日早、晚刷牙,饭前、饭后漱口,不能自理者,可行特殊口腔护理。由于发热患者唾液分泌减少,口腔黏膜干燥,机体抵抗力下降,极易引起口腔炎、口腔溃疡,因此口腔护理可预防口腔及咽部细菌繁殖。

(3)皮肤护理:发热患者退热期出汗较多,此时应及时擦干汗液并更换衣裤和大单等,以保持皮肤的清洁和干燥,防止皮肤继发性感染。

4.心理调护

注意患者的心理状态,对体温的变化给予合理的解释,以缓解患者紧张和焦虑的情绪。

(二)体温过低

(1)保暖:①给患者加盖衣被、毛毯、电热毯等或放置热水袋,注意小儿、老人、昏迷者,热水袋温度不宜过高,以防烫伤。②暖箱:适用于体重小于 2 500 克,胎龄不足 35 周的早产儿、低体重儿。

(2)给予热饮。

(3)监测生命体征:监测生命体征的变化,至少每小时测体温 1 次,直至恢复正常且保持稳定,同时观察脉搏、呼吸、血压、意识的变化。

(4)设法提高室温:维持室温在 22～24 ℃为宜。

(5)积极宣教:教会患者避免导致体温过低的因素。

四、测量体温的技术

(一)体温计的种类及构造

1.水银体温计

水银体温计又称玻璃体温计,是最常用的最普通的体温计。它是一种外标刻度以红线的真空玻璃毛细管。其刻度范围为 35～42 ℃,每小格 0.1 ℃,在 37 ℃刻度处以红线标记,以示醒目。体温计一端贮存水银,当水银遇热膨胀后沿毛细管上升;因毛细管下端和水银槽之间有一凹陷,所以水银柱遇冷不致下降,以便检视温度。

根据测量部位的不同可将体温计分为口表、肛表、腋表。口表的水银端呈圆柱形,较细长;肛表的水银端呈梨形,较粗短,适合插入肛门;腋表的水银端呈扁平鸭嘴形。临床上口表可代替腋表使用。

2.其他

如电子体温计、感温胶片、可弃式化学体温计等。

(二)测体温的方法

1.目的

通过测量体温,判断体温有无异常了解患者的一般情况及疾病的发生,发展规律,为诊断、预防、治疗提供依据。

2.用物准备

(1)测温盘内备体温计(水银柱甩至 35 ℃以下)、秒表、纱布、笔、记录本。

(2)若测肛温,另备润滑油、棉签、手套、卫生纸、屏风。

3.操作步骤

(1)洗手、戴口罩,备齐用物,携至床旁。

(2)核对患者并解释目的。

(3)协助患者取舒适卧位。

(4)测体温:根据病情选择合适的测温方法:①测腋温:擦干汗液,将体温计放在患者腋窝,紧贴皮肤屈肘,臂过胸,夹紧体温计。测量 10 分钟后,取出体温计用纱布擦拭,读数。②测口温法:嘱患者张口,将口表汞柱端放于舌下热窝处。嘱患者闭嘴用鼻呼吸,勿用牙咬体温计。测量时间3～5分钟。嘱患者张口,取出口表,用纱布擦拭并读数。③测肛温法:协助患者取合适卧位,露出臀部。润滑肛表前端,戴手套用手垫卫生纸分开臀部,轻轻插入肛表水银端3～4 cm。测量时间3～5分钟并读数。用卫生纸擦拭肛表。

(5)记录,先记录在记录本上,再绘制在体温单上。

(6)整理床单位。

(7)消毒用过的体温计。

4.注意事项

(1)测温前应注意有无影响体温波动的因素存在,如 30 分钟内有无进食、剧烈活动、冷热敷、坐浴等。

（2）体温值如与病情不符，应重复测量，必要时做肛温和口温对照复查。

（3）腋下有创伤、手术或消瘦夹不紧体温计者不宜测腋温；腹泻、肛门手术、心肌梗死的患者禁测肛温；精神异常、昏迷、婴幼儿等不能合作者及口鼻疾患或张口呼吸者禁测口温；进热食或面颊部热敷者，应间隔30分钟后再测口温。

（4）对小儿、重症患者测温时，护士应守护在旁。

（5）测口温时，如不慎咬破体温计，应：①立即清除玻璃碎屑，以免损伤口腔黏膜。②口服蛋清或牛奶，以保护消化道黏膜并延缓汞的吸收。③病情允许者，进粗纤维食物，以加快汞的排出。

（三）体温计的消毒与检查

1.体温计的消毒

为防止测体温引起的交叉感染，保证体温计清洁，用过的体温计应消毒。

先将体温计分类浸泡于含氯消毒液内30分钟后取出，再用冷开水冲洗擦干，放入清洁容器中备用。（集体测温后的体温计，用后全部浸泡于消毒液中）。

（1）5分钟后取出清水冲净，擦干后放入另一消毒液容器中进行第二次浸泡，半小时后取出清水冲净，擦干后放入清洁容器中备用。

（2）消毒液的容器及清洁体温计的容器每周进行2次高压蒸汽灭菌消毒，消毒液每天更换一次，若有污染随时消毒。

（3）传染病患者应设专人体温计，单独消毒。

2.体温计的检查

在使用新的体温计前，或定期消毒体温计后，应对体温计进行校对，以检查其准确性。将全部体温计的水银柱甩至35℃以下，同一时间放入已测好的40℃水内，3分钟后取出检视。若体温计之间相差0.2℃以上或体温计上有裂痕者，取出不用。

第二节　脉搏的观察与护理

一、正常脉搏及生理性变化

（一）正常脉搏

随着心脏节律性收缩和舒张，动脉内的压力也发生周期性的波动，这种周期性的压力变化可引起动脉血管发生扩张与回缩的搏动，该搏动在浅表的动脉可触摸到，临床简称为脉搏。正常人的脉搏节律均匀、规则，间隔时间相等，脉搏强弱相同且有一定的弹性，每分钟搏动的次数为60～100次（即脉率）。脉搏通常与心率一致，是心率的指标。

（二）生理性变化

脉率受许多生理性因素影响而发生一定范围的波动，随年龄的增长而逐渐减慢，到高龄时逐渐增加。

1.年龄

一般新生儿、幼儿的脉率较成人快,通常平均脉率相差 5 次/分。

2.性别

同龄女性比男性快。

3.情绪

兴奋、恐惧、发怒时脉率增快,忧郁睡眠时则慢。

4.活动

一般人运动、进食后脉率会加快;休息、禁食则相反。

5.药物

兴奋剂可使脉搏增快,镇静剂、洋地黄类药物可使脉搏减慢。

二、异常脉搏的观察

(一)脉率异常

1.速脉

速脉指成人脉率在安静状态下大于 100 次/分,又称为心动过速。见于高热、甲状腺功能亢进(甲亢,由于代谢率增加而使脉率增快)、贫血或失血等患者。正常人可有窦性心动过速,为一过性的生理现象。

2.缓脉

缓脉指成人脉率在安静状态下低于 60 次/分,又称心动过缓。见于颅内压增高、病窦综合征、Ⅱ度以上房室传导阻滞,或服用某些药物如地高辛、普尼拉明、利血平、普萘洛尔等可出现缓脉。正常人可有生理性窦性心动过缓,多见于运动员。

(二)脉律异常

脉搏的搏动不规则,间隔时间不等,时长时短,称为脉律异常。

1.间歇脉

间歇脉指在一系列正常均匀的脉搏中出现一次提前而较弱的脉搏,其后有一较正常延长的间歇(即代偿性间歇),亦称期前收缩。见于各种器质性心脏病或洋地黄中毒的患者;正常人在过度疲劳、精神兴奋、体位改变时也偶尔出现间歇脉。

2.脉搏短绌

脉搏短绌指同一单位时间内脉率少于心率。绌脉是由于心肌收缩力强弱不等,有些心排血量少的搏动可发出心音,但不能引起周围血管搏动,导致脉率少于心率。特点为脉律完全不规则,心率快慢不一、心音强弱不等。多见于心房纤颤者。

(三)强弱异常

1.洪脉

当心排血量增加,血管充盈度和脉压较大时,脉搏强大有力,称洪脉。多见高热,甲状腺功能亢进、主动脉瓣关闭不全等患者;运动后、情绪激动时也常触到洪脉。

2.细脉

当心排血量减少,外周动脉阻力较大,动脉充盈度降低时,脉搏细弱无力,扪之如细丝,称细脉或丝脉。多见于心功能不全、大出血、主动脉瓣狭窄和休克、全身衰竭的患者,是一种危险的脉象。

3.交替脉

节律正常而强弱交替时出现的脉搏,称为交替脉。交替脉是提示左心室衰竭的重要体征。常见于高血压性心脏病、急性心肌梗死、主动脉瓣关闭不全等患者。

4.水冲脉

脉搏骤起骤落,急促而有力有如洪水冲涌,故名水冲脉。主要见于主动脉瓣关闭不全、动脉导管未闭、甲亢、严重贫血患者,检查方法是将患者前臂抬高过头,检查者用手紧握患者手腕掌面,可明显感知。

5.奇脉

在吸气时脉搏明显减弱或消失为奇脉。其产生主要与吸气时,左心室的搏出量减少有关。常见于心包腔积液、缩窄性心包炎等患者,是心包填塞的重要的体征之一。

(四)动脉壁异常

动脉壁弹性减弱,动脉变得迂曲不光滑,有条索感,如按在琴弦上为动脉壁异常,多见于动脉硬化的患者。

三、测量脉搏的技术

(一)部位

临床上常在靠近骨骼的大动脉测量脉搏,最常用最方便的是桡动脉,患者也乐于接受。

其次为颞动脉、颈动脉、肱动脉、腘动脉、足背动脉和股动脉等。如怀疑患者心搏骤停或休克时,应选择大动脉为诊脉点,如颈动脉,股动脉。

(二)测脉搏的方法

1.目的

通过测量脉搏,判断脉搏有无异常,也可间接了解心脏的情况,观察相关疾病发生、发展规律,为诊断、治疗提供依据。

2.准备

治疗盘内准备带秒钟的表、笔、记录本及听必要时带诊器。

3.操作步骤

(1)洗手、戴口罩,备齐用物,携至床旁。

(2)核对患者,解释目的。

(3)协助患者取坐位或半坐卧位,手臂放在舒适位置,腕部伸展。

(4)以食指、中指、无名指的指端按在桡动脉表面,压力大小以能清楚地触及脉搏为宜,注意脉律,强弱,动脉壁的弹性。

(5)一般情况下30秒所测得的数值乘以2,心脏病患者脉率异常者、危重患者则应以1分钟记录。

(6)协助患者取舒适体位。

(7)记录在将脉搏绘制在体温单上。

4.注意事项

(1)诊脉前患者应保持安静,剧烈运动后应休息20～30分钟后再测。

（2）偏瘫患者应选择健侧肢体测量。

（3）脉搏细、弱难以测量时，用听诊器测心率。

（4）脉搏短细的患者，应由两名护士同时测量，一人听心率，另一人测脉率，一人发出"开始""停止"的口令，记数1分钟，以分数式记录即心率/脉率，若心率每分钟120次，脉率90次，即应写成120/90次/分。

第三节　呼吸的观察与护理

一、正常呼吸及生理性变化

（一）正常呼吸

机体不断地从外界环境摄取氧气并将二氧化碳排出体外的气体交换过程称为呼吸。它是维持机体新陈代谢和功能活动所必需的生理过程之一。一旦呼吸停止，生命也将终止。

正常成人在安静状态下呼吸是自发的，节律规则，均匀无声且不费力，每分钟16～20次。

（二）生理性变化

呼吸受许多因素的影响，在不同生理状态下，正常人的呼吸也会在一定范围内波动，见表5-2。

表 5-2　各年龄段呼吸频率

年龄	呼吸频率（次/分）
新生儿	30～40
婴儿	20～45
幼儿	20～35
学龄前儿童	20～30
学龄儿童	15～25
青少年	15～20
成人	12～20
老年人	12～18

1.年龄

年龄越小，呼吸频率越快。

2.性别

同年龄的女性呼吸频率比男性稍快，如新生儿的呼吸约为44次/分。

3.运动

肌肉的活动可使呼吸系统加快，呼吸也因说话、唱歌、哭、笑以及吞咽、排泄等动作有所改。

4.情绪

强烈的情绪变化，如害怕、恐惧、愤怒、紧张等会刺激呼吸中枢，导致屏气或呼吸加快。

5.其他

如环境温度升高或海拔增加，均会使呼吸加快加深。

二、异常呼吸的观察

(一)频率异常

1.呼吸过速

呼吸过速指呼吸频率超过 24 次/分,但仍有规则,又称气促。多见于高热、疼痛、甲状腺功能亢进的患者。一般体温每升高 1 ℃,呼吸频率大约增加 3～4 次/分。

2.呼吸过慢

呼吸过慢指呼吸频率缓慢,低于 12 次/分。多见于麻醉药或镇静剂过量、颅脑疾病等呼吸中枢受抵制者。

(二)节律异常

1.潮式呼吸(陈-施呼吸)

潮式呼吸其表现为呼吸由浅慢到深快,达高潮后又逐渐变浅变慢,经过 5～30 秒的暂停,又重复出现上述状态的呼吸,呈潮水般涨落。发生机制:由于呼吸中枢兴奋性减弱,血中正常浓度的二氧化碳不能引起呼吸中枢兴奋,只有当缺氧严重、动脉血二氧化碳分压增高到一定程度,才能刺激呼吸中枢,使呼吸加强;当积聚的二氧化碳呼出后,呼吸中枢失去有效刺激,呼吸逐渐减弱甚至停止。多见于脑炎、尿毒症等患者,常表现呼吸衰竭。一些老年人在深睡时也可出现潮式呼吸,是脑动脉硬化的表现。

2.间断呼吸(比奥呼吸)

有规律地呼吸几次后,突然停止呼吸,间隔一个短时期后又开始呼吸,如此反复交替。其产生机制与潮式呼吸一样,但预后更严重,常在临终前发生。见于颅内病变或呼吸系统中枢衰竭的患者。

3.点头呼吸

在呼吸时,头随呼吸上下移动,患者已处于昏迷状态,是呼吸中枢衰竭的表现。

4.叹气式呼吸

间断一段时间后作一次大呼吸,伴叹气声。偶然的一次叹气是正常的,可以扩张小肺泡,多见于精神紧张、神经官能征患者。如反复发作叹气式呼吸,是临终前的表现。

(三)深浅度异常

1.深度呼吸

深度呼吸又称库斯莫呼吸,是一种深长而规则的大呼吸。常见于尿毒症、糖尿病等引起的代谢性酸中毒的患者。由于增加的氢离子浓度刺激呼吸感受器引起,有利于排出较多的二氧化碳调节血液中酸碱平衡。

2.浅快呼吸

呼吸浅表而不规则,有时呈叹息样。见于呼吸肌麻痹、胸肺疾患、休克患者,也可见于濒死的患者。

(四)声音异常

1.鼾声呼吸

由于气管或大支气管内有分泌物积聚,呼吸深大带鼾声。多见于昏迷或神经系统疾病的患者。

2.蝉鸣样呼吸

由于细支气管、小支气管堵塞,吸气时出现高调的蝉鸣音,多因声带附近有异物阻塞,使空气进入发生困难所致。多见于支气管哮喘、喉头水肿等患者。

(五)呼吸困难

呼吸困难是指因呼吸频率、节律或深浅度的异常,导致气体交换不足,机体缺氧。患者自感空气不足、胸闷、呼吸费力,表现为焦虑、烦躁、鼻翼扇动、口唇发紫等,严重者不能平卧。

三、呼吸的测量

(一)目的

通过测量呼吸,观察、评估患者的呼吸状况。以协助诊断,为预防、诊断、康复、护理提供依据。

(二)准备

治疗盘内准备秒表、笔、记录本、棉签(必要时)。

(三)操作步骤

(1)测量脉搏后,护士仍保持诊脉手势,观察患者的胸、腹起伏情况及呼吸的节律、性质、声音、深浅,呼出气体有无特殊气味,呼吸运动是否对称等。

(2)以胸(腹)部一起一伏为一次呼吸,计数1分钟。正常情况下测30秒。

(3)将呼吸次数绘制于体温单上。

(四)注意事项

(1)尽量去除影响呼吸的各种生理性因素,在患者精神松弛的状态下测量。

(2)由于呼吸受意识控制,所以测呼吸时,不应使患者察觉。

(3)呼吸微弱或危重患者,可用少许棉花放在其鼻孔前,观察棉花纤维被吹动的次数,计数1分钟。

(4)小儿、呼吸异常者应测1分钟。

第四节　血压的观察与护理

血压是指血液在血管内流动时对血管壁的侧压力。一般是指动脉血压,如无特别注明均指肱动脉的血压。当心脏收缩时,主动脉压急剧升高,至收缩中期达最高值,此时的动脉血压称收缩压。当心室舒张时,主动脉压下降,至心舒末期达动脉血压的最低值,此时的动脉血压称舒张压。

一、正常血压及生理性变化

(一)正常血压

在安静状态下,正常成人的血压范围为:$(12.0 \sim 18.5)/(8.0 \sim 11.9)$ kPa,脉压为 $4.0 \sim 5.3$ kPa。

血压的计量单位,过去多用 mmHg(毫米汞柱),后改用国际统一单位 kPa(千帕斯卡)。目前仍用 mmHg(毫米汞柱)。两者换算公式:1 kPa＝7.5 mmHg、1 mmHg＝0.133 kPa

(二)生理性变化

在各种生理情况下,动脉血压可发生各种变化,影响血压的生理因素有:

1.年龄

随着年龄的增长血压逐渐增高,以收缩压增高较显著。儿童血压的计算公式为:

$$收缩压＝80＋年龄×2$$
$$舒张压＝收缩压×2/3$$

2.性别

青春期前的男女血压差别不显著。成年男子的血压比女性高 5 mmHg;绝经期后的女性血压又逐渐升高,与男性差不多。

3.昼夜和睡眠

血压在上午 8～10 小时达全天最高峰,之后逐渐降低;午饭后又逐渐升高,下午 4～6 小时出现全天次高值,然后又逐渐降低;至入睡后 2 小时,血压降至全天最低值;早晨醒来又迅速升高。睡眠欠佳时,血压稍增高。

4.环境

寒冷时血管收缩,血压升高;气温高时血管扩张,血压下降。

5.部位

一般右上肢血压常高于左上肢,下肢血压高于上肢。

6.情绪

紧张、恐惧、兴奋及疼痛均可引起血压增高。

7.体重

血压正常的人发生高血压的危险性与体重增加呈正比。

8.其他

吸烟、劳累、饮酒、药物等都对血压有一定的影响。

二、异常血压的观察

(一)高血压

目前基本上采用 1999 年世界卫生组织(WHO)和国际抗高血压联盟(ISH)高血压治疗指南的高血压定义,即在未服抗高血压药的情况下,成人收缩压≥140 mmHg 和(或)舒张压≥90 mmHg 者。95％的患者为病因不明的原发性高血压,多见于动脉硬化、肾炎、颅内压增高等,最易受损的部位是心、脑、肾、视网膜。

(二)低血压

一般认为血压低于 90/(60～50)mmHg 正常范围且有明显的血容量不足表现如脉搏细速、心悸、头晕等,即可诊断为低血压。常见于休克、大出血等。

(三)脉压异常

脉压增大多见于主动脉瓣关闭不全、主动脉硬化等;脉压减小多见于心包积液、缩窄性心包炎等。

三、血压的测量

(一)血压计的种类和构造

1.水银血压计

水银血压计分立式和台式两种,其基本结构都包括输气球、调节空气的阀门、袖带、能充水银的玻璃管、水银槽几部分。袖带的长度和宽度应符合标准:宽度比被测肢体的直径宽 20%,长度应能包绕整个肢体。充水银的玻璃管上标有刻度,范围为 0～300 mmHg,每小格表示 2 mmHg;玻璃管上端和大气相通,下端和水银槽相通。当输气球送入空气后,水银由玻璃管底部上升,水银柱顶端的中央凸起可指出压力的刻度。水银血压计测得的数值相当准确。

2.弹簧表式血压计

弹簧表式血压计由一袖带与有刻度(20～30 mmHg)的圆盘表相连而成,表上的指针指示压力。此种血压计携带方便,但欠准确。

3.电子血压计

电子血压计袖带内有一换能器,可将信号经数字处理,在显示屏上直接显示收缩压、舒张压和脉搏的数值。此种血压计操作方便,清晰直观,不需听诊器,使用方便、简单,但欠准确。

(二)测血压的方法

1.目的

通过测量血压有无异常,了解循环系统的功能状况,为诊断、治疗提供依据。

2.准备

听诊器、血压计、记录纸、笔。

3.操作步骤

(1)测量前,让患者休息片刻,以消除活动或紧张因素对血压的影响;检查血压计,如袖带的宽窄是否适合患者、玻璃管有无裂缝、橡胶管和输气球是否漏气等。

(2)向患者解释,以取得合作。患者取坐位或仰卧,被侧肢体的肘臂伸直、掌心向上,肱动脉与心脏在同一水平。坐位时,肱动脉平第 4 肋软骨;卧位时,肱动脉平腋中线。如手臂低于心脏水平,血压会偏高;手臂高于心脏水平,血压会偏低。

(3)放平血压计于上臂旁,打开水银槽开关,将袖带平整地缠于上臂中部,袖带的松紧以能放入一指为宜,袖带下缘距肘窝 2～3 cm。如测下肢血压,袖带下缘距腘窝 3～5 cm。将听诊器胸件置于腘动脉搏动处,记录时注明下肢血压。

(4)戴上听诊器,关闭输气球气门,触及肱动脉搏动。将听诊器胸件放在肱动脉搏动最明显的地方,但勿塞入袖带内,以一手稍加固定。

(5)挤压输气球囊打气至肱动脉搏动音消失,水银柱又升高 20～30 mmHg 后,以每秒 4 mmHg 左右的速度放气,使水银柱缓慢下降,视线与水银柱所指刻度平行。

(6)在听诊器中听到第一声动脉音时,水银柱所指刻度即为收缩压;当搏动音突然变弱或消失时,水银柱所指的刻度即为舒张压。当变音与消失音之间有差异时,或危重者应记录两个读数。

(7)测量后,驱尽袖带内的空气,解开袖带。安置患者于舒适卧位。

(8)将血压计右倾 45°,关闭气门,气球放在固定的位置,以免压碎玻璃管;关闭血压计盒盖。

(9)用分数式即:收缩压/舒张压 mmHg 记录测得的血压值,如 110/70 mmHg。

4.注意事项

(1)测血压前,要求安静休息 20～30 分钟,如运动、情绪激动、吸烟、进食等可导致血压偏高。

(2)血压计要定期检查和校正,以保证其准确性,切勿倒置或震动。

（3）打气不可过猛、过高，如水银柱里出现气泡，应调节或检修，不可带着气泡测量。

（4）如所测血压异常或血压搏动听不清时，需重复测量。先将袖带内气体排尽，使水银柱降至"0"，稍等片刻再行第二次测量。

（5）对偏瘫、一侧肢体外伤或手术后患者，应在健侧手臂上测量。

（6）排除影响血压值的外界因素，如袖带太窄、袖带过松、放气速度太慢测得的血压值偏高，反之则血压值偏低。

（7）长期测血压应做到四定：定部位、定体位、定血压计、定时间。

第五节　瞳孔的观察与护理

正常瞳孔双侧等大等圆，直径 2～5 mm。瞳孔的改变在临床上有重要意义，尤其是对神经内、外科患者。瞳孔的变化是人体生理病理状态的重要体征，有时根据瞳孔变化，可对临床某些危重疑难病症做出判断和神经系统的定位分析。

一、异常性瞳孔扩大

（一）双侧瞳孔扩大

两侧瞳孔直径持续在 6 mm 以上，为病理状态。如昏迷患者双侧瞳孔散大，对光反应消失并伴有生命体征明显变化，常为临终前瞳孔表现；枕骨大孔疝患者双侧瞳孔先缩小后散大，直径超过6 mm，对光反应迟钝或消失；应用阿托品类药物时双侧瞳孔可扩大超过 6 mm，伴有阿托品化的一些表现；另外还见于双侧动眼神经、视神经损害，脑炎、脑膜炎、青光眼等疾病。

（二）一侧瞳孔扩大

一侧瞳孔直径大于 6 mm。常见于小脑幕切迹疝，病侧瞳孔直径先缩小后散大；单侧动眼神经、视神经受损害；艾迪综合征中表现为一侧瞳孔散大，只有在暗处强光持续照射瞳孔才出现缓慢收缩，光照停止后瞳孔缓慢散大（艾迪瞳孔或强直瞳孔）；还见于海绵窦综合征，结核性脑膜炎，眶尖综合征等多种疾病。

二、异常性瞳孔缩小

（一）双侧瞳孔缩小

双侧瞳孔直径小于 2 mm。见于有机磷、镇静安眠药物的中毒；脑桥、小脑、脑室出血的患者。

（二）一侧瞳孔缩小

单侧瞳孔直径小于 2 mm。见于小脑幕切迹疝的早期；由脑血管病，延髓、脑桥、颈髓病变引起的霍纳征（Horner sign），表现为一侧瞳孔缩小、眼裂变小、眼球内陷、伴有同侧面部少汗；另外由神经梅毒、多发性硬化眼部带状疱疹等引起的阿罗瞳孔，表现为一侧瞳孔缩小，对光反应消失，调节反射存在。

（三）两侧瞳孔大小不等

两侧瞳孔大小不等是颅内病变指征，如脑肿瘤、脑出血、脑疝等。

（四）瞳孔对光反应改变

瞳孔对光反射的迟钝或消失。常见于镇静安眠药物中毒、颅脑外伤、脑出血、脑疝等疾病，是病情加重的表现。

第六章　清洁护理

第一节　口腔护理

口腔是病原微生物侵入人体的主要途径之一。正常人口腔中有大量的细菌存在,其中有些是致病菌。当人体抵抗力降低,饮水、进食量少,咀嚼及舌的活动减少,唾液分泌不足,自洁作用受影响时,细菌可乘机在温湿度适宜的口腔中迅速繁殖,引起口臭、口腔炎症、溃疡、腮腺炎、中耳炎等疾病;甚至通过血液、淋巴,导致其他脏器感染;长期使用抗生素的患者,由于菌群失调可诱发口腔内真菌感染。口腔护理是保持口腔清洁、预防疾病的重要措施之一,所以,护理人员应正确地评估和判断患者的口腔卫生状况,及时给予相应的护理措施和必要的卫生指导。

一、评估

详细了解患者的口腔状况及卫生习惯,以便准确判断患者现存的或潜在的口腔健康问题,为制订护理计划、采取恰当护理措施提供可靠依据,从而减少口腔疾病的发生。

(一)口腔状况

正常人口唇红润,口腔黏膜光洁、完整、呈淡红色,舌苔薄白,牙齿、牙龈无疼痛,口腔无异味。评估患者时,要观察其口唇、口腔黏膜、牙龈、舌、软腭的色泽、湿润度与完整性,有无干裂、出血、溃疡、疱疹及肿胀,有无舌面积垢;牙齿是否齐全,有无义齿、龋齿、牙垢;有无异常口腔气味等。

(二)自理能力

患者口腔清洁的自理能力,有无意识障碍,有无躯体移动障碍或肢体活动障碍,有无吞咽障碍。

(三)口腔卫生保健知识

了解患者对保持口腔卫生、预防口腔疾病相关知识的掌握程度。主要包括:有无良好的刷牙习惯,刷牙方法是否正确,是否能选择合适的口腔清洁用具,是否能正确地护理义齿等。

(四)义齿佩戴情况

观察义齿是否合适。取下义齿,观察义齿内套有无结石、牙斑或食物残渣等,并检查义齿表面有无裂痕和破损。

二、口腔保健与健康教育

口腔保健与健康教育旨在帮助患者掌握口腔保健知识,养成良好的口腔卫生清洁习惯,预防口腔疾病。

(一)口腔卫生习惯

养成每日晨起、晚上临睡前刷牙,餐后漱口的习惯;睡前不应进食对牙齿有刺激性或腐蚀性的食物;减少食物中糖类及碳水化合物的含量。

(二)口腔清洁方法

1.牙刷洁牙法

(1)刷牙工具选择:宜选用大小合适、刷毛软硬适中、表面光滑的牙刷。由于牙刷刷毛软化、散开、弯曲时清洁效果不佳,且易致牙龈损伤,故应及时更换牙刷,最好每月更换一次。牙膏应不具腐蚀性,且不宜常用一种,应轮换使用。

(2)刷牙方法:将牙刷的毛面轻轻放于牙齿及牙龈沟上,刷毛与牙齿呈 45°角,快速环形来回震颤刷洗;每次只刷 2～3 颗牙,刷完一处再刷邻近部位。前排牙齿的内面可用牙刷毛面的前端震颤刷洗;刷咬合面时,刷毛与牙齿平行来回震颤刷洗(图 6-1)。

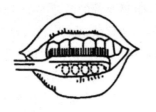
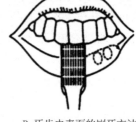

A.牙齿外表面的刷牙方法　　　　　B.牙齿内表面的刷牙方法

图 6-1　刷牙方法

2.牙线剔牙法

牙线多用丝线、尼龙线、涤纶线等。取牙线 40 cm,两端绕于两手中指,指间留 14～17 cm 牙线,两手拇指、食指配合动作控制牙线,用拉锯式方法轻轻将牙线越过相邻牙接触点,将线压入牙缝,然后用力将线弹出,每个牙缝反复数次即可(图 6-2),每日剔牙两次,餐后更好。

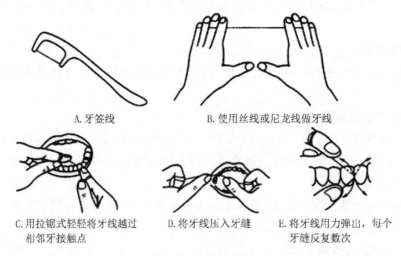

A.牙签线　　　　　　B.使用丝线或尼龙线做牙线

C.用拉锯式轻轻将牙线越过　　D.将牙线压入牙缝　　E.将牙线用力弹出,每个
相邻牙接触点　　　　　　　　　　　　　　　　牙缝反复数次

图 6-2　牙线剔牙法

3.义齿的护理

义齿俗称"假牙"。佩戴义齿可增进咀嚼功能、利于发音并保持良好面部形象,但长时间佩戴义齿则可能对软组织与骨质产生压力,且义齿易于积聚食物碎屑,不利于口腔卫生。对佩戴

义齿者应告知：

(1)义齿在初戴1～2周若有疼痛,应去医院复查。如遇义齿松动、脱落、破裂、折断,但未变形时,应将损坏的部件保存好。全口义齿应每隔3～6个月去医院检查一次。

(2)义齿的承受力有限,佩戴者最好不要吃带硬壳的东西;糯米、软糖之类的食品要少吃,以防止将义齿粘住,使之脱离牙床。

(3)义齿应白天佩戴,晚间取下,并定时清洗。佩戴和取下义齿前后应洗净双手;取时先取上腭部分,再取下腭义齿;取下后用牙刷刷洗义齿的各面,再用冷水冲洗干净,然后让患者漱口后戴上。暂时不用的义齿可泡于盛有冷开水的杯中并加盖,每日换水一次。不可将义齿泡在热水或乙醇内,以免义齿变色、变形和老化。

(4)患者昏迷期间不宜佩戴义齿。应由护士协助取下,刷洗干净后浸泡在冷开水中保存。

三、口腔护理技术

根据患者情况,临床上对禁食、昏迷、高热、鼻饲、大手术后及口腔疾病等患者常采用特殊口腔护理。一般每日进行口腔护理2～3次。

(一)目的

(1)保持口腔清洁、湿润,预防口腔感染等并发症,以保证口腔正常功能。

(2)去除牙垢和口臭,增进食欲,保证患者舒适。

(3)观察口腔黏膜、舌苔和特殊口腔气味,提供患者病情变化的动态信息,以协助诊断。

(二)评估

1.患者的身心状态

患者的病情、意识和自理能力,能否配合操作,有无经接触传播疾病,有无口腔健康问题,有无活动性义齿,口腔卫生习惯与保健知识掌握程度。

2.环境

温度是否适宜,场地是否宽敞,光线是否充足。

3.护士

手部皮肤黏膜的完整性。

4.用物

用物是否齐全适用,漱口液是否符合病情需要。常用漱口溶液及其作用见表6-1。

表6-1　常用漱口溶液及其作用

名称	作用
0.9%氯化钠注射液	清洁口腔,预防感染
0.02%呋喃西林溶液	清洁口腔,广谱抗菌
1%～3%过氧化氢溶液	抗菌除臭,用于口腔有溃烂、出血者
1%～4%碳酸氢钠溶液	改变细菌生长环境,用于真菌感染
2%～3%硼酸溶液	酸性防腐剂,抑制细菌生长
0.1%醋酸溶液	用于铜绿假单胞菌感染
0.08%甲硝唑溶液	用于厌氧菌感染
复方硼砂溶液(朵贝尔溶液)	除臭、抑菌

（三）计划

1.患者准备

患者理解口腔护理的目的、方法及注意事项,口唇干裂的清醒患者应预先用饮水管吸温开水含漱,以湿润口唇,避免张口时出血。

2.环境准备

环境宽敞、明亮,移去障碍物以便于操作。

3.用物准备

（1）治疗盘内铺无菌治疗巾内备:治疗碗2个（内盛含有漱口溶液的棉球若干个、弯血管钳1把、镊子1把）、压舌板、治疗巾、纱布（一次性口腔护理包内有以上物品,漱口溶液临时倒取）、弯盘、漱口杯、吸水管、棉签、手电筒,必要时备张口器。

（2）根据病情准备相应的漱口液。

（3）按需备外用药。常用的有液状石蜡、锡类散、冰硼散、新霉素、西瓜霜等。

（4）必要时备手套。

4.护士准备

衣帽整洁,洗手,戴口罩。

（四）实施

特殊患者口腔护理步骤见表6-2。

表 6-2　特殊口腔护理

流程	步骤详解	要点与注意事项
1.至床旁		
（1）核对	备齐用物,携至床旁放妥,核对	◇昏迷患者必须核对腕带
（2）解释	向患者及其家属解释操作配合及注意事项。与清醒患者约定操作不适时,示意停止操作的手势	◇取得患者的信任、理解与配合
（3）安置体位	协助患者侧卧或将头偏向一侧,面向护士	◇避免误吸多余水分,且便于操作
（4）观察	①颌下铺治疗巾,弯盘置于口角旁（图6-3）	◇保护枕头、床单、患者衣服不被沾湿
	②湿润口唇,嘱患者张口,一手持手电筒,一手用压舌板轻轻撑开颊部,观察口腔情况	◇昏迷、牙关紧闭用开口器张口,放置时应从臼齿处放入
（5）取义齿	有活动义齿者,协助取下义齿浸泡内冷水杯内。	◇取义齿前应戴手套
2.操作		
（1）助漱口	①酌情戴手套	◇患者有接触传播疾病,或操作者手上有伤口时,操作前应戴手套
	②协助患者用吸水管吸漱口液漱口	◇昏迷患者禁用漱口液漱口,以防患者将溶液吸入呼吸道内
（2）依序擦洗	①嘱患者咬合上下齿,用压舌板撑开一侧颊部,用弯血管钳夹取含漱口液的棉球,纵向擦洗牙齿外侧,从磨牙至门齿（图6-4）	◇棉球不宜过湿,以不滴水为宜 ◇一次只能夹取一个棉球,且要夹紧 ◇擦洗顺序为先上后下,由里到外,一个棉球只擦一遍 ◇擦洗时动作宜轻,避免钳尖触及牙龈或口腔黏膜,对凝血功能差者尤应注意
	②同法擦洗对侧	

流程	步骤详解	要点与注意事项
	③嘱患者张口,依次擦洗一侧牙齿的上内侧面、上咬合面、下内侧面、下咬合面,再弧形擦洗颊部	
	④同法擦洗对侧	◇勿触及咽部、软腭,以免引起恶心
	⑤弧形擦洗硬腭	
	⑥由内向外擦洗舌面、舌下襞周围,弧形擦洗硬腭	
(3)漱口	①擦洗完毕后协助患者漱口后,用纸巾擦去口角处水渍	◇昏迷患者禁忌漱口
	②必要时协助患者佩戴义齿	
(4)观察上药	再次观察口腔情况,检查口腔是否清洁酌情使用外用药	◇可用冰硼散、锡类散、西瓜霜等涂在溃疡处;口唇干裂可涂液状石蜡
3.操作后整理	①撤去治疗巾协助患者取舒适卧位,整理床单位	◇保持患者舒适,病房整洁、美观
	②清理用物,洗手,记录	

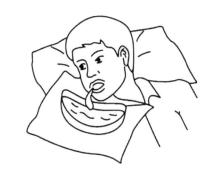

图 6-3 弯盘置于口角

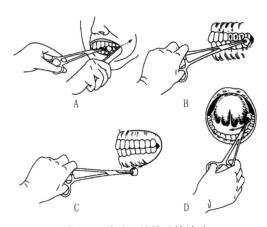

图 6-4 特殊口腔护理擦洗法

(五)评价

(1)护患沟通良好,患者获得口腔保健与护理的知识,主动配合操作。

(2)操作安全、顺利,患者口腔清洁,感觉舒适无异味,未发生误吸窒息。

(3)护士操作规范,动作快捷轻柔,未损伤患者口腔黏膜及牙龈。

（4）护士观察仔细，判断正确，及时获得患者病情变化的动态信息。

（六）健康教育

（1）向患者介绍口腔护理的目的、配合方法及注意事项，嘱患者保持口腔清洁卫生，避免感染。

（2）若有不适及时告诉护士，切勿自行用药，或用力摩擦。

（3）长期使用抗生素或激素类药物者，应注意观察口腔是否有真菌感染。

（七）其他注意事项

（1）昏迷患者口腔护理前后须清点棉球数量，以免棉球遗落口腔引起误吸窒息。

（2）按消毒隔离原则处置传染病患者的用物。

第二节　头发护理

保持头发的清洁、整齐是人们日常清洁卫生的一项重要内容。头面部是人体皮脂腺分布最多的部位。皮脂、汗液伴灰尘形成的污垢常黏附于毛发和头皮上，散发难闻气味，还可诱发脱发和其他头皮疾病。经常梳理和清洁头发，可以及时清除头皮屑及污垢，保持良好的外观，维护良好的个人形象，保持愉悦舒适的心情。同时，经常梳理和按摩头皮还能促进头部血液循环，增进上皮细胞的营养，促进头发生长，预防感染。因此，当患者生活自理能力下降时，护士应帮助或协助其进行头发护理。

一、头发和头皮评估

详细了解患者的头发和头皮的卫生状况，以便准确判断患者现存的或潜在的头部皮肤健康问题，为制订护理计划，采取恰当护理措施提供可靠依据，从而减少头皮疾病的发生。

健康的头发有光泽、浓密适度、分布均匀、清洁无头屑。评估时注意观察毛发的分布、颜色、密度、长度、脆性与韧性、干湿度、卫生情况等，注意毛发有无光泽，发质是否粗糙，尾端有无分叉，头发有无虱、虮。头皮是否清洁，有无瘙痒、抓痕、擦伤等情况。

二、头发护理技术

（一）床上梳发

长期卧床的患者，由于病重不能自行梳理头发，应帮助患者梳理头发以增进患者的舒适感。

1.目的

（1）去除脱落的头发和头皮屑，保持头发清洁整齐，感觉舒适。

（2）刺激头皮，促进头部血液循环，促进头发的生长和代谢，增强抵抗力。

（3）维持患者良好的外观，增强患者的自信心，维护其自尊。

（4）建立良好的护患关系。

2.方法

（1）核对解释：备齐用物，携至床旁放妥，向患者及其家属解释操作配合及注意事项。

（2）铺治疗巾：可坐起患者协助其坐起，铺治疗巾于肩上。卧床者铺治疗巾于枕头上，协助患者将头转向一侧。

（3）梳发：将头发从中间梳向两边。一手握住一股头发，一手持梳，从上至下，由发根梳至发梢（图6-5）。若头发打结，可将头发缠绕于指上，由发梢开始梳理，逐渐向上梳至发根；或用30％乙醇湿润打结处，再小心梳顺，同法梳理对侧。

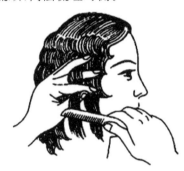

图 6-5　梳 发

（4）束发：根据患者喜好，将长发编辫或扎成束。

（5）整理：将脱落头发缠绕成团置于纸袋中，撤下治疗巾，协助患者取舒适卧位，整理床单位，清理用物，洗手，记录。

3.注意事项

（1）梳头应尽量使用圆钝齿的梳子，以防损伤头皮，不可强行梳理，避免患者疼痛或脱发。

（2）发辫不可扎得过紧，以免产生疼痛。

（二）床上洗发

对于自理能力不足而不能自行洗发的患者，帮助其洗发能增进舒适感，促进患者健康。根据患者的卫生习惯和头发的卫生状况决定洗发次数。

1.目的

（1）去除头皮屑和污垢，保持头发清洁整齐，维持患者良好的外观，并使其感觉舒适，促进身心健康。

（2）刺激并按摩头皮，促进头部血液循环，促进头发的生长和代谢，增强抵抗力。

（3）为建立良好的护患关系搭建桥梁。

2.评估

（1）患者的病情及头发卫生状况：患者的头发清洁度，有无头虱或虮卵；患者的病情对洗发护理是否有特殊要求，患者的意识状态和自理程度能否配合操作，是否需要排大小便。

（2）环境：温度是否适宜，光线是否充足。

（3）用物：患者自己有无面盆、毛巾、浴巾、梳子、洗发水等用物。

3.计划

（1）患者准备：排空大小便，取舒适的体位，理解床上洗发的目的、方法及注意事项，主动配合操作。

（2）环境准备：环境宽敞、明亮，调节室温，关好门窗，移去障碍物以便于操作，冬季关门窗，调节室温至 22～26 ℃，必要时使用屏风。

(3)用物准备(以马蹄形垫法洗发为例):①小橡胶单、眼罩或纱布、安全别针、棉球 2 只、弯盘、纸袋和电吹风等。橡胶马蹄形垫或浴毯卷扎马蹄形垫,水壶内盛 40～45 ℃热水、盛水桶。②若患者自备相关物品,如梳子、洗发液、毛巾、大毛巾、小镜子、发夹或橡皮筋和护肤霜等,应尊重患者的选择。

(4)护士准备:熟悉护发的相关知识和床上洗发的操作技术,衣帽整洁,仪表端庄,态度和蔼,洗手,戴口罩。

4.实施

床上洗发步骤见表6-3。

表 6-3　床上洗发

流程	步骤详解	要点与注意事项
1.床旁准备		
(1)核对解释	备齐用物,携至床旁放妥,核对,向患者及其家属解释操作配合方法及注意事项	◇确认患者无误;取得患者的信任、理解与配合
(2)安置体位	移开床旁桌、椅,协助患者取斜角仰卧,双腿屈膝	
(3)围毛巾	松开患者衣领向内反折,将毛巾围于颈部,用安全别针或胶布固定	◇冬季注意保暖防止患者受况保护患者衣服不被沾湿
(4)垫巾移枕	垫小橡胶单及浴巾于枕上,移枕于肩下	◇保护床单枕头及盖被不被沾湿
(5)垫马蹄形垫	置马蹄形垫于枕头上方床沿,将头置于马蹄形垫内	
(6)保护眼耳	用棉球塞两耳,眼罩或纱布遮盖双眼	◇操作中防止水流入眼部和耳内
2.洗发		
(1)湿发	松开头发梳顺,试水温后用热水充分湿润头发	◇清醒患者可请其确定水温是否合适
(2)洁发	倒洗发液于手掌,均匀涂遍头发,由发际向头顶揉搓头发和按摩头皮	◇按摩能促进头部血液循环;揉搓力度要适中,用指腹按摩,不用指尖搔抓
(3)冲净	用热水冲洗头发,至洗净为止(图 6-6)	◇头发上若残留洗发液,会刺激头皮和头发
3.撤用物	①解下颈部毛巾包住头发,一手托住头部,一手撤去马蹄形垫	◇若颈部毛巾潮湿,应另换干燥毛巾
	②将枕头、橡胶单、浴巾一并从肩下移至床头正中,协助患者卧于床正中及枕上	
	③除去眼罩及耳内棉花,酌情协助洗脸,酌情使用护肤霜	
4.干发	①解下包发毛巾,初步擦干	◇及时擦干,避免着凉
	②用浴巾揉搓头发,再用梳子梳理,用电吹风吹干,梳理成型	
5.操作后整理	①撤去用物并整理	◇确保患者舒适整洁
	②协助患者取舒适体位,整理床单位	
	③将脱落的头缠绕成团置纸袋中,投入垃圾桶	
	④洗手,记录	

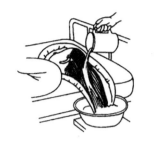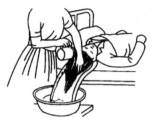

图 6-6　马蹄形垫洗发法

5.评价

(1)护患沟通良好,患者主动配合。

(2)护士操作规范,动作轻柔、安全、顺利,衣服、床单位未被沾湿,水未流入眼部和耳内。

(3)患者自觉舒适,无受凉、头皮牵扯疼痛或其他异常情况。

6.健康教育

(1)向患者介绍床上洗发的目的、配合方法及注意事项。

(2)告诉患者操作中若有胸闷、气促和畏寒等不适应及时告诉护士。

(3)家庭陪床时,可指导家属掌握为卧床患者洗发的知识和技能。

7.其他注意事项

(1)洗发过程中应密切观察患者病情变化,如有异常应立即停止操作。

(2)护士在操作过程中,应运用人体力学原理,注意节时省力。

(3)洗发时间不宜过久,防头部充血,引起不适。

(4)病情危重和极度虚弱的患者,不宜洗发。

(三)灭头虱法

虱由接触传染,寄生于人体可致局部皮肤瘙痒,抓伤皮肤可致感染,还可传播疾病,如流行性斑疹伤寒、回归热。发现患者有虱,应立即灭虱,以使患者舒适,预防患者之间相互传染和预防疾病传播。

1.灭头虱常用药液

(1)30%含酸百部酊剂:取百部 30 g 放入瓶中,加 50%乙醇 100 mL(或 65°白酒 100 mL),再加入纯乙酸 1 mL,盖严,48 小时后即制得此药。

(2)30%百部含酸煎剂:取百部 30 g,加水 500 mL 煮 30 分钟,以双层纱布过滤,将药液挤出。将药渣再次加水 500 mL 煮 30 分钟,再以双层纱布过滤挤出药液。将两次煎得的药液合并浓缩至 100 mL,冷却后加入纯乙酸 1 mL 或食醋 30 mL,即制得 30%百部含酸煎剂。

(3)白翎灭虱香波:市场有售,其成分是 1%二氯苯醚菊酯,可用于灭虱。使用时,将香波涂遍头发,反复揉搓 10 分钟,用清水洗净即可。3 天后,按同法再次清洗一次,直至头虱清除为止。

2.灭头虱的方法

(1)护士洗手穿隔离衣,戴口罩,备齐用物,携至床旁放妥。

(2)向患者及其家属解释口腔护理的目的、操作配合方法及注意事项,取得合作。协助患者取舒适的体位。

（3）戴手套，按洗发法将头发分成若干股，用纱布蘸药液，按顺序擦遍头发，并用手反复揉搓10分钟以上，使之浸透全部头发。再给患者戴上帽子包住所有头发，以避免药液挥发，保证药效。24小时后，取下帽子，用篦子篦去死虱和虮，并洗净头发。

（4）灭虱毕，脱下手套，更换患者的衣裤被服，将污衣物装入布口袋内。

（5）脱去隔离衣，装入布口袋，扎好袋口。

（6）整理床单位，协助患者取舒适卧位，清理用物。

3.注意事项

（1）必要时，灭虱前动员患者剪短头发以便于彻底灭虱。剪下的头发装入纸袋内焚烧。

（2）防止药液玷污患者面部及眼部。

（3）注意观察患者的用药反应，如发现仍有活虱，须重复用药。

第三节　皮肤护理

皮肤与其附属物构成皮肤系统。皮肤是人体最大的器官，由表皮、真皮和皮下组织三层组成；皮肤的附属物包括毛发、汗腺、皮脂腺等。皮肤具有保护机体、调节体温、吸收、分泌、排泄及感觉等功能。完整的皮肤具有天然的屏障作用，可避免微生物入侵。皮肤的新陈代谢迅速，其代谢产物如皮脂、汗液及表皮碎屑等，能与外界细菌及尘埃结合形成污垢，黏附于皮肤表面，如不及时清除，可刺激皮肤，造成皮肤瘙痒，降低皮肤的抵抗力，以致破坏其屏障作用，成为微生物入侵的门户，造成各种感染和其他并发症。

健康的皮肤护理可满足患者身体清洁的需要，促进生理和心理的舒适，增进健康。因此，对于卧床患者或自理能力缺陷的患者，护士应帮助其进行皮肤护理。

一、评估

一个人的皮肤状况可反映其健康状况，皮肤的各种变化可反映机体的变化，为诊断和护理提供依据。护士评估患者的皮肤时应仔细检查，同时还应注意体位、环境等因素对评估准确性的影响。

（一）皮肤的颜色和温湿度

评估皮肤的颜色和温湿度，可以了解皮肤的血液循环情况和有无疾病，并为疾病的诊断提供依据，如皮肤苍白、湿冷，提示患者有休克的可能。

（二）皮肤的感觉和弹性

通过触摸可评估患者皮肤的感觉功能和弹性，当皮肤对温度、触摸等存在感觉障碍，提示皮肤具有广泛或局限性损伤。

（三）皮肤的完整性和清洁度

主要检查皮肤有无损伤，损伤的部位和范围；皮肤的清洁度可以通过皮肤的气味、皮肤的污垢油脂等情况来进行评估。

二、皮肤护理技术

（一）淋浴和盆浴

淋浴和盆浴适用于全身情况良好可以自行完成沐浴过程的患者，护士可根据患者的自理能力提供适当帮助。

1.目的

(1)去除皮肤污垢,保持皮肤清洁,使患者感觉舒适,促进健康。

(2)促进皮肤的血液循环,增强皮肤的排泄功能和对外界刺激的敏感性,预防皮肤感染和压疮等并发症的发生。

(3)促进患者肌肉放松,增加活动,满足其身心需要。

(4)为护士提供观察患者并建立良好护患关系的机会。

2.方法

(1)向患者及其家属解释沐浴的目的,取得合作。

(2)关闭浴室门窗,调节室温在 22～26 ℃左右,水温在 40～45 ℃。

(3)备齐用物,携带用物送患者进浴室,向患者交代有关事项。例如,调节水温的方法,呼叫铃的应用;不宜用湿手接触电源开关;浴室不宜闩门,以便发生意外时护士可以及时入内;用物放于易取之处。

(4)将"正在使用"的标志牌挂于浴室门上。

(5)注意患者入浴时间,如时间过久应予询问,以防发生意外;当呼叫铃响时,护士应询问或敲门后再进入浴室,协助患者解决相关问题。

3.注意事项

(1)进餐 1 小时后方能沐浴,以免影响消化。

(2)水不宜太热,室温不宜太高,时间不宜过长,以免发生晕厥或烫伤等意外。若遇患者发生晕厥,应立即抬出、平卧、保暖,并配合医师共同处理。

(3)妊娠 7 个月以上的孕妇禁用盆浴。创伤、衰弱、患心脏病需要卧床休息的患者,均不宜淋浴或盆浴。传染病患者的淋浴,根据病种按隔离原则进行沐浴。

(二)床上擦浴

床上擦浴适用于病情较重、长期卧床、活动受限和生活不能自理的患者。

1.目的

(1)去除皮肤污垢,保持皮肤清洁,使患者感觉舒适,促进健康。

(2)促进皮肤的血液循环,增强皮肤的排泄功能和对外界刺激的敏感性,预防皮肤感染和压疮等并发症的发生。

(3)促进患者肌肉放松,增加活动,满足其身心需要。

(4)观察患者情况,促进肢体活动,防止肌萎缩和关节僵硬等并发症发生。

2.评估

(1)患者:患者的病情、意识状态、自理程度和皮肤卫生状况、清洁习惯,患者及其家属对皮肤清洁卫生知识的了解程度和要求,是否需要大小便,对皮肤清洁剂有无特殊要求。

(2)环境:温度是否适宜,场地是否宽敞,光线是否充足,有无床帘或窗帘等遮挡设备。

(3)用物:用物是否备齐。

3.计划

(1)患者准备:理解操作目的,知晓操作配合方法,主动配合操作。按需给予便盆。

（2）环境准备：关闭门窗，调节室温24 ℃左右，拉上窗帘或床帘，或用屏风遮挡维护患者自尊。

（3）用物准备：准备脸盆，水桶2个（一个盛热水，另一个盛污水）；清洁衣裤、清洁被服、大毛巾、浴巾、香皂、小剪刀、梳子、爽身粉、小毛巾2条、50％乙醇。必要时备便盆、便盆布。

（4）护士准备：衣帽整洁，剪短指甲，洗手，戴口罩，手套，熟悉床上擦洗的操作技术。

4.实施

床上擦浴步骤见表6-4。

表 6-4　床上擦浴

流程	步骤详情	要点与注意事项
1.至床旁		
（1）核对解释	备齐用物，携至床旁放妥，核对，向患者及其家属解释操作配合及注意事项	◇患者无误；取得患者的信任、理解与配合
（2）安置体位	①酌情放平床头及床尾支架，松开床尾盖被	◇注意保暖，并保护患者隐私
	②协助患者移近护士侧并取舒适体位，保持平衡	◇确保患者舒适，同时注意省力
2.擦洗		
（1）脸、颈	①将脸盆放于床旁桌上，倒入温水至2/3满，并测试水温	◇温水可以促进血液循环和身体舒适，防止受凉
	②将微湿温热小毛巾包在手上呈手套状（图6-7），一手扶托患者头顶部，另一手擦洗患者脸及颈部	◇避免指甲戳伤患者
	③先用温热毛巾的不同部分分别擦拭患者两眼，由内眦向外眦擦拭	◇避免交叉感染；不用肥皂，防引起眼部刺激症状；注意洗净耳后、耳郭等处；酌情使用肥皂
	④再依次擦洗额部、颊部、鼻翼、耳后、下颌，直至颈部	
	⑤用较干毛巾依次再擦洗一遍	
（2）上肢、双手	①协助患者脱上衣	◇先脱近侧，后脱远侧；如有外伤，先脱健侧，后脱患侧
	②用浴毯遮盖身体	◇尽量减少暴露，注意保护患者隐私，注意保暖，防止受凉
	③在近侧上肢下铺大毛巾	◇避免擦洗时沾湿床单位
	④移去近侧上肢上的浴毯，一手托患者手臂，另一手用涂浴皂的湿毛巾擦洗，由近心端到远心端	◇注意洗净肘部和腋窝等皮肤皱褶处
	⑤再用湿毛巾擦去皂液，清洗毛巾后再擦洗，最后用浴巾边按摩边擦干	
	⑥同法擦洗另一侧	◇酌情换水
	⑦浸泡双手于盆内热水中，洗净、擦干	◇酌情换水，需要时修剪指甲
（3）胸、腹	①将浴巾盖于患者的胸腹部	◇更换清洁用水；女性患者应注意擦净乳房下皱褶处和脐部；擦洗过程中注意观察病情，若患者出现寒战、面色苍白等情况，应立即停止擦洗，给予适当处理；擦洗时还应观察皮肤有无异常
	②一手掀起浴巾，另一手包裹湿毛巾擦洗胸腹部	

流程	步骤详情	要点与注意事项
(4)背	①协助患者侧卧,背向护士,铺浴巾于患者身下,浴毯遮盖背部	◇更换清洁用水
	②依次擦洗后颈部、背部和臀部	◇擦洗后酌情按摩受压部位
	③协助患者穿衣,平卧	◇先穿远侧;如有伤口,先穿患侧
(5)下肢	①协助患者脱裤,铺浴巾于患者腿下	◇酌情换水
	②擦洗腿部,由近心端到远心端	◇擦洗时应尽量减少暴露,注意保护患者隐私
	③同法擦洗另一侧	
	④协助患者屈膝,置橡胶单、浴巾和足盆于患者足下	◇换水、换盆、换毛巾
	⑤逐一浸泡、洗净和擦干双脚	
(6)会阴	①铺浴巾于患者臀下	◇换水、换盆、换毛巾
	②协助或指导患者冲洗会阴	◇女患者应由前向后清洗
	③为患者换上清洁的裤子	
3.整理	①酌情为患者梳发、更换床单等	
	②整理床单位	
	③安置患者于舒适卧位,开窗通风	
	④清理用物,洗手,记录	

5.评价

(1)护患沟通良好,患者主动配合。

(2)护士操作规范,动作轻稳、协调,床单位未湿。

(3)患者感觉舒适,未受凉,对操作满意。

6.健康教育

(1)向患者介绍床上擦浴的目的、配合方法及注意事项,嘱患者保持皮肤清洁卫生,避免感染。

(2)教育患者经常观察皮肤,预防感染和压疮等并发症的发生。

7.其他注意事项

(1)擦浴过程中应注意保暖,操作一般应在15～30分钟完成,以防患者受凉和劳累。

(2)护士在操作过程中,应运用人体力学原理,注意节时省力。

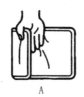 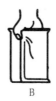

A　　　　B　　　　C

图 6-7　包小毛巾法

第四节　晨晚间护理

护理人员根据患者的病情需要及生活习惯,于晨间及晚间所提供的以满足日常清洁卫生需要为主的护理措施,称为晨晚间护理。

一、晨间护理

(一)意义

(1)使患者清洁、舒适,预防压疮及肺炎等并发症的发生。

(2)保持病床和病房整洁。

(3)护士可借机观察和了解患者病情,为诊断、治疗和调整护理计划提供依据。

(4)密切护患关系。

(二)内容

晨间护理一般于晨间诊疗工作前完成。

1.能离床活动、病情较轻的患者

鼓励患者自行洗漱,包括刷牙、漱口、洗脸、梳发等,既可促进患者离床活动,使全身的肌肉、关节得到运动;又可增强其康复信心。护士协助整理床单位,根据清洁程度更换床单等。

2.病情较重、不能离床活动的患者

如危重、高热、昏迷、瘫痪、大手术后或年老体弱患者。

(1)协助患者完成日常清洁需要。例如,协助患者排便、刷牙、漱口,病情严重者应给予口腔护理;协助洗脸、洗手、梳头;协助患者翻身并检查全身皮肤有无受压变红,用湿热毛巾擦洗背部,酌情进行皮肤按摩。

(2)整理床单位,按需要更换衣服和床单。

(3)了解患者睡眠情况及病情变化,给予必要的心理护理和健康教育,鼓励患者早日康复。

(4)适当开窗通风,保持病房空气新鲜。

二、晚间护理

(一)意义

(1)创造良好的睡眠环境,使患者能舒适入睡。

(2)了解病情变化,并进行心理护理。

(二)内容

(1)协助患者进行日常清洁卫生工作,如刷牙、漱口或特殊口腔护理、洗脸、洗手,擦洗背部、臀部,女患者给予会阴清洁护理,用热水泡脚。睡前协助排便,整理床单位,酌情更换衣服、增减衣被。

(2)调节室内温度和光线,保持病房安静,空气流通。

(3)患者入睡后应加强巡视,观察患者睡眠情况。长期卧床生活不能自理者定时协助翻身,预防压疮。

(三)协助卧床患者使用便盆

1.目的

保护病室整洁,空气清新,使患者清洁,舒适易入睡协助卧床患者排便,满足患者的生理需要观察了解病情和患者心理需求,作好心理护理。

2.评估

(1)患者:自理程度、病情、意识和配合能力,目前卧位。

(2)环境:温度是否适宜,是否有其他人在场,是否有人进食等。

(3)用物:衣物及便器是否清洁、无破损。

3.计划

(1)患者准备:了解便盆使用的目的及配合方法。

(2)环境准备:关闭门窗,屏风遮挡,请异性回避,冬季视情况调节室温。

(3)用物准备:便盆和便盆巾,一次性手套,手纸(患者自备),必要时备温水和屏风。

(4)护士准备:衣帽整洁,洗手,戴口罩。

4.实施

协助卧床患者使用便盆步骤见表6-5。

表 6-5　协助卧床患者使用便盆

流程	步骤详情	要点与注意事项
1.保护床单	解释后,酌情铺橡胶单和中单于患者臀下	◇或使用一次性垫巾,以保护床单位不被沾湿。已有垫巾者不需另铺
2.脱裤	协助患者脱裤	◇必要时抬高床头以利于排便
3.放便盆	(1)能配合患者(图 6-8A):协助患者屈膝、一手托起患者腰骶部,同时嘱患者抬高臀部;另一手将便盆置于患者臀下后。嘱患者放下臀部	◇便盆阔边朝向患者头端,开口端朝向足部;患者臀部抬起足够高,才可放入便盆,不可强塞便盆
	(2)不能自主抬高臀部者或侧卧者,将便盆侧立患者臀后(图 6-8B),护士一手扶住便盆使贴近臀部,另一手帮助患者转向平卧;检查患者的臀部是否在便盆中央	◇注意便盆方向正确
4.待排便	把卫生纸和呼叫器放于患者易取处,告知呼叫器使用方法	◇患者排便时应避免不必要的打扰
5.排便后处理	(1)确认患者已排便后,护士戴上手套	◇必要时
	(2)协助擦净肛门	
	(3)嘱患者抬高臀部,或托起患者腰骶部,迅速取出便盆	◇不可硬拉便盆
	(4)盖上便盆巾	
	(5)嘱患者自行穿裤,或协助患者穿裤	
	(6)处理便盆,脱去手套	◇注意观察患者大小便性状情况,以协助诊断和治疗
	(7)整理床单位,取舒适卧位,洗手	
	(8)记录大便的颜色、性质及量	◇必要时进行

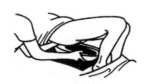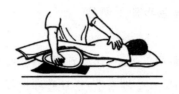

A.协助能配合的患者使用便器　　　B.协助不能自主抬高臀部的患者使用便器

图 6-8　给便盆法

5.评价

(1)护患沟通良好,患者主动配合。

(2)护士操作规范,动作轻稳、协调、顺利。

(3)患者自觉舒适,满意,未受损伤。

6.健康教育

(1)向患者介绍便盆的使用方法及注意事项。

(2)指导患者及其家属掌握便盆的具体使用方法。

(3)向患者及其家属讲解卧床患者使用便盆的必要性。

(四)卧有患者床整理法

1.目的

(1)使病床平整无皱褶、无碎屑,患者睡卧舒适,预防压疮,保持病房整洁美观。

(2)整理床单位时,协助患者变换卧位姿势,减轻疲劳,预防压疮及坠积性肺炎。

2.评估

(1)患者:自理程度、病情和意识,皮肤受压情况,有无各种导管,伤口牵引等能否翻身,床单的具体情况(凌乱程度和清洁程度)等。

(2)环境:环境是否适宜进行床单位整理,如是否有人进食、换药或进行其他治疗等。

(3)用物:用物是否备齐,床档是否处于备用状态。

3.计划

(1)患者准备:向患者及其家属解释卧有患者床整理法的目的和注意事项,取得合作,病情允许可暂时放平床头。

(2)环境准备:环境宽敞、明亮,安静必要时关闭门窗。

(3)用物准备:床刷,一次性刷套或半干的、浸有消毒液的扫床巾,污巾盆,必要时备床档。

(4)护士准备:衣帽整洁,洗手,戴口罩。

4.实施

卧有患者床整理步骤见表 6-6。

表 6-6　卧有患者床整理法

流程	步骤详解	要点与注意事项
1.核对解释	(1)备齐用物,携至床旁放妥,核对并检查床单位	◇确认患者的需要
	(2)向患者及其家属解释操作配合及注意事项	◇取得患者的信任、理解与配合
2.安置体位	移开床旁桌椅,酌情放平床头和床尾支架	◇便于彻底清扫
3.扫床单	(1)将枕头移向对侧,协助患者翻身侧卧于对侧,背向护士	◇必要时在对侧设床档,严防患者坠床
	(2)松开近侧各层被单,用扫床巾包裹床刷,依次扫净近侧中单、橡胶单	◇将患者枕下及身下各层彻底扫净
	(3)将近侧中单,橡胶单搭在患者身上	
	(4)自床头至床尾扫净大单上碎屑	
	(5)将扫净单逐层拉平铺好	
	(6)将枕头移向近侧,协助患者侧卧于已整理侧	◇面向患者协助翻身,必要时设床档以防坠床
	(7)转至对侧,同上法逐层扫净、铺好各单	
4.整理盖被	协助患者取舒适卧位,整理盖被,将棉胎与被套拉平,叠成被筒为患者盖好	◇动作幅度勿过大,以免产生气流使患者受凉
5.拍松枕头	取下枕头,拍松后放于患者头下	
6.整理	(1)按需支起床上支架,还原床旁桌椅,保持病房整洁美观	◇一次性刷套投入医疗废物桶,非一次性扫床巾应一人一巾,用后集中清洗、消毒,传染病患者的用物应先消毒
	(2)整理用物	
	(3)洗手,酌情记录	

5.评价

(1)护患沟通良好,患者主动配合。

(2)护士操作规范,动作轻稳、协调、安全、顺利。

(3)患者自觉舒适,未发生坠床等意外事件,床单位美观舒适。

6.健康教育

(1)向患者介绍卧有患者床整理的目的、配合方法及注意事项。

(2)使患者及其家属了解卧有患者床整理的重要意义。

(3)教会家庭病床的家属正确进行卧有患者床整理的方法。

(五)卧有患者床更换床单法

1.目的

(1)使病床保持洁净干燥,平整无皱褶、无碎屑,患者睡卧舒适,保持病房整洁美观。

(2)整理床单位时,协助患者变换卧位姿势,减轻疲劳,预防压疮及坠积性肺炎。

2.评估

(1)患者:自理程度、病情和意识,能否翻身侧卧,床上用品的清洁程度,是否需要排便。

(2)环境:温度是否适宜,场地是否宽敞,光线是否充足。同室病友是否有人进食、换药或进行其他治疗等。

(3)用物:用物是否备齐,床档是否处于备用状态,必要时还需准备干净衣裤。

3.计划

(1)患者准备:理解操作的目的、注意事项,主动配合操作。

（2）环境准备：环境宽敞、明亮，移去障碍物以便于操作。酌情调整室温，关闭门窗。

（3）用物准备：清洁的大单、中单、被套、枕套，床刷、一次性刷套或扫床巾，按需要备患者衣裤、床档等，必要时备便盆。

（4）护士准备：衣帽整洁，洗手，戴口罩。

4.实施

卧有患者床更换床单法见表 6-7。

表 6-7　卧有患者床更换床单法

流程	步骤详情	要点与注意事项
1.床旁		
（1）核对	备齐用物，携至床旁放妥，核对	◇确认患者的需要
（2）解释	向患者及其家属解释操作配合及注意事项	◇取得患者的信任、理解与配合
（3）移桌椅	①移开床旁桌距床边 20 cm，移开床旁椅距床尾 15 cm	◇移动距离与铺备用床同
	②将清洁被服按更换顺序放于床尾椅上	
	③病情允许可放平床头和床尾支架	
2.换床单		
（1）松被	酌情拉起对侧床档，松开床尾盖被，协助患者侧卧对侧，背向护士，枕头随之移向对侧	◇能翻身者 ◇动作轻稳，防坠床
（2）扫单	①松开近侧各单，将污中单正面向内卷入患者身下	
	②扫净橡胶单上的碎屑，搭在患者身上	◇采用湿式方法清扫
	③将污大单正面向内卷入患者身下，扫净床褥碎屑，并拉平床褥	
（3）铺近侧单	①取清洁大单，将清洁大单中线与床中线对齐展开	◇中线与床中线对齐
	②将远侧半幅正面向内卷紧塞入患者身下（图 6-9），近侧半幅自床头、床尾、中部按顺序展开拉紧铺好	◇表面平整，无皱褶；拉紧各单，特别注意患者身下各层单子
	③放下橡胶单，铺上清洁中单，将远侧半幅正面向内卷紧塞入患者身下，近侧半幅中单连同橡胶单一并塞于床垫下铺好	◇大单包斜角，四角平整，无松散；表面平整，无皱褶
（4）改变卧位	移枕头并协助患者翻身侧卧于铺好的一侧，面向护士	◇酌情拉起近侧床档，放下对侧床档
（5）铺对侧单	①转至对侧，松开各单，将污中单卷至床尾大单上，扫橡胶中单上的碎屑后搭于患者身上，然后将污大单从床头卷至床尾，与污中单一并放在护理车污衣袋内或护理车下层	
	②扫净床褥上碎屑，依次将清洁的大单、橡胶中单、中单逐层拉平铺好	◇采用湿式方法清扫；表面平整，无皱褶
	③移枕于床正中，协助患者平卧	
3.换被套	①松开被筒，解开污被套尾端带子，取出棉胎盖患者身上，并展平	◇减少暴露患者；棉胎潮湿者应更换
	②将清洁被套正面向内平铺在棉胎上	
	③一手伸入清洁被套内，抓住被套和棉胎上端一角，翻转清洁被套，同法翻转另一角	

流程	步骤详情	要点与注意事项
	④翻转清洁被套,整理床头棉被,一手抓棉被下端,一手将清洁被套往下拉平,同时顺手将污被套撤出放入护理车污衣袋或护理车下层	
	⑤棉被上端可压在枕下或请患者抓住,护士至床尾将清洁被套逐层拉平系好带子,铺成被筒为患者盖好	◇被筒对称,两边与床沿齐,被尾整齐,中线正,内外无皱褶
4.换枕套	取出枕头,更换清洁枕套,拍松枕头	
5.协助整理	①枕套开口背门,放于患者头下	
	②支起床上支架,还原床旁桌椅,协助患者取舒适卧位,整理床单位,保持病房整洁美观	
	③扫床巾集中消毒清洗,污被服送供应室	◇一次性刷套投入医疗废物桶
	④洗手,记录	

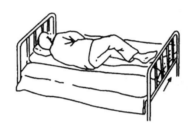

图 6-9　能侧卧患者更换床单法

5.评价

(1)护患沟通良好,解释符合临床实际,患者主动配合。

(2)护士操作规范熟练,手法轻稳,运用省力原则,动作应协调一致。

(3)患者舒适安全,未暴露。

6.健康教育

(1)向患者介绍卧有患者床更换床单的目的、配合方法及注意事项。

(2)让患者及其家属了解卧有患者床更换床单的意义。

(3)教会家庭病床患者的家属进行卧有患者床更换床单的方法。

第七章 舒适与安全的护理

第一节 概 述

一、舒适的概念与内涵

(一)舒适的概念

舒适是个体身心健康、满意、没有疼痛、没有焦虑、轻松自在、安宁状态的一种自我感觉。舒适是一种主观感觉,可以分为许多层次,个体根据自己的生理、心理、社会、文化背景的特点和经历,对舒适和舒适的层次有不同的解释和体验。舒适是患者希望通过接受护理后得到的基本需要之一。一般,舒适是个体对几个方面的需要都得到满足时的自我满意的感觉。其表现为心情舒畅、心理稳定、精力充沛、完全放松、感到安全。

(二)舒适的内涵

依据个体的主观感觉,舒适的内涵可涉及以下四个方面内容。

1.生理舒适

指个体身体上的舒适感觉。患者希望没有躯体的疾病和缺陷。

2.心理舒适

指信念、信仰、自尊、人生价值等精神需要的满足。患者希望心情舒畅、心理稳定,没有焦虑和紧张。

3.环境舒适

指物理环境中温度、湿度、光线、音响、颜色、装饰等使个体产生舒适的感觉。患者希望没有外在不良环境的刺激。

4.社会舒适

指人际关系、家庭关系及社会关系间的和谐。患者希望与家人、医护人员、同室病友等之间有良好的人际关系。

以上四个方面具有整体性,它们之间既相互联系又相互影响,其中任何一个方面出现问题,都会影响其他方面的舒适。如生理、环境的不舒适可影响心理的舒适,心理、社会的不舒适也可影响生理的舒适。

二、不舒适的原因

(一)不舒适的概念

不舒适是指当个体的生理需要得不到满足,周围环境出现不良刺激,身体出现病理现象,感到疼痛,安全受到威胁和感到紧张时,会使舒适的程度逐渐下降,直至完全转变为不舒适。同舒适一样,不舒适也是个体的一种主观感觉,是相对的。不舒适的表现为身体疼痛、无力、烦躁不安、紧张焦虑、精神不振、失眠、消极失望、难以胜任日常的工作和生活等。其中疼痛是不舒适中最为严重的表现形式。

舒适与不舒适没有严格的分界线,每个人总是处于舒适与不舒适之间连线的某一个点上,并呈动态变化。同时,每个人对舒适与不舒适的感觉也存在较大的差异,为此,护士在进行日常护理工作时,应认真倾听患者的主诉,仔细观察患者的表情和行为,收集真实全面的资料,应用动态观点并针对个体差异,正确评估患者舒适与不舒适的程度。

(二)不舒适的原因

引起个体不舒适的原因常为综合性,主要包括以下四个方面。

1.身体方面

疾病导致的疼痛、恶心、呕吐、咳嗽、发热、腹胀、头晕、乏力等;姿势和体位不恰当如卧位时肢体缺乏支托物、关节未处于功能位置、身体某部位长期受压造成肌肉和关节的疲劳、麻木及疼痛等;活动受到限制如使用约束带、夹板及石膏固定的患者;个人卫生不洁如身体虚弱、长期卧床、意识丧失的患者,因自理能力缺乏或丧失,如不能得到良好的护理,常因皮肤污垢、出汗、口臭、瘙痒等这些因素均可引起身体的不舒适。

2.心理方面

因疾病造成的身体危害、死亡,家庭的困顿,工作的丢失等产生的恐惧或焦虑;面对手术、医疗费用等必须应对的压力事件;由于医院环境的陌生与不适应缺乏安全感;住院后饮食起居生活习惯的改变与不适应;住院后患者角色行为的改变如角色行为冲突、角色行为强化、角色行为紊乱;因被家人冷落、被医护人员忽视、诊疗时过于暴露、身体某部位的缺陷等自尊受到伤害等,均可导致患者情绪的变化,引起心理的不舒适。

3.环境方面

新入院患者进入一个陌生的环境,会感到紧张和不安,缺乏安全感;病室的温度、湿度、异味、噪声等不良的物理环境的刺激;床单的杂乱无章,床垫的硬度不当,被褥不整洁等都可引起患者不舒适。

4.社会方面

缺乏社会支持系统,如与家人、亲朋好友的隔离、经济方面的拮据;角色适应不良,如住院期间担心工作、孩子、老人而出现角色行为的改变,不能安心养病,以至于影响疾病的康复;生活习惯的改变,如住院后患者因起居饮食习惯改变,作息时间紊乱,患者往往感到不适应,尤其见于老年患者;陌生的人际关系,如患者与护士、患者与医生、患者与其他人员关系不熟悉或紧张等这些因素均可导致患者的不舒适。

三、护理不舒适患者的原则

满足患者舒适的需要是实现护理的目的之一。不舒适受多种综合因素的影响,护士应全面了解引起不舒适的原因,以便及时发现,并能针对不同的原因,及时采取有效的护理措施,满足不同患者舒适的需要。护理不舒适患者时应遵循以下原则。

(一)预防是关键,促进患者舒适

为满足患者的舒适状态,不舒适原因的预防是关键性因素。因此,护士必须熟悉舒适的相关因素及引起不舒适的原因,对患者的身心进行整体的评估,努力做到预防在先,积极促进患者的舒适,如协助生活不能自理的患者保持个人卫生的清洁,卧位要正确,外部环境要良好等。

特别值得注意的是护士必须有良好的服务态度,语言要温和,尊重患者,预见患者的心理变化,虚心接受患者提出的意见,鼓励患者积极主动参与护理计划,确实发挥护士语言在促进患者心理舒适方面的积极作用。

(二)全面评估,找出不舒适的原因

虽然舒适和不舒适都是患者的主观感觉,很难进行准确评估。尽管如此,护士仍可通过仔细观察患者的不同表现,如面部表情、手势、姿势、体态、活动或移动能力、饮食、睡眠、皮肤颜色、有无出汗等,同时,运用沟通交流技巧,多方收集患者的资料,认真分析情况,做出正确的判断,找出引起不舒适的原因。

(三)针对原因积极采取措施,消除或减轻不舒适

由于引起不舒适的原因包括身体、心理、环境及社会等多种因素,因此,护士应有针对性地采取有效的护理措施,促进患者的舒适。对身体不舒适的患者,进行对症处理,如腹部手术后的患者采取半坐卧位以达到减轻疼痛,促进引流等目的;对心理紧张的患者,护士应主动与患者建立良好的护患关系,尊重患者,认真倾听患者的主诉,鼓励患者发泄压抑的情感,正确引导患者调整情绪,及时与家属联系,共同作好患者的心理护理;患者接受治疗和护理时,努力为其创造整洁、安全、安静、舒适的休养环境,避免不良环境的刺激;同时也要为患者提供可能的社会支持力量,如允许情况下鼓励家属的探望,及时让家属缴纳医药费,协助患者和病友建立良好的人际关系。

不舒适是患者的复杂感觉,消除或减轻不舒适,既需要护士的责任心,也需要患者及家属的合作理解。

第二节　患者的疼痛护理

疼痛是引起患者不舒适的最常见、最重要的原因之一,也是一种令人苦恼和痛苦的主观感觉。疼痛往往与疾病的发生、发展及转归有着密不可分的关系,也是评价治疗和护理效果的指标之一。为此,护士必须掌握有关疼痛方面的相关理论知识,为患者作好疼痛护理。

一、疼痛的概述

(一)疼痛的概念

疼痛是各种形式的伤害性刺激作用于机体,所引起的一系列痛苦的不舒适的主观感觉,常伴有不愉快的情绪活动和防御反应。1978年北美护理诊断协会(NANDA)对疼痛的定义是:"个体经受或叙述有严重不适或不舒适的感受。"1979年国际疼痛研究协会将疼痛定义为:"疼痛是一种令人不快的感觉和情绪上的感受,伴随着现有的或潜在的组织损伤。"

(二)疼痛的反应

一般认为疼痛是痛感觉和痛反应两者的结合,机体对疼痛的反应是多种多样的。

1.生理反应

疼痛时会出现心率加快、呼吸频率增加、血压升高、出汗、面色苍白、恶心呕吐、肌紧张等,严重者出现休克。

2.行为反应

疼痛时会伴随出现皱眉、咬牙等痛苦表情,哭泣、呻吟、尖叫、握拳、躲避等行为。还会采取减轻疼痛的身体姿势,如胃疼患者用手压迫胃部;急腹症患者往往取弯腰、身体蜷缩的姿势等。

3.情绪反应

疼痛的情绪反应有退缩、抑郁、愤怒、焦虑、依赖、挫折感等,注意力不能集中。

需要注意的是疼痛具有保护性生理意义,是一种对身体的危险警告。如机体遇到电击、火烧等刺激时,会因为疼痛而本能的采取躲避反应,以保护机体不继续受到伤害。同时疼痛也是许多疾病的一种症状,是进行诊断的重要依据。因此当急性腹痛未明确诊断时,不能随意应用止痛剂,以免掩盖病情,延误诊断。

(三)疼痛的分类

一般根据疼痛的发生部位将其分为以下类型。

1.皮肤疼痛

常为尖锐的刺痛、烧灼痛,定位准确。胸腹膜等浆膜疼痛也属于此类疼痛。

2.深部组织疼痛

关节、肌腱、筋膜等深部组织疼痛较皮肤疼痛迟钝,但定位较清楚。

3.内脏疼痛

当内脏痉挛、缺血、炎症、过度扩张等可引起疼痛,特点为钝痛,持续时间长,定位不清楚,是一种与情绪反应关系密切,伴随欲望的复合感觉,如饥饿、恶心、便意等,同时有自主神经兴奋的表现。

4.牵涉痛

由于内脏的疼痛,引起体表特定部位疼痛的现象,称为牵涉痛。如胆囊结石引起的右肩部放射性疼痛。

二、疼痛的机制

疼痛的发生机制很复杂。研究表明疼痛的发生要经过疼痛的刺激和疼痛的传导过程。

(一)疼痛的刺激

疼痛不是由某一种特殊刺激所引起,任何形式的刺激只要超过一定程度时,都会引起疼痛,所以疼痛的刺激是一种伤害性刺激。伤害性刺激作用于机体,造成组织损伤和炎症反应,刺激组织释放某些内源性致痛物质如氢离子、钾离子、组胺、5-羟色胺、缓激肽、前列腺素等,这些内源性致痛物质使游离的神经末梢产生痛觉冲动。

(二)疼痛的传导

1.疼痛感受器

一般认为疼痛感受器分布于皮肤、黏膜及其他组织内的游离神经末梢。在身体各组织中,由于游离神经末梢的分布密度不同,身体各组织对疼痛的敏感性也不相同。其中皮肤、黏膜的神经末梢密集,对疼痛的敏感性最高;其次,肌肉、筋膜、关节、动脉管壁等也有较丰富的神经末梢;而内脏器官则较少。

2.疼痛传入纤维

躯体神经有两种痛觉传入纤维:一种是有髓鞘的 A 纤维,传导速度快,为尖锐刺痛,定位清楚,在刺激后立即发生,刺激去除后很快消失;另一种是没有髓鞘的 C 纤维,传导速度慢,为烧灼痛,定位不清楚,疼痛产生较慢,但持续时间较长,常伴有情绪反应和血压、脉搏、呼吸等生理变化。

3.痛觉中枢

目前认为,疼痛的传导纤维一部分在脊髓丘脑侧束中上行,经内囊投射到大脑皮质中央后回,引起有定位特征的痛觉;另一部分上行至丘脑内侧系统,引起慢痛和疼痛的情绪反应。

三、疼痛的原因及影响因素

(一)疼痛的原因

引起疼痛的原因有很多,任何形式的伤害性刺激只要超过一定的限度就会引起疼痛。

1.物理损伤

引起局部组织受损的刀割伤、碰撞、针刺、身体组织受牵拉、肌肉受压、挛缩等损伤,均可刺激神经末梢引起疼痛。

2.化学刺激

强酸、强碱等化学物质不仅直接刺激神经末梢,导致疼痛,而且被化学灼伤的组织释放化学物质,作用于痛觉感受器后使疼痛加剧。

3.温度刺激

皮肤接触过高或过低的温度时,都可引起组织损伤,如烫伤或冻伤。损伤的组织释放组胺等致痛物质,刺激神经末梢引起疼痛。

4.病理改变

疾病造成体内某些管腔阻塞,组织缺血缺氧;空腔脏器过度扩张、平滑肌痉挛、局部炎症性浸润等都可引起疼痛。

5.心理因素

情绪改变如紧张、焦虑、恐惧、抑郁、低落等都可引起局部血管的收缩或扩张而导致疼痛,如神经性疼痛;睡眠不足、疲劳、用脑过度也可引起功能性头痛。

(二)疼痛的影响因素

机体所能感受到的引起疼痛的最小刺激称为疼痛阈。疼痛阈有很大的个体差异性,同样强度、同样性质的刺激可引起不同个体的不同疼痛反应。疼痛的影响因素是多方面的,包括生理、心理、文化及社会因素等。

1.年龄

一般认为年龄不同,疼痛阈不同,随着年龄的增长,对疼痛的敏感性也随之增加。婴幼儿常不能很好地表达疼痛感受,护士对他们的疼痛反应应充分关注;儿童对疼痛的原因不能正确理解,疼痛的体验会产生恐惧和愤怒情绪;成人对疼痛比较敏感,对疼痛的原因能正确理解,疼痛体验反应良好;老年人疼痛阈提高,对疼痛不太敏感,表现为患病后虽然主诉不多,但病情却比较严重,护理时应引起重视,但有时老年人对疼痛的敏感性也会增强,应根据不同情况分别对待。

2.社会文化背景

个体所处的社会文化背景不同,对疼痛的感受和表达有所不同。如在推崇勇敢与忍耐精神的文化氛围中,患者更善于耐受疼痛。患者的文化教养也会影响其对疼痛的反应和表达方式。

3.个人经历

个体过去对疼痛的经验可影响其对现在疼痛的反应。多次经受疼痛折磨的患者会对疼痛产生恐惧心理,对疼痛的敏感性会增强;别人的疼痛经历也对患者有一定作用,如手术患者的疼痛会对同病室将要做相同手术的患者带来恐惧心理,增强敏感性。

4.注意力

个体对疼痛的注意程度会影响对疼痛的感觉。当注意力高度集中于某事件时,痛觉可以减轻甚至消失。松弛疗法等就是通过转移患者对疼痛的注意力,达到减轻疼痛的效果。

5.情绪

情绪可以改变患者对疼痛的反应,积极的情绪可以减轻疼痛,消极的情绪可加重疼痛。如恐惧、悲伤、焦虑、失望等消极情绪常加重疼痛,而疼痛加重又会使情绪进一步恶化,形成恶性循环。反之,愉快和信心常可减轻患者的疼痛感受。

6.心理素质

个体的气质、性格可影响对疼痛的感受和表达。性格外向和稳定的患者,疼痛阈较高,耐受性较强;内向和神经质的患者,对疼痛较敏感,易受其他疼痛者的暗示。

7.疲乏

患者疲乏时对疼痛的感觉会加重,忍耐性降低;当睡眠充足,精力充沛时,疼痛感减轻。

8.社会支持系统

家属、朋友、医护人员的支持、鼓励和帮助,可以使患者疼痛减轻。如患儿有父母的照顾、产妇有丈夫的陪伴尤为重要。

四、疼痛的评估

疼痛是个体的主观感觉,存在个体差异,影响因素很复杂,不同个体对疼痛的描述方法不同,因此,护理疼痛患者时,很难做到准确评估。目前观点认为患者是唯一有权力描述其疼痛是否存在以及疼痛性质的人。护士不能根据自己对疼痛的体验和理解,主观判断患者疼痛的程度和性质,可通过仔细地询问病史,认真倾听主诉,全面地观察和体检等方法对患者的疼痛进行评估。

(一)评估内容

评估内容要全面、及时、准确、详细。

1.一般情况

了解患者的姓名、性别、年龄、职业、文化背景、民族、信仰、家庭情况等。

2.疼痛的部位

了解疼痛的部位如体表痛、胸痛、腹痛、头痛等,定位是否明确而固定,范围是局限还是不断扩大。

3.疼痛的性质

疼痛有刺痛、隐痛、烧灼痛、牵拉痛、痉挛痛、绞痛、牵涉痛、触痛等。描述疼痛性质时,让患者用自己的话表达,记录时最好使用患者用过的词语,这样能正确表达患者疼痛的真实感受。

4.疼痛的时间

疼痛开始时间,是间歇性还是持续性,持续的时间为多少,有无周期性或规律性等。一般6个月以内可缓解的疼痛为急性疼痛;持续6个月以上的疼痛为慢性疼痛,慢性疼痛常表现为持续性、顽固性、反复发作性。

5.疼痛的程度

疼痛可分为轻度、中度、重度疼痛。对疼痛程度的评价可用评价工具进行,世界卫生组织将疼痛程度分为四级。

0级:无痛。

1级(轻度疼痛):疼痛感不明显,可以忍受,不影响睡眠。

2级(中度疼痛):疼痛感明显,不能忍受,干扰睡眠,要求使用止痛药。

3级(重度疼痛):疼痛感加剧,不能忍受,严重干扰睡眠,需要使用止痛药。

6.疼痛的伴随症状

疼痛时可出现许多伴随症状,如局部有无红、肿、热、痛的炎症表现,有无肢体的功能障碍;腹痛是否伴有发热、腹肌紧张、胃肠道功能紊乱;头痛是否有脑膜刺激征表现;有无生命体征变化等等。

7.疼痛的表达方式

个体差异决定了不同个体对疼痛的表达方式不同,通过观察患者的身体动作、面部表情、声音等,可以估计患者对疼痛的感受、疼痛的程度及疼痛的部位等。如儿童常用咬牙、呻吟、大声哭叫、动作表达疼痛;成人常用语言描述表达疼痛。

8.疼痛的有关因素

了解哪些因素引起、减轻、加重疼痛,如进食、月经周期、天气、体位、活动等与疼痛是否有关。

9.疼痛对患者的影响

了解疼痛是否影响睡眠和休息;是否影响正常工作和生活;是否出现抑郁退缩等情绪变化;患者家庭的支持情况等。

10.既往疼痛的处理

过去经历疼痛时是否采取止痛措施,采用什么措施,止痛效果如何等。

(二)评估方法

疼痛是人的主观感觉,每个人对疼痛的表达方法不尽相同,为了使评估者和被评估者对疼痛的程度达成共识,可以采用多种方法对疼痛的程度进行综合评估,如询问病史、观察和体检、阅读和回顾既往史、疼痛评估工具。

1.询问病史

护士应认真倾听患者对疼痛的主诉,让患者用自己的语言来描述疼痛,切忌根据自己对疼痛的理解和体验进行主观判断患者疼痛的程度和性质。当患者自己对疼痛的叙述与护士所观察到的疼痛表现不一致时,护士与患者应共同讨论,查找原因,达成最后的共识。

2.观察和体检

护士应具备敏锐的观察能力,做到密切观察患者疼痛的生理反应、心理反应和行为反应;

进行体格检查时一定要规范、正确,仔细检查患者疼痛的部位、性质、程度、时间、伴随症状、表达方式等,这些都是评估疼痛的客观指标,是判断疼痛的主要依据。

3.阅读和回顾既往史

了解患者以往疼痛的规律及使用止痛药物的情况。

4.疼痛评估工具

与其他方法比较此方法是一种较为客观的评价方法。一般根据患者的年龄和认知水平选择合适的评估工具。常用评估工具有数字评分法、文字描述评分法、视觉模拟评分法、面部表情测量图四种方法。

(1)数字评分法(NRS)(图7-1):将一条直线等分为10部分,其中一端为"0"表示无痛,另一端为"10"表示剧痛,患者可根据自己对疼痛的感受选择有代表性的一个数字表示疼痛的程度。

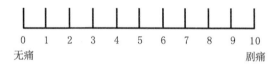

图7-1 数字式疼痛评定法

(2)文字描述评分法(VDS)(图7-2):将一条直线等分为五段,每一个点对应描述疼痛的文字,其中一端表示"没有疼痛",另一端表示"无法忍受的疼痛",患者可选择其中之一表示自己疼痛的程度。

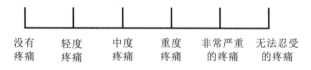

图7-2 文字描述式疼痛评定法

(3)视觉模拟评分法(VAS):将一条直线不做任何划分,仅在直线的两端分别注明无痛和剧痛,患者根据自己对疼痛的实际感受在直线上标记疼痛的程度。此种方法使用方便灵活,患者选择范围自由,不需要选择指定的数字或文字。

(4)面部表情测量法(图7-3):适宜3岁以上的儿童。儿童从图示六个代表不同疼痛程度的面孔中,选择一个面孔来代表自己疼痛的感受。

图7-3 面部表情疼痛测定

五、疼痛患者的护理

疼痛是一种痛苦的体验,护士应根据评估所掌握的患者疼痛的感受采取积极有效的护理措施,尽快减轻或消除患者的疼痛。

(一)护理目标

(1)患者疼痛减轻或消失,自我感觉舒适。

(2)患者及家属掌握有关疼痛的知识,学会缓解疼痛的方法。

(二)护理措施

1.解除疼痛的刺激源

首先应减少或消除引起疼痛的原因,解除疼痛的刺激源。如外伤引起的疼痛,应根据情况采取止血、包扎、固定、止痛、处理伤口等措施;胸腹部手术后因为咳嗽、深呼吸引起伤口疼痛,术前应对患者进行健康教育,指导患者进行有效咳嗽和深呼吸的方法,术后应协助患者按压伤口后,再鼓励咳痰和深呼吸;协助置有引流管的患者在翻身前,一定要先将引流管进行妥善放置,再为其翻身,有助于减轻疼痛。

2.缓解或解除疼痛

(1)物理止痛:应用冷、热疗法可以有效减轻局部疼痛,如采用热水袋、热水浴、局部冷敷等方法。物理止痛较药物止痛不良反应少,应首选。

(2)中医疗法:根据不同的疼痛部位,采用针灸、按压等方法,达到活血化瘀、疏通经络的作用,有较好的止痛效果。其中针灸对神经性疼痛效果优于药物治疗。

(3)药物止痛:药物止痛作用只是暂时的,因为它们不能去除引起疼痛的原因,但又不能否认药物止痛是临床解除疼痛的主要手段,尤其是对于癌性疼痛药物止痛发挥了重要的作用。止痛药分为非麻醉性和麻醉性两大类。非麻醉性止痛药如阿司匹林、布洛芬、止痛片等,具有解热止痛功效,用于轻、中等程度的疼痛,如牙痛、关节痛、头痛、痛经等,此类药大多对胃黏膜有刺激,宜饭后服用。多数情况,非麻醉止痛药如果使用及时,对缓解癌症患者的疼痛有足够疗效,特别是在缓解轻度至中度疼痛,效果较好。对大多数患者来说,常规剂量的非麻醉止痛药与麻醉止痛药如可卡因的止痛效果相比无明显差别。所以患者如果使用非麻醉止痛药便可获得止痛效果的,就不要使用麻醉止痛药。麻醉性止痛药如可卡因、吗啡、哌替啶等,用于难以控制的中度和重度疼痛,止痛效果好,常与非麻醉止痛药一起应用,不仅能有效地控制不同程度的疼痛,而且有助于减少麻醉止痛药的用量,但有成瘾性和呼吸抑制的不良反应。一般来说,在医生指导下,疼痛患者在使用麻醉止痛药后发生成瘾的概率极少。当大多数患者使用其他方法能控制住疼痛时,都能较顺利地停止麻醉止痛药的使用。对癌症疼痛的处理,目前采用WHO所推行的三阶梯治疗方案,是一个在国际上广泛认同的药物治疗方案,只要正确地遵循该方案的基本原则,90%的癌痛患者会得到有效缓解,75%以上的晚期癌症患者的疼痛得以解除。所谓三阶梯疗法,是指根据轻、中、重不同程度的疼痛,一阶梯为单独和(或)联合应用以阿司匹林为代表的非类固醇抗炎药、二阶梯为以可待因为代表的弱阿片类药、三阶梯为以吗啡为代表的强阿片类药,配合其他必要的辅助药来处理癌性疼痛。这套方法的基础是使用止痛的阶梯概念。具有方法简单、用药量合理、价格不高、药效良好等特点。

总之,药物止痛时需注意:适时给予止痛药物,癌症疼痛患者应在患者出现间断或持续的顽固性疼痛时果断地采取各种治疗措施;对各期患者和各类疼痛应按止痛原则选药,患者出现不同程度的疼痛时,必须按照从非阿片类到弱阿片类再到强阿片类的原则选用镇痛药物;用药的剂量应从小剂量开始,然后再根据疼痛控制情况逐渐加大剂量;选择合适的给药途径,对于绝大部分癌痛患者来说,通过口服镇痛药便可获得良好的效果,一些晚期患者不能口服药物,则应选择舌下含服镇痛药,或者皮下注射和静脉注射镇痛药;防止药物耐受性,因慢性疼痛长期使用镇痛药物的患者,会出现药物耐受性问题。同时,用药时间越长,所需要的药物剂量也越大,各种不良反应也会随之而来。

(4)松弛疗法止痛:让患者学习应用松弛疗法可使全身肌肉充分放松,这不仅是缓解疼痛、防止疼痛加剧的好方法,而且在疾病的康复过程中,对有效地消除焦虑,帮助患者改善睡眠质量,充分休息,尽快恢复体力都起着非常重要的作用。松弛疗法的有呼吸松弛法和节律按压法。

(5)皮肤刺激止痛:利用按压、冷、热、压力等手段刺激皮肤,可达到止痛或减轻疼痛效果,在医学领域的各专科都被广泛应用。如外科的烫伤,可利用局部冷敷的方法,减轻疼痛和渗出;内科疾病引起的腹痛,可通过按压、热敷等方法,得到缓解。如按压止痛是根据疼痛的部位,患者可以自己也可以由他人在腰、背及脚进行缓慢、稳定的环形按压;压力止痛是通过手腕、手指尖、指节或全手,进行按压患者疼痛部位或其附近区域10秒左右,寻找到最佳的压力止痛点后,给予1～2分钟的固定压力,有时缓解疼痛的时间可以达到几分钟甚至几小时。

(6)毫米波生物止痛:毫米波是指自由空间波长为1～10 mm的电磁波,经体表穴位将仿声信息能量导入体内,治疗各种疼痛,包括骨、关节疼痛、癌性疼痛,尤其对癌性疼痛效果较佳,并协同放疗、化疗,达到增效、增敏的治疗效果。

(7)其他止痛疗法:可采取经皮神经电刺激疗法、神经阻滞术、硬膜外与蛛网膜下腔给药止痛、神经外科手术止痛等方法达到止痛效果。

3.心理护理

(1)支持性心理护理:疼痛时引起焦虑、恐惧、紧张等负性心理变化,负性心理反过来又会加剧疼痛,形成恶性循环。因此,护士应尽量为患者减轻心理压力,以同情、关爱、体贴、鼓励的态度支持患者,建立良好的护患关系;护士必须尊重并接受患者对疼痛的各种反应,不能以自己的体验来评判患者的感受;护士鼓励患者表达出对疼痛的感受及对适应疼痛时所做出的努力;同时护士的陪伴能减轻患者的心理负担从而减轻疼痛。

(2)进行健康教育:护士应向患者解释引起疼痛的原因、产生机制、影响疼痛的因素,介绍减轻疼痛的措施,有助于减轻患者焦虑、恐惧等负性情绪,从而缓解疼痛压力。

(3)分散注意力:分散注意力可以削弱患者对疼痛的感受程度,从而使疼痛减轻,分散注意力的方法有很多。如鼓励患者积极参加有兴趣的活动(看报、听音乐、唱歌、看电视、游戏、下棋、与家人交谈,对患儿护士可通过微笑、爱抚、讲故事、玩具、糖果)等转移注意力;音乐疗法,音乐特征可以协助患者在接受治疗的过程中对生理、心理和情绪进行整合,使身心得到改善,音乐疗法分为倾听角色为主的被动性音乐疗法和执行角色的主动性音乐疗法,优美的旋律对降低心率和血压、减轻焦虑和抑郁、缓解疼痛等都有很好的效果;诱导性想象疗法是让患者集中注意力想象一个意境或风景,并使自己身处其中,可起到松弛或减轻疼痛的作用。

(4)作好患者家属的工作也很重要,家属的支持和配合,在一定程度上也能减轻疼痛。

4.促进舒适

患者身心舒适也是减轻或解除疼痛的重要措施。护士应尽可能地满足患者对舒适的需要,如帮助患者采取正确的姿势,长期卧床者及时进行卧位的变换,以减少压迫;常规作好各项清洁卫生护理;保持室内良好环境;物品放于患者方便取出之处;护理活动安排在无疼痛或疼痛减轻时进行;各项操作前向患者进行详细的解释等,这些都能使患者身心得到放松,从而有利于减轻疼痛。

六、护理评价

采取护理措施后及时评价患者对疼痛的反应,判断疼痛是否得到缓解,以便决定修改或继续执行护理计划。评价疼痛缓解的依据有以下几点。

(1)主诉疼痛减轻,身体状态和功能改善。

(2)焦虑程度缓解,休息睡眠质量较好。

(3)能轻松地参与日常活动,无痛苦表情。

(4)疼痛生理征象减轻或消失,如血压平稳,脉搏、呼吸、出汗、面色正常。

(5)对疼痛适应能力增强。

第三节　患者的安全护理

随着社会经济的不断发展,人民生活水平的不断提高,人们的自我保护意识和法律意识逐步提高,这标志着人类社会的进步。但是住院患者的安全问题也因此受到人们的广泛关注。

安全是指生活稳定,有保障,受保护,无危险与恐惧,即平安无危害,有安全感。安全在马斯洛的人类基本需要层次理论中,是个体生理需要满足后,最迫切的第二层次需要。

一、影响患者安全的因素

每个人都希望自己生活在一个安全的环境中不受伤害。所以,安全是人类生存的基本需要之一。在医院中,患者对安全的需要显得更加迫切,但医院可能存在着多种不安全的因素,如化学药物、气体、机器设备及放射线等都可能造成安全的危害;跌倒、灾难等都是潜在性的安全危害。所以,护士必须熟悉影响患者安全的因素,预知安全因素对患者可能造成的危害,积极主动保护患者的安全。影响患者安全的因素主要包括以下内容。

(一)感觉功能

视、触、叩、听、嗅这些感觉功能的好坏是保证人们处于安全状态的基本条件,良好感觉功能可以帮助人们识别、判断自身行为的安全性,也可以帮助人们很好地了解周围的环境,以避免不安全环境对机体造成的危害。患者因罹患各种疾病容易出现不同程度的感觉功能障碍,任何一种感觉障碍,都会使者因无法辨别周围环境中存在或潜在的危险因素而受到伤害。如高血压患者发生脑出血后,导致一侧肢体的感觉丧失,可使该侧肢体对温度及压力的改变不敏感而发生烫伤、冻伤、坏死等伤害;糖尿病患者因并发症的发生可导致失明,可能发生跌倒、碰伤等意外伤害。

(二)目前健康状态

患者在患病住院期间,机体免疫功能下降,抵抗力减低;身体虚弱,行动不便;疾病程度严重导致意识改变;精神障碍出现行为异常;情绪紧张、焦虑等这些因素都可能发生意外或受到伤害。如白血病患者容易遭受感染;外科大手术后患者刚刚下床时容易摔倒;昏迷患者容易发生坠床;狂躁型精神病患者容易毁物伤人甚至自杀。

(三)对环境的熟悉程度

众所周知熟悉的环境使人能够与他人进行有效的沟通,并从中获取大量的信息,提供更多的帮助,增强安全感。对于住院患者尤其是新入院患者对周围环境陌生,容易产生恐惧、紧张、焦虑等心理反应,因而缺乏安全感。

(四)年龄

年龄不同人们对周围环境的感知和理解不同,从而决定着人们面对变化的环境时能否采取正确的自我保护措施。如新生儿、婴幼儿自我保护意识较差,需要依赖他人的保护;儿童处于生长发育期,对周围事物好奇,喜欢探险,因而容易受伤;老年人因器官功能逐渐退化,感觉功能逐步减退,容易发生意外伤害。

(五)诊疗技术

迅速发展的先进的众多诊疗技术,虽然为一些特殊患者提供了准确的诊断标准和有效的治疗方案,但与此同时也给患者带来了一定的伤害。如一些接受侵入性诊断检查、外科手术治疗的患者容易发生皮肤损伤、潜在感染的危险。

二、安全环境的评估

安全环境是指平安而无危险、无伤害的环境。患者作为医院的主要服务对象,为了保证住院患者的安全,护士必须应用所掌握的丰富知识和积累的丰富经验,能够对住院患者可能产生的一切心理和生理上的不安全因素进行正确的评估,从而保证医院功能的有效发挥。对住院患者安全环境的评估主要包括生理、心理及社会三方面。

(一)生理环境

患者由健康人转变为住院患者时,社会角色发生了本质性的改变。首先,患者最担心的问题是疾病本身产生的后果,能否再回到健康人的社会角色中去;其次,患者在整个住院期间最关注的问题是疾病的治疗效果如何,他们时刻都在想着自己所患疾病能否治愈,什么时候能够治愈,能否重新回到健康人的行列,能否回到亲人的身边;再次,还有的患者对所患疾病的现状也很担心,因为他们对自己所患的疾病并不是十分了解甚至一点都不了解,所以他们不清楚自己所患疾病现在处于哪个阶段,也不明白所患疾病所处的现状是否能被控制,如果不能控制将来会发展到什么程度。

(二)心理环境

大部分住院患者被动地接受着医护人员为他们所安排的一切,一般认为把自己的生命交给了医护人员,所以医护人员的技术水平是影响疾病恢复的最主要因素,医护人员的每一项技术操作都直接影响着疾病的发展和转归。再有医护人员的态度也在很大程度上影响着患者的心理。患者住院后,医院就成了他们暂时的居家,而这个居家中为他们服务的成员就是医护人员,所以医护人员对他们态度的好坏直接影响着他们的情绪,从而也就间接地影响了疾病的恢复。

(三)社会环境

患者住院后就意味着需要承担一定的医疗费用,并且患者必须暂时停止他目前所从事的工作在医院接受治疗,本身就很难接受这个现实,再加上暂时放弃工作,不但得不到健康时所应得到的报酬,还要花去一大笔的医疗费用,这使患者在心理上很难平衡。

对住院患者,护士还应特别注意评估医院中存在的各种潜在性不安全因素,评估患者的自我保护能力及影响因素。如患者的意识是否清楚,警觉性是否良好;患者的感觉功能是否正常,是否正在使用影响感觉功能的药物;患者是否因年龄、身体状况或意识状况而需要安全协助和保护;患者是否需要保护具约束;患者是否吸烟;病房内是否使用电器设备,床旁是否有电器用品;患者是否正接受氧气及冷热治疗;患者是否能满足自己的需要;患者是否感觉舒适;患者需要护士帮助时,是否及时取到呼叫器等。

三、医院常见不安全因素及防范

(一)医院常见不安全因素及防范

为了使患者在住院期间身心始终处于放松、接受治疗与护理的良好状态,达到预期的治疗和护理效果,医院必须有预防患者受到任何伤害的安全设施。首先护士应具备安全护理知识,在护理活动中把患者的安全放在第一位,主动为患者提供安全的护理措施,积极预防和消除一切不安全的因素。医院中的不安全因素有物理性损伤、化学性损伤、生物性损伤、心理性损伤、医源性损伤五种。

1.物理性损伤及防范

物理性损伤包括机械性损伤、温度性损伤、压力性损伤、放射性损伤等。

(1)避免机械性损伤:跌倒、撞伤、坠床等是医院最常见的机械性损伤。年老体弱婴幼者、感觉异常、平衡障碍者易发生跌倒,躁动者、神志不清者、婴幼儿易发生坠床,故对这些患者应加强防范措施。如地面保持清洁、干燥,患者应穿防滑鞋,走廊、浴室、厕所的墙边应设置扶手及防滑标志;人行道处清除障碍物,物品摆放稳妥;为使患者活动方便,病床高度应适宜,床单位要有好的照明设施;病室、厕所、浴室应设有传呼系统,以备患者急需使用;对有跌倒危险的患者,应给予协助;为了防止坠床的发生,患者的日常用品放在易取之处,床旁桌椅应固定放置;对易发生坠床的患者,必要时使用床档或保护具。

(2)避免温度性损伤:乙醇、乙醚、氧气等都是易燃、易爆物品,如不妥善管理,易引起火灾,使用冷热疗法不当时可导致冻伤或烫伤,必须严加防范。如病室内有防火装备及遇火警时的疏散设施,电器设备定期检修,注意安全使用;定期进行安全宣传防火知识教育,病室内禁止吸烟;使用冷热疗法时,严格掌握操作规范要求,密切观察局部皮肤的变化,防止发生冻伤或烫伤。

(3)避免压力性损伤:骨折患者使用石膏或夹板固定过紧,高压氧舱患者治疗不当,输液时止血带使用时间过长,长期卧床的患者等局部都可引起压力性损伤。因此,在护理工作中,骨折患者固定的松紧性要适宜,注意观察皮肤颜色变化及动脉的波动情况;高压氧舱治疗时严格掌握适应证,注意安全操作;输液患者及时放松止血带,避免局部缺血缺氧发生;长期卧床的患者作好压疮的预防。

(4)避免放射性损伤:临床进行放射性治疗和诊断时,因放射线的存在可导致放射性皮炎、皮肤溃疡坏死、甚至癌变,孕妇长期接触放射线可致流产、畸胎、死胎。因此,在使用放射性治疗和诊断时,要对在场的人实施保护性隔离措施,如穿隔离衣、戴隔离手套等;对接受治疗和诊断的患者,应减少暴露,正确掌握照射时间和剂量,并告知患者注意照射局部皮肤禁忌搔抓、保持干燥、避免用力或使用肥皂擦洗。

2.化学性损伤及防范

临床化学药物很多,当使用药物浓度过高、剂量过大、用药次数过多、配伍不当或用错药等都会引起化学性损伤。因此,护士应具备一定的药理知识,掌握常用药物的保管原则和药疗原则,严格执行"三查七对",严密观察用药后的不良反应。此外,肿瘤患者使用化疗药物时,要注意进行职业防护,如戴手套、穿隔离衣、戴口罩,必要时戴护眼镜,以免发生损伤。

3.生物性损伤及防范

生物性损伤包括微生物及昆虫等对患者造成的伤害。各种微生物侵入人体后可导致感染的发生,甚至危及生命,昆虫如蝇、蚊、蟑螂、头虱或体虱的叮咬,不但影响休息和睡眠,还可能引起传染性疾病。所以,病区应有严格的管理系统,采取综合措施,预防医院内感染,保护患者安全;护士在工作中要严格执行消毒隔离制度,遵守无菌技术操作原则;加强对危重患者的护理,增强患者的抵抗力;同时,病区应有灭蝇、灭蚊、灭蟑螂、灭头虱或体虱等措施,防止昆虫叮咬而导致疾病传播或影响患者睡眠与休息。

4.心理性损伤及防范

心理性损伤是因疾病的复杂性、与他人关系紧张、医护人员不良行为等因素所引起的不良心理刺激。如患者对疾病的感知和态度、患者和周围人群的情感交流、护士对患者的态度及行为等都可影响患者的心理状态,严重者导致心理性损伤的发生。为此,护士应加强对患者实施有关疾病知识的健康教育活动,引导患者对疾病采取积极乐观的态度,同时护士要不断提高自身的整体素质,以优质的护理服务取得患者的信任,建立并维护良好的护患关系,并协助患者和其他医护人员、同室病友间建立融洽的人际关系。

5.医源性损伤及防范

医源性损伤是指由于医务人员的言语及行为不慎而造成患者心理和生理上的伤害。如个别医务人员对患者不够尊重,语言不礼貌,或因用词不准确而造成患者对疾病、治疗、护理等方面的误解,引起情绪波动或心理负担加重;医护人员责任心差,工作疏忽,导致医疗事故,给患者心理及生理上造成痛苦,甚至危及生命。因此,医院应重视医务人员的职业道德教育,加强医务人员的素质培养,制订并严格执行各项规章制度和操作规程,杜绝差错事故的发生,保障患者安全。

6.其他

微波能破坏人工心脏起搏器的功能。因此,医院内使用微波设备的地方如磁共振室等处要有明显标志,并提醒装有起搏器的患者避免靠近。

(二)保护具的应用

保护具指那些用来限制患者身体或身体某部位的活动,以达到保证患者安全与治疗效果的各种器具,包括床档、约束带、支被架。

1.目的

(1)防止小儿、高热、谵妄、昏迷、失明、躁动及危重患者因虚弱、意识不清或其他原因而发生坠床、撞伤及抓伤等意外,确保患者安全。

(2)保证治疗、护理工作的顺利进行。

2.评估

(1)患者的病情、意识状态、生命体征、肢体活动状况。

（2）患者是否存在意外损伤的可能性。

（3）患者与家属对保护具使用目的、方法的了解情况及配合程度。

3.操作前准备

（1）用物准备：根据需要备各种床档、约束带、支被架、棉垫等。

（2）患者准备：了解保护具应用的目的和方法。

（3）护士准备：着装整洁，修剪指甲，洗手，戴口罩。

（4）环境准备：环境清洁安静，患者床旁无多余物品，方便护理操作。

4.操作步骤（表7-1）

表7-1　保护具的应用操作步骤

流程	步骤	要点说明
1.核对解释	携用物至床旁，认真对患者，并向患者及家属介绍并征得其同意	* 确认患者，取得配合
2.应用	根据病情选择合适的保护具	
	◆床档的应用	* 保护高热、谵妄、昏迷及危重患者等以防坠床
	（1）多功能床档：使用时插入两边床沿，不用时插于床尾（图7-4）	
	（2）半自动床档：可按需要升降，不用时固定在床沿两侧（图7-5）	
	（3）木质床档：使用时将床档稳妥固定在床边两侧，进行护理时，将中间的活动门打开，护理结束，将门关闭（7-6）	
	◆约束带的应用	* 用于保护躁动患者，限制其肢体及躯体的活动，避免自己或他人受到伤害
	（1）宽绷带约束：用宽绷带打成双套结（7-7），套在衬垫包裹的手腕或踝部，稍微拉紧（图7-8），然后将绷带系于床沿上	* 用于固定手腕或踝部 * 松紧以不使肢体脱出、又不影响血液循环为宜 * 衬垫大小据约束部位而定 * 用于固定肩部，以限制患者坐起
	（2）肩部约束带：让患者两侧肩部套上袖筒（图7-9），两袖筒上的细带在胸前打结固定，把两条长带子系于床头（图7-10）	* 可用大单代替肩部约束带（图7-11）
	（3）膝部约束带：将约束带横放于两膝上（图7-12），两头带分别固定一侧膝关节，然后将宽带系于床沿（图7-13）	*固定膝部，限制患者下肢活动 * 可用大单代替膝部约束带（图7-14）
	（4）尼龙搭扣约束带：将约束带放于关节处（图7-15），对合约束带上的尼龙搭扣，松紧适宜，将系带系于床沿	*固定手腕、上臂、膝部、踝部
	（5）约束衣：图7-16	
	◆支被架的应用：图7-17	* 用于肢体瘫痪或极度衰弱者，防止盖被压迫肢体造成足下垂、压疮等并发症，也可用于烧伤患者的暴露疗法需保暖时
3.操作后整理	（1）整理用物，协助患者取适当卧位	* 告知患者级家属有关注意事项
	（2）洗手，记录有关内容	

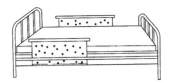

图 7-4　多功能床档

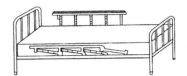

图 7-5　半自动床档

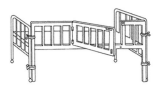

图 7-6　木质床档

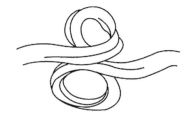

图 7-7　双套结

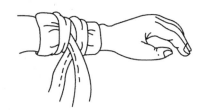

图 7-8　宽绷带约束法

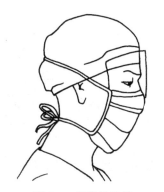

图 7-9　肩部约束带

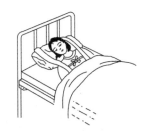

图 7-10　约束带肩部约束法

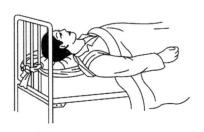

图 7-11　大单肩部约束法

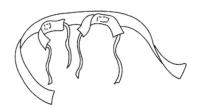

图 7-12　膝部约束带

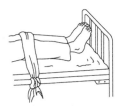

图 7-13　约束带膝部约束法

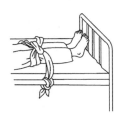

图 7-14　大单膝部约束法

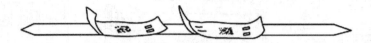

图 7-15　尼龙搭扣约束带

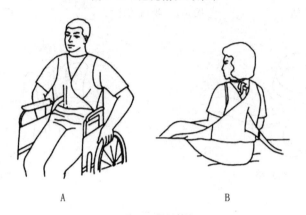

A　　　　　　　　　　　　　B

图 7-16　约束衣

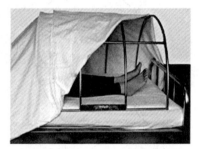

图 7-17　支被架

5.注意事项

(1)严格掌握保护具的使用指征。不必使用保护具者尽量不使用。

(2)使用前必须向患者及家属介绍使用保护具的原因、目的、操作程序、时间及注意事项,并征得患者或家属的同意,维护患者的自尊。

(3)保护具只能短期使用,每2小时松解一次,约束时松紧要适宜,以能伸入1～2个手指为宜。约束带下必须垫棉垫,以免损伤局部皮肤。协助患者翻身时,确保患者安全、舒适。

(4)注意维持患者肢体处于功能位置,使用过程中15～30分钟观察受约束部位的末梢循环情况,防止发生血液循环障碍或皮肤损伤,必要时进行局部按压,以促进血液循环。

(5)及时、准确记录使用保护具的原因、目的、时间、每次观察的结果、实施护理措施情况及解除约束的时间。

(三)辅助器的应用

辅助器是为保持患者身体平衡与身体支持的器具,也是维护患者安全的措施之一。拐杖和手杖是患者常使用的辅助器。

1.目的

(1)拐杖是提供给短期或长期残障者离床时使用的一种支持性辅助用具。

(2)手杖是一种手握式的辅助用具,常用于不能完全负重的残障者或老年人。

2.评估

(1)患者的病情、年龄及身体残障的程度。

(2)患者与家属对辅助器使用方法的了解程度。

3.操作前准备

(1)用物准备:根据需要准备拐杖和手杖。

(2)患者准备:了解辅助器应用的目的和方法。

(3)环境准备:环境清洁安静,患者床旁无多余物品,方便护理操作。

4.操作步骤(表7-2)

表 7-2　辅助器的应用

流程	步骤	要点说明
1.核对解释	携用物至床旁,认真核对患者,并向患者及家属介绍并征得同意	确认患者,取得配合
2.应用	根据情况选择合适的拐杖和手杖	
	◆拐杖的应用(图7-18)	提供给短期或长期残障者离床时使用
	(1)选择长度合适、安全稳妥的拐杖,长度包括腋垫和杖底橡胶垫	确保患者舒适。简易计算方法为:使用者身高减去 40 cm
	(2)使用时,使用者双肩放松,身体挺直站立,腋窝与拐杖顶垫间相距2～3 cm,拐杖底端应该侧离足跟 15～20 cm。紧握把手时手肘应可以弯曲。拐杖底面应该较宽并有较深的凹槽,且具有弹性	扩大支撑面,保持身体稳定
	(3)协助患者使用拐杖走路的四种方法分别是:两点法:同时出右拐和左脚,然后出左拐和右脚;三点法:两拐杖和患肢同时伸出,然后出健肢;四点法:先出右拐,左脚跟上,接着出左拐,右脚跟上;跳跃法:先将两拐向前,再将身体跳至两拐中间处	三点法最安全此法进行较快,适应于永久性残疾人用于不能完全负重的残障者或老年人
	◆手杖的应用(图7-19)(1)根据情况选择合适的长度及种类的手杖种类有木质或金属制。其中,底端可为单脚或四脚型	木质的长度不可调,金属制的可调
	(2)手杖应该由健侧手臂握住用力,肘部在负重时能稍微弯曲,便于手柄的抓握,弯曲部与髋部同高,手握手柄感觉舒适	
	(3)协助行走	
3.操作后整理	(1)整理用物,协助患者取适当体位	
	(2)洗手,记录有关内容	

5.注意事项

(1)使用辅助器的患者应意识清楚,身体状况良好、稳定。

(2)应为患者选择合适的辅助器,相反,不合适的辅助器与姿势可导致腋下受压造成神经损伤、腋下或手掌挫伤、跌倒,还可引起背部肌肉劳损和酸痛。

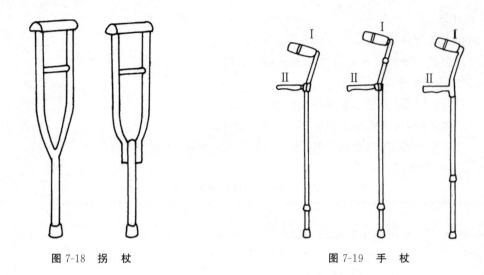

图 7-18　拐　杖　　　　　　　　　图 7-19　手　杖

（3）使用者的手臂、肩部或背部没有伤痛，活动不受限制，避免影响手臂的支撑力。

（4）使用辅助器时，患者应穿合身的宽松衣服，穿安全防滑的平底鞋，鞋要合脚。

（5）选择宽阔的练习场地，避免拥挤和分散注意力，地面应保持干燥，去除可移动的障碍物。

（6）手杖和拐杖的底端应经常检查，确定橡皮底垫的凹槽能产生足够的吸力与摩擦力，而且紧握于手杖的底端。

（7）备一椅子，供患者练习疲劳时休息。

第八章 给药方法的护理

第一节 药物疗法概述

一、药物的基本知识

（一）药物的基本作用

1.药理效应

药理效应是药物作用的结果，是机体反应的表现，实际上是促使机体器官原有功能水平的改变。一般分为以下两点。

（1）兴奋剂：使机体系统和器官活性增高，如呼吸兴奋剂。

（2）抑制剂：使机体系统和器官活性降低，如镇静、安眠药。

2.药物作用的临床效果

（1）治疗作用：是指药物作用的结果有利于改变患者的生理、生化功能或病理过程，使患者机体恢复正常。包括以下几种。①对因治疗：用药目的在于消除原发致病因子，彻底治愈疾病。例如，抗生素杀灭体内致病微生物，起"治本"作用。②对症治疗：用药目的在于改善疾病症状，起"治标"作用。如：休克、心力衰竭、脑水肿、哮喘时所采取的对症治疗。③补充治疗：也称替代治疗。用药的目的在于补充营养物质或内源性活性物质（如激素）的不足。可部分地起到对因治疗的作用，但应注意解决引起该物质缺乏的病因。

（2）不良反应：凡不符合用药目的，并为患者带来痛苦的反应统称为不良反应。包括：①不良反应是药物固有的作用，指药物在治疗剂量下出现与治疗目的无关的作用，对患者可能带来不适或痛苦。如阿托品用于解胃肠痉挛时，可引起口干、心悸、便秘等不良反应。②毒性反应：绝大多数药物有一定的毒性，可发生急性或慢性中毒；致畸胎、致癌、致突变等。③后遗效应：指停药以后血浆药物浓度已降至阈浓度以下时残存的生物效应。如：服巴比妥类催眠药后，次日晨的宿醉现象。④特殊反应：与药理作用无关，难以预料的不良反应。比如变态反应等。

（二）药物的种类、领取和保管

1.药物的种类

常用药物的种类依据给药的不同途径可分为如下几点。

（1）内服药：包括片剂、丸剂、散剂、胶囊、溶液、酊剂和合剂等。

（2）注射药：包括水溶液、混悬液、油剂、结晶和粉剂等。

（3）外用药：包括软膏、搽剂、酊剂、洗剂、滴剂、粉剂、栓剂、涂膜剂等。

（4）其他类：粘贴敷片、胰岛素泵、植入慢溶药片等。

2.药物的领取

药物的领取需凭医师的处方进行。通常门诊患者按医师处方在门诊药房自行领取药物，住院患者的药物领取由住院药房(又称中心药房)根据医师处方负责配备、病区护士负责领取，一般如下。

(1)病区设有药柜,存放一定基数的常用药,按期根据消耗量领取补充。

(2)剧毒药、麻醉药类,病区内设有固定数,使用后凭专用处方和空瓶领取补充。

(3)患者日常治疗用药根据医嘱由中心药房专人负责配药、核对,病区护士负责再次核对并领取。

3.药物的保管

药物的性质通常决定了药物的保管方法。

(1)药柜位置符合要求并保持整洁:药柜应放在通风、干燥、光线明亮并应避免阳光直射处;药柜由专人负责并保持清洁;药物放置整齐,标签醒目。

(2)药物应分类存放标签明确:药物应按内服、外用、注射、剧毒等分类放置,并按有效期的先后序排列;剧毒药、麻醉药应加锁专人保管,班班交接。药瓶标签明确、字迹清楚,注明药物名称、剂量、浓度。一般内服药用蓝色边标签、外用药用红色边标签、剧毒药和麻醉药用黑色边标签,当标签脱落或辨认不清应及时处理。

(3)定期检查药品质量以确保安全:按照规定定期检查药品质量,如发现药品有沉淀、浑浊、异味、变色、潮解、变性,超过有效期等,应立即停止使用。

(4)根据药物不同性质分别保存:①易挥发、潮解、风化的药物以及芳香性药物均须装瓶密盖保存。如乙醇、干酵母、糖衣片等。②易燃、易爆的药物,须密闭并单独存放干阴凉低温处,远离明火,以防意外。如环氧乙烷、乙醚、乙醇等。③易氧化和遇光变质的药物,应用深色瓶盛装或放在黑纸遮光的纸盒内,置于阴凉处。如维生素C、氨茶碱、盐酸肾上腺素等。④遇热易破坏的药物,应置于干燥阴凉(约20 ℃)处或按要求冷藏于2～10 ℃的冰箱内:如疫苗、清蛋白、膏霉素皮试液等。⑤患者个人专用药,应单独存放并注明床号、姓名。

(三)给药途径

根据患者和药物双方面的因素,确定给药的途径。不同途径给药时药物吸收的量和程度可不同,因而影响药物作用的快慢和强弱。目前临床常用的给药途径有以下几点。

1.口服给药法

口服给药法是最常用的给药途径。药物经口服至消化道,主要经肠壁吸收,经门脉至肝脏,再经血循环达全身各部分的组织细胞,从而发挥全身疗效。多数药物口服虽然方便有效,缺点肠道是吸收较慢,欠完全。不适用于昏迷及婴儿等不能口服的患者。

2.注射给药法

把无菌药液注射到皮内、皮下、肌肉或静脉,被毛细血管吸收,再经血循环被组织利用,药物可全部吸收,一般较口服快。

3.吸入给药法

雾化气体或挥发性药物自雾化装置从口、鼻吸入,从而达到局部或全身治疗的目的。

4.舌下含服法

药物舌下含服经口腔黏膜吸收,不经过肝门静脉,故可避免首关消除,吸收较迅速。

5.直肠给药法

一些油性栓剂可由肛门给药,由直肠吸收。

6.黏膜给药法

某些药物可经直肠、阴道、尿道、口腔、咽喉、眼结膜及鼻黏膜吸收。

二、给药原则

(一)根据医嘱给药

严格按医嘱执行,对有疑问的医嘱,了解清楚后才能给药,不能盲目执行。

(二)严格执行查对制度

1.三查

操作前、操作中、操作后查(查七对内容)。

2.七对

对床号、姓名、药名、浓度、剂量、方法、时间。

(三)正确实施给药

1.备药

严格遵守操作规程,认真负责,精力集中。正确掌握给药剂量备好的药物应及时使用,避免久置引起药物污染或药效降低等。

2.给药

给药前查对无误后,向患者作好解释,以取得合作。护士要以真诚和蔼的态度、熟练的技术给药,以减轻患者的恐惧、不安与痛苦。并给予相应的用药指导,对易发生变态反应的药物,使用前了解过敏史,必要时做过敏试验。

(四)用药后的观察

观察用药后疗效和不良反应,对易引起变态反应及毒副反应较大的药物更应注意,必要时作好记录。发现给药错误,及时报告、处理。

三、给药次数和时间

给药次数和时间取决于药物的半衰期,以维持有效血药浓度和发挥最大药效为最佳选择,同时考虑药物的特性及人体的生理节奏。

(一)给药时间

1.清晨空腹给药

由于胃肠内基本无食物干扰,服药后可迅速进入小肠,吸收并发挥药效,奏效快。但空腹给药应注意选择无刺激性或刺激性较小的药物,以免影响患者食欲,加重痛苦。

2.饭前给药

饭前30分钟给药。如口服健胃药,能促进胃酸分泌,增进食欲;口服收敛剂鞣酸蛋白,可迅速进入小肠,分解出鞣酸,达到止泻作用;口服胃黏膜保护药,使其充分作用于胃壁,可起保护作用;应用抗酸药,由于胃空容易发生效应;应用肠道抗感染药和利胆药,使药物不被胃内容物稀释,尽快进入小肠,发挥疗效。

3.饭时给药

饭前10～15分钟或饭后给助消化药和胃蛋白酶合剂等,可及时发挥作用。

4.饭后给药

临床用的口服药多在饭后给服,如阿司匹林、水杨酸钠、硫酸亚铁等,因饭后胃内容物多,与其混合可避免对胃黏膜的刺激,以便减轻恶心、呕吐等消化道症状。

5.睡前治疗(睡前 15～30 分钟)

诱导催眠药应在睡前服,如安定、甲喹酮、水合氯醛等,有利于适时入眠;缓泻药也在睡前服,如酚酞、液体石蜡、大黄等。服后 8～12 小时生效,于翌晨即可排便。

(二)给药次数

已经证明药物的生物利用度、血药浓度、药物的生物转化和排泄等均有其本身的昼夜节律性改变,即昼夜间的不同时间机体对药物的敏感性不同。如肾上腺皮质激素于每日上午 7～8 时为分泌高峰,午夜则分泌最小。如果早 7～8 时给予肾上腺皮质激素类药物,则对下丘脑垂体促皮质激素释放的抑制程度要比传统的分次给药轻得多。因此,临床上须长期应用皮质激素做维持治疗的患者,多采用日总量于早晨一次给予,这样可提高疗效,减轻不良反应。因此,最佳的给药时间和次数,要根据机体对药物反应的节律性来确定。另外,给药的次数还应根据半衰期确定,半衰期短的药物应增加给药次数,如每 4 小时 1 次,每 6 小时 1 次。在体内排泄慢的药物应延长给药时间。

四、护士在给药过程中的职责

给药是一个连续的过程,在这一过程中患者的安全至关重要,护士应做到以下几点。

(1)掌握药物的名称、主要成分、药理作用(包括相互作用和不良反应)和有期限性药的作用。

(2)为使药物达到应有的疗效,应掌握合理的给药时间。给药的时间是根据药物的吸收、有效血液浓度的持续时间与排泄的快慢而决定的。为了使药物在血液中保持有效浓度,以达到治疗目的,所以护士必须在指定时间给药,使药物能达到应有的疗效。

(3)掌握准确的给药途径:给药途径是根据患者疾病情况,预期疗效及药物种类不同而选用。同一药物可采用多种给药途径如口服、皮下、肌内注射、静脉等,而达到同一的治疗目的。

(4)掌握准确的剂量和浓度,了解药物的极量、中毒量与致死量,药物的剂量随年龄、体重与体表面积而异。用药需要达到一定剂量才能起到治疗作用。在一定范围内,药物的治疗作用随其剂量的加大而增强,但是超过了一定的范围,则会使患者发生中毒,甚至死亡,因此在用药时必须掌握准确的剂量。

(5)掌握哪些药物易发生变态反应:评估患者的药物史、过敏史,使用过程中应按需进行过敏试验,加强病情观察。

(6)服用某些特殊药物,应密切观察病情和疗效。记录患者用药期间的反应。计划并评价患者用药期间的护理措施。

(7)参与药物的保管、贮存。

(8)指导患者安全用药,如指导患者掌握服药的剂量、时间等。

(9)保护用药者的权力,确保其安全与舒适。

(10)对有疑问的医嘱应"质疑",拒绝提供不安全的药物。

五、给药的目的

采用不同途径、不同方法给药,能够满足患者的不同需要,通过给药可达到以下目的。

(一)预防疾病、增强体质

各种疫苗、免疫增强剂、维生素、微量元素可提高机体免疫力、抵抗疾病的能力,达到预防的作用。

(二)治疗疾病及减轻症状

如各种抗生素可控制感染,抗风湿、抗结核等药物都能达到治疗的目的。止痛药可减轻疼痛,缓解患者症状。

(三)协助诊断

可利用药物的特殊性质与排泄特点协助诊断:如造影剂可做心脏造影,协助诊断冠状动脉狭窄;利用酚红的排泄可检测肾功能等。

第二节　口服给药法的护理

药物经口服后,被胃肠道吸收和利用,起到局部治疗或全身治疗的作用。

一、摆药

(一)用物

药柜(内有各种药品)、药盘(发药车)、小药卡、药杯、量杯(10～20 mL)、滴管、药匙、纱布或小毛巾、小水壶内盛温开水、服药单。

(二)操作方法

1.准备

洗净双手,戴口罩,备齐用物,依床号顺序将小药卡插于药盘上,并放好药杯。

2.按服药单摆药

一个患者的药摆好后,再摆第二个患者的药,先摆固体药再摆水剂药。

(1)固体药:左手持药瓶(标签在外)、右手掌心及小指夹住瓶盖,拇指、食指和中指持药匙取药,不可用手取药。

(2)水剂:先将药水摇匀,左手持量杯,拇指指在所需刻度,使与视线处于同一水平,右手持药瓶,标签向上,然后缓缓倒出所需药液。应以药液低面的刻度为准。同时有几种水剂时,应分别倒入另一药杯内。更换药液时,应用温开水冲洗量杯。倒毕,瓶口用湿纱布擦净,然后放回原处。

3.其他

(1)药液不足1 mL须用滴管吸取计量。1 mL=15滴,滴管须稍倾斜。为使药量准确,应滴入已盛好少许冷开水药杯内,或直接滴于面包上或饼干上服用。

(2)患者的个人专用药,应注明姓名、床号、药名、剂量,以防差错。专用药不可借给他人用。

(3)摆完药后,应根据服药单查对一次,再由第二人核对无误后,方可发药。如需磨碎的药,可用乳钵研碎。用清洁巾盖好药盘待发。清洗滴管、乳钵等,清理药柜。

二、发药

(一)用物

温度适宜的开水、服药单、发药车。

(二)操作方法

1.准备

发药前先了解患者情况,暂不能服药者,应作交班。

2.发药查对,督促服药

按规定时间,携服药单送药到患者处,核对服药单及床头牌的床号、姓名,并呼唤患者姓名,准确听到回答后再发药,待患者服下后方可离开。

3.合理掌握给药时间

(1)抗生素、磺胺类药物应准时给药,以保持在血液中的有效浓度。

(2)健胃、助消化药物宜在饭前或饭间服。对胃黏膜有刺激的药宜在饭后服。

(3)对呼吸道黏膜有安抚作用的保护性止咳剂,服后不宜立即饮水,以免稀释药液降低药效。

(4)某些由肾脏排出的药物,如磺胺类,尿少时可析出结晶,引起肾小管堵塞,故应鼓励多饮水。

(5)对牙齿有腐蚀作用和使牙齿染色的药物,如铁剂,可用饮水管吸取,服后漱口。

(6)服用强心苷类药物应先测脉率、心率及节律,若脉率低于 60 次/分或节律不齐时不可服用。

(7)有配伍禁忌的药物,不宜在短时间内先后服用,如呋喃妥因与碳酸氢钠溶液等碱性药液。

(8)安眠药应就寝前服用。

发药完毕,再次与服药单核对一遍,看有无遗漏或差错。药杯集中处理。清洁药盘放回原处。需要时作好记录。

(三)注意事项

(1)严格遵守三查七对制度(操作前、中、后查,对床号、姓名、药名、剂量、浓度、时间、方法),防止发生差错。

(2)老、弱、小儿及危重患者应协助服药,鼻饲者应先注入少量温开水,后将研碎溶解的药物由胃管注入,再注入少量温开水冲胃管。更换或停止药物,应及时告诉患者,若患者提出疑问,应重新核对清楚后再给患者服下。

(3)发药后,要密切观察服药后效果及有无不良反应,若有反应应及时与医师联系,给予必要的处理。

三、中心药站

有些医院设有中心药站,一般设在距各病房中心的位置,以便全院各病区领取住院患者用药。

病区护士每日上午于查房后把药盘、长期医嘱单送至中心药站,由药站专人处理医嘱、摆药、核对。口服药摆 3 次/日量,注射药物按一日总量备齐。然后由病区护士当面核对无误后,取回病区,按规定时间发药,发药前须经另一人核对。

各病区另设一药柜,备有少量常用药、贵重药、针剂等,作为临时应急用。所备之药须有固定基数,用后及时补充,交接班时按数点清。

第三节　吸入给药法的护理

一、氧气雾化吸入法

氧气雾化吸入法是利用氧气或压缩空气的压力,使药液形成雾状,使患者吸入呼吸道,以达到治疗目的。

(一)目的

(1)治疗呼吸道感染,消除炎症和水肿。

(2)解除支气管痉挛。

(3)稀释痰液,帮助祛痰。

(二)用物

(1)氧气雾化吸入器。

(2)氧气吸入装置一套(不用湿化瓶)或压缩空气机一套。

(3)药物根据病情而定。要求药液为水溶性、黏稠度低、对黏膜无刺激性、pH 呈中性、对患者无变态反应时方可作雾化吸入用。

(三)氧气雾化吸入器的原理

雾化吸入器(图 8-1)为一特制的玻璃装置,共有 5 个口,球形管内盛药液,A 管口接上氧气或压缩空气,当手按住 B 管口时,迫使高速气流从 C 管口冲出,则 D 管口附近空气压力突然降低,形成负压,而球内药液面大气压强比 D 管口压强大。因此,球管内药液经 D 管被吸出上升至 D 管口时,又被 C 管口的急速气流吹散成为雾状微粒,从 E 管口冲出,被吸入患者呼吸道。

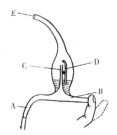

图 8-1　雾化吸入器

(四)操作方法

(1)按医嘱抽取药液,并用生理盐水或蒸馏水稀释至 3~5 mL 后注入雾化器。

(2)能起床者可在治疗室内进行。不能下床者则将用物携至患者处,核对无误后向患者解释,以取得合作。

(3)助患者取舒适卧位,半卧位或坐位,助患者漱口,以清洁口腔。

(4)氧气将雾化器 A 管口与氧气胶管相连接,调节氧流量达 6～10 L/min,使药液喷成雾状,即可使用。

(5)助患者持雾化器,将喷气 E 管口放入口中,并嘱紧闭口唇,吸气时以手指按住 B 管口,呼气时松开 B 管口。如此反复进行,若患者感到疲劳,可松开手指,休息片刻再进行吸入,直到药液全部雾化为止。一般10～15 分钟即可将 5 mL 药液雾化完。

(6)治疗结束,取下雾化器,关闭氧气,助患者漱口,询问患者有无须要,整理床单。

(7)清理用物,按要求消毒、清洁雾化器,待干后备用。

(五)注意事项

(1)对初次治疗者,应教给使用氧气雾化器的方法。嘱患者吸入时,应作深吸气,以使药液到达支气管,呼气时,须将手指离开 B 管口,以防药液丢失。

(2)氧气雾化器的药液必须浸没 D 管底部,否则药液不能喷出。

(3)氧气装置上的湿化瓶要取下,否则湿润的氧气将使雾化器的药液被稀释。

二、超声波雾化吸入法

超声波雾化吸入是应用超声波声能,将药液变成细微的气雾,随患者的吸气而进入呼吸道及肺泡。超声波雾化的特点是雾量大小可以调节、雾滴小而均匀,直径在 5 μm 以下。药液随患者深而慢的呼吸可到达终末支气管及肺泡。

(一)目的

(1)消炎、镇咳、祛痰。

(2)解除支气管痉挛,使气道通畅,从而改善通气功能。

(3)呼吸道烧伤或胸部手术者,可预防控制呼吸道感染。

(4)配合人工呼吸器,湿化呼吸道或间歇雾化吸入药液。

(5)应用抗癌药物治疗肺癌。

(二)用物

治疗车上放超声波雾化器一套,药液,蒸馏水。

(三)超声波雾化的原理

超声波雾化器通电后超声波发生器输出高频电能,使水槽底部晶体换能器发生超声波声能,声能振动雾化罐底部的透声膜,作用于雾化罐内的液体,破坏了药液表面的张力和惯性,成为微细的雾粒,通过管道随患者吸气而进入呼吸道,吸入肺泡。

(四)操作方法

(1)水槽内放冷蒸馏水。蒸馏水要浸没雾化罐底部的透声膜。

(2)按医嘱将药液 30～50 mL 放入雾化罐内,检查无漏水后,放入水槽内,将水槽盖盖紧。

(3)备齐用物携至患者处,核对无误后说明情况,以取得合作。

(4)接通电源,先开电源开关,指示灯亮,预热 3 分钟,定时 15～20 分钟再开雾化开关,指示灯亮,根据需要调节雾量(高档 3 mL/min、中档 2 mL/min、低档 1 mL/min),一般用中档。

(5)患者吸气时,将面罩置于口鼻上,呼气时启开,或将口含嘴放口中,闭口作深吸气,呼气时张口。

（6）治疗毕,先关雾化开关,再关电源开关,否则电子管易损坏。若有定时装置则到"OFF"位雾化自动停止,这时要关上电源开关。助患者取舒适卧位,整理床单。

（7）放掉水槽内水,按要求消毒清洗雾化罐、送风管、面罩或吸气管等,并擦干备用。

（五）注意事项

（1）水槽内无水切勿开机,否则会烧毁机心。

（2）若需连续使用时,须间歇 30 分钟,并更换水槽内蒸馏水,保证水温不超过 50 ℃。

（3）水槽底部的压电晶体片和雾化罐的透声膜,质脆且薄易破损,操作中不可用力按压,操作结束只能用纱布轻轻吸水。

（4）每次用毕切断电源开关,雾量调节应旋至"0"位。

第四节　滴入给药法的护理

一、眼滴药法

（一）目的

（1）防治眼病。

（2）眼部检查:如散瞳验光或查眼底。

（3）用于诊断性染色,如滴荧光素检查结膜、角膜上皮有无缺损或泪道通畅试验。

（二）用物

治疗盘内按医嘱备眼药水或眼药膏,消毒干棉球罐,弯盘,治疗碗内置浸有消毒液的小毛巾。

（三）操作方法

（1）洗净双手,戴口罩。备齐用物携至患者处,核对无误后向患者解释,以取得合作。

（2）助患者取仰卧位或坐位,头略后仰,用干棉球拭去眼分泌物、眼泪。

（3）嘱患者眼向上视,左手取一干棉球置于下眼睑处,并轻轻拉下,以露出下穹隆部,右手滴一滴眼药于下穹隆部结膜囊内后,轻提上眼睑覆盖眼球,使药液充满整个结膜囊内。

（4）以干棉球拭去溢出的眼药水,嘱患者闭眼 1～2 分钟。

（四）注意事项

（1）用药前严格遵守查对制度,尤其对散瞳、缩瞳及腐蚀性药物更要谨慎。每次为每位患者用药前,均须用消毒液消毒手指,以免交叉感染。

（2）药液不可直接滴在角膜上,并嘱患者滴药后勿用力闭眼,以防药液外溢。

（3）若用滴管吸药,每次吸入不可太多,亦不可倒置,滴药时不可距眼太近,应距眼睑 2～3 cm。勿使滴管口碰及眼睑或睫毛,以免污染。

（4）若滴阿托品、毒扁豆碱、呋索碘铵等有一定毒性的药液,滴药后应用棉球压迫泪囊区2～3 分钟,以免药液经泪道流入泪囊和鼻腔,被吸收后引起中毒反应,对儿童用药时应特别注意。

（5）易沉淀的混悬液,如可的松眼药水,滴药前要充分摇匀后再用,以免影响药效。

（6）正常结膜囊容量为 0.02 mL,滴眼药每次一滴即够用,不宜太多,以免药液外溢。

（7）一般先右眼后左眼,以免用错药,如左眼病较轻,应先左后右,以免交叉感染。角膜有溃疡或眼部有外伤或眼球手术后,滴药后不可压迫眼球,也不可拉高上眼睑。

（8）数种药物同时用,前后两种药之间必须稍有间歇,不可同时滴入,如滴眼药水与涂眼膏同时用,应先滴药水,后涂眼膏。

二、鼻滴药法

（一）目的

治疗鼻部疾病或术前用药。

（二）用物

治疗盘内按医嘱备滴鼻药水或药膏、无菌干棉球罐、弯盘。

（三）操作方法

（1）备齐用物至患者处,说明情况,以取得合作。嘱患者先排出鼻腔内分泌物,或先行洗鼻。

（2）仰头位:适用于后组鼻窦炎或鼻炎患者。助患者仰卧,肩下垫枕头垂直后仰或将头垂直后仰悬于床沿,前鼻孔向上,手持一棉球以手指轻轻拉开鼻尖,使鼻孔扩张。一手持药液向鼻孔滴入每侧 2～3 滴,棉球轻轻塞于前鼻孔。

（3）侧头位:适用于前组鼻炎患者。卧向患侧,肩下垫枕,使头偏患侧并下垂,将药液滴入下方鼻孔2～3滴,棉球轻轻塞入前鼻孔。

（四）注意事项

（1）滴药时,滴瓶或滴管应置于鼻孔上方,勿触及鼻孔,以免污染药液。

（2）为使药液分布均匀和到达鼻窦的窦口,滴药后可将头部略向两侧轻轻转动,保持仰卧或侧卧3～5 分钟,然后捏鼻起立。

三、耳滴药法

（一）目的

（1）治疗中耳炎、外耳道炎或软化耵聍。

（2）麻醉或杀死耳内昆虫类异物。

（二）用物

治疗盘内按医嘱备滴耳药无菌干棉球罐、弯盘、小棉签。

（三）操作方法

（1）备齐用物至患者处,说明情况,以取得合作。

（2）助患者侧卧,患耳向上或坐位偏向一侧肩部,使患耳向上。先用小棉签清洁耳道。

（3）手持棉球,然后轻提患者耳郭(成人向上方,小儿则向下方)以拉直外耳道。

（4）顺外耳道后壁缓缓滴入 3～5 滴药液,并轻提耳郭或在耳屏上加压,使气体排出,药液易流入。然后用棉球塞入外耳道口。

（5）滴药后保持原位片刻再起身,以免药液外流。

（四）注意事项

（1）若系麻醉或杀死耳内软化耵聍,每次滴药量可稍多些。以不溢出外耳道为度。滴药前也不必清洁耳道。每天滴5~6次,3天后予以洗出或取出。并向患者说明滴药后耵聍软化,可能引起耳部发胀不适。若两侧均有耵聍,不宜两侧同时进行。

(2)若系昆虫类异物,滴药目的在于使之麻醉或窒息死亡便于取出,可滴乙醚(有鼓膜穿孔者忌用,因为可引起眩晕)或乙醇。也可用各种油类如2%酚甘油、各种植物油、甘油等。使其翅或足粘着以限制活动,并因空气隔绝使之窒息死亡。滴后2~3分钟便可取出。

第五节　注射给药法的护理

注射给药是将无菌溶液经皮内、皮下、肌内、静脉途径注入体内,发挥治疗效能的方法。

一、药液吸取法

(一)从安瓿内吸取药液

将安瓿尖端药液弹至体部,用乙醇消毒安瓿颈部及砂锯,用砂锯锯出痕迹,然后重新消毒安瓿颈部,以消毒棉签拭去细屑,掰断安瓿。将针尖的斜面向下放入安瓿内的液面中,手持活塞柄抽动活塞吸取所需药量。吸毕将安瓿套于针头上或套上针帽备用。

(二)从密封瓶内吸取药液

开启铅盖的中央部分,用碘酒、乙醇消毒瓶盖,待干。往瓶内注入与所需药液等量空气(以增加瓶内压,避免瓶内负压,无法吸取),倒转药瓶及注射器,使针尖斜面在液面下,轻拉活塞柄吸取药液至所需量,再以食指固定针栓,拔出针头,套上针帽备用。

若密封瓶或安瓿内系粉剂或结晶时,应先注入所需量的溶剂,使药物溶化,然后吸取药液。(密封瓶内注入稀释液后,必须抽出等量空气,以免瓶内压力过高,当再次抽吸药液时,会将注射器活塞顶出而脱屑)。

黏稠、油剂可先加温(遇热变质的药物除外),或将药瓶用双手搓后再抽吸;混悬液应摇匀后再吸取。

(三)注射器内空气驱出术

一手指固定于针栓上,拇指、中指扶持注射器,针头垂直向上,一手抽动活塞柄吸入少量空气,然后摆动针筒,并使气泡聚集于针头口,稍推动活塞将气泡驱出。若针头偏于一侧则驱气时,应使针头朝上倾斜,使气泡集中于针头根部,如上法驱出气泡。

二、皮内注射法

将少量药液注入表皮与真皮之间的方法。

(一)目的

(1)各种药物过敏试验。

(2)预防接种。

(3)局部麻醉的起始步骤。

(二)用物

(1)注射盘或治疗盘内盛2%碘酒、70%乙醇、无菌镊(浸泡于消毒液瓶内)、砂锯、无菌棉签、开瓶器、弯盘。

（2）1 mL 注射器、4.5 号针头,药液按医嘱。

（三）注射部位

（1）药物过敏试验在前臂掌侧中、下段。

（2）预防接种常选三角肌下缘。

（四）操作方法

（1）备齐用物至患者处,核对无误,说明情况以取得合作。

（2）患者取坐位或卧位,选择注射部位,以 70％乙醇消毒皮肤,待干。

（3）排尽注射器内空气,食指和拇指绷紧注射部位皮肤,右手持注射器,针尖斜面向上,与皮肤呈 5°刺入皮内,放平注射器平行将针尖斜面全部进入皮内,左手拇指固定针栓,右手快速推注药液0.1 mL。也可右手持注射器左手推注药液,使局部可见半球形隆起的皮丘,皮肤变白,毛孔显露。

（4）注射毕,快速拔出针头。

（5）清理用物,归还原处,按时观察。

（五）注意事项

忌用碘酒消毒皮肤,并避免用力反复涂擦。注射后不可用力按揉,以免影响结果的观察。

三、皮下注射法

将少量药液注入皮下组织的方法。

（一）目的

（1）需迅速达到药效和此药不能或不宜口服时采用。

（2）局部供药,如局部麻醉用药。

（3）预防接种。

（二）用物

注射盘,1～2 mL 注射器,5～6 号针头,药液按医嘱。

（三）注射部位

上臂三角肌下缘、上臂外侧、股外侧、腹部、后背、前臂内侧中段。

（四）操作方法

（1）备齐用物携至患者处,核对无误,向患者解释以取得合作。

（2）助患者取坐位或卧位,选择注射部位,皮肤作常规消毒（用 2％碘酒以注射点为中心,呈螺旋形向外涂擦,直径在 5 cm 以上,待干,然后用 70％乙醇以同法脱碘两次,待干）。

（3）持注射器排尽空气。

（4）左手食指与拇指绷紧皮肤,右手持注射器、食指固定针栓,针尖斜面向上,与皮肤成30°～40°,过瘦者可捏起注射部位皮肤快速刺入针头 1/2～2/3,左手抽动活塞观察无回血后缓缓推注药液。

（5）推完药液,用干棉签放于针刺处,快速拔出针头后,轻轻按压。

（6）清理用物、归原处洗手记录。

（五）注意事项

（1）持针时,严格无菌操作右手食指固定针栓,切勿触及针柄,以免污染。

(2)针头刺入角度不宜超过 45°,以免刺入肌层。

(3)对皮肤有刺激作用的药物,一般不作皮下注射。

(4)少于 1 mL 药液时,必须用 1 mL 注射器,以保证注入药量准确无误。

(5)需经常作皮下注射者,应建立轮流交替注射部位的计划,以达到在有限的注射部位吸收最大药量的效果。

四、肌内注射法

将少量药液注入肌肉组织的方法。

(一)目的

(1)与皮下注射同,注射刺激性较强或药量较多的药液。

(2)注射药物用于不宜或不能作静脉注射口服,且要求比皮下注射发挥疗效更迅速。

(二)用物

注射盘、2～5 mL 或 10 mL 注射器,6～7 号针头,药液按医嘱。

(三)注射部位

一般选肌肉较丰厚、离大神经、大血管较远的部位,其中以臀大肌、臀中肌、臀小肌最为常选,其次为股外侧肌及上臂三角肌。

1.臀大肌内注射射区定位法

(1)十字法:从臀裂顶点向左或向右侧,引一水平线,然后从该侧髂嵴最高点作一垂直平分线,其外上 1/4 处为注射区,但应避开内角(即髂后上棘与大转子连线)。

(2)连线法:取髂前上棘和尾骨连线的外上 1/3 交界处为注射区。

2.臀中肌、臀小肌内注射射区定位法

(1)构角法:以食指尖与中指尖分别置于髂前上棘和髂嵴下缘处,由髂嵴、食指、中指所构成的三角区内为注射区。

(2)三横指法:髂前上棘外侧三横指处(以患者自己手指宽度为标准)。

3.股外侧肌内注射射区定位法

在大腿中部外侧,位于膝上 10 cm,髋关节下 10 cm,此处血管少,范围较大,约 7.5 cm,适用于多次注射。

4.上臂三角肌内注射射区定位法

上臂外侧、自肩峰下 2～3 横指,但切忌向前或向后,以免损伤臂丛神经或桡神经,向后下方则可损伤腋神经。故此只能作小剂量注射。

(四)患者体位

为使患者的注射部位肌肉松弛,应尽量使患者体位舒适。

(1)侧卧位:下腿稍屈膝,上腿伸直。

(2)俯卧位:足尖相对,足跟分开。

(3)仰卧位:适用于病情危重不能翻身的患者。

(4)坐位:座位稍高,便于操作。非注射侧臀部坐于座位上,注射侧腿伸直。一般多为门诊或急诊患者所取。

（五）操作方法

（1）备齐用物携至患者处，核对无误后，向患者解释，以取得合作。

（2）助患者取合适卧位，选注射部位，戴手套按常规消毒皮肤，待干。

（3）排尽空气，左手拇指、食指分开并绷紧皮肤，右手执笔式持注射器，中指固定针栓，以前臂带动腕部的力量，将针头垂直快速刺入肌肉内。一般进针至针头 2/3，瘦者或小儿酌减，固定针栓（图 8-2）。

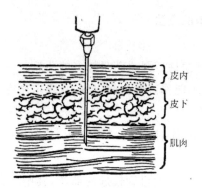

图 8-2　肌内注射进针深度

（4）松左手，抽动活塞，观察无回血后，缓慢推药液。如有回血，可拔出少许再行试抽，无回血方可推药，仍有回血，须另行注射。

（5）推完药用干棉签放于针刺处，快速拔出针头后，即轻压片刻。并对患者的配合致以谢意。

（6）清理用物、归还原处。

（六）肌内注射引起疼痛的原因

（1）注射针头不锐利或有钩，致使进针或拔针受阻。

（2）患者体位不良，致使注射部位肌肉处于紧张状态。

（3）注射点选择不当，未避开神经或注射部位肌肉不丰厚。

（4）操作不熟练，进针不稳，固定不牢，针头在组织内摆动，推药过快等。

（5）药物刺激性强，如硫酸阿托品、青霉素钾盐等。

（七）注意事项

（1）切勿将针柄全部刺入，以防从根部衔接处折断。万一折断，应保持局部与肢体不动，速用无菌止血钳夹住断端取出。若全部埋入肌肉内，即请外科医师诊治。

（2）臀部注射，部位要选择正确，偏内下方易伤及神经、血管，偏外上方易刺及髋骨，引起剧痛及断针。

（3）推药液时必须固定针栓，推速要慢，同时注意患者的表情及反应。如系油剂药液更应持牢针栓，以防用力过大针栓与针头脱开，药液外溢；若为混悬剂，进针前要摇匀药液，进针后持牢针栓，快速推药，以免药液沉淀造成堵塞或因用力过猛使药液外溢。

（4）需长期注射者，应经常更换注射部位，并用细长针头，以避免或减少硬结的发生。若一旦发生硬结，可采用理疗、热敷或外敷活血化瘀的中药如蒲公英、金黄散等。

(5)两岁以下婴幼儿不宜在臀大肌处注射,因幼儿尚未能独立行走,其臀部肌肉一般发育不好,有可能伤及坐骨神经,应选臀中肌、臀小肌处注射。

(6)两种药液同时注射又无配伍禁忌时,常采用分层注射法。当第一针药液注射完,随即拧下针筒,接上第二副注射器,并将针头拔出少许后向另一方向刺入拭抽无回血后,即可缓慢推药。

五、静脉注射法

(一)目的

(1)药物不宜口服、皮下或肌内注射时,需要迅速发生疗效者。

(2)作诊断性检查,由静脉注入药物,如肝、肾、胆囊等检查须注射造影剂或染料等。

(二)用物

注射盘、注射器(根据药液量准备)7～9号针头或头皮针头、止血带、胶布、药液按医嘱。

(三)注射部位

(1)四肢浅静脉:肘部的贵要静脉、正中静脉、头静脉;腕部、手背及踝部或足背浅静脉等(图8-3)。

(2)小儿头皮静脉:额静脉、颞静脉(图8-4)。

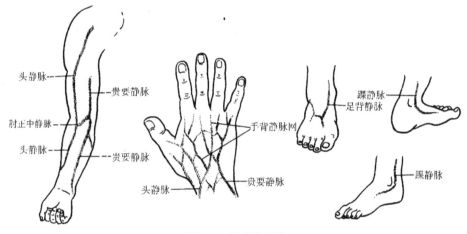

图 8-3　四肢浅静脉

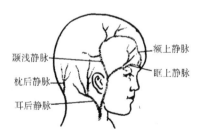

图 8-4　小儿头皮静脉

(3)股静脉:位于股三角区股鞘内,在腹股沟韧带下方,紧靠股动脉内侧约0.5 cm处,如在髂前上棘和耻骨结节之间划一连线,股动脉走向和该线的中点相交(图8-5,图8-6)。

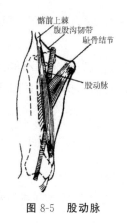

图 8-5 股动脉

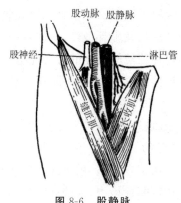

图 8-6 股静脉

(四)操作方法

1.四肢浅表静脉注射术

(1)备齐用物携至患者处,核对无误后,说明情况,以取得合作。

(2)选静脉,在注射部位上方近心端 6 cm 处扎止血带,止血带末端向上。皮肤常规消毒,待干,同时嘱患者握拳,使静脉显露。备胶布 2～3 条。

(3)注射器接上头皮针头,排尽空气,在注射部位下方,以一手绷紧静脉下端皮肤并使其固定。另一手持针头使其针尖斜面向上,与皮肤成 15°～30°,由静脉上方或侧方刺入皮下,再沿静脉走向刺入静脉,见回血后将针头与静脉的角度调整好,顺静脉走向推进 0.5～1 cm 后固定。

(4)松止血带,嘱患者松拳,用胶布固定针头。若采血标本者,则止血带不放松,直接抽取血标本所需量,也不必胶布固定持抽到需用量后,迅速拔出针头,干棉球压迫止血。

(5)推完药液,以干棉签放于穿刺点上方,快速拔出针头后按压片刻,无出血为止。对患者的配合致以谢意。

(6)清理用物,归原处。

2.股静脉注射术

常用于急救时作加压输液、输血或采集血标本。

(1)患者仰卧,穿刺侧下肢伸直略外展(小儿应有人扶助固定),局部常规消毒皮肤,同时消毒术者左手食指和中指。

(2)于股三角区扪股动脉搏动最明显处,予以固定。

(3)右手持注射器,排尽空气,在腹股沟韧带下一横指、股动脉搏动内侧 0.5 cm 或成 45°或 90°角刺入,抽动活塞见暗红色回血,提示已进入股静脉,固定针头,根据需要推注药液或采集血标本。

(4)注射或采血毕,拔出针头,用无菌纱布加压止血 3～5 分钟,以防出血或形成血肿。对患者或家属的配合致以谢意。

(5)清理用物,归原处,血标本则及时送检。

(五)注意事项

(1)严格执行无菌操作规则,防止感染。

（2）穿刺时务必沉着，切勿乱刺。一旦出现血肿，应立即拔出，按压局部，另选它处静脉注射。

（3）注射时应选粗直、弹性好、不易滑动而易固定的静脉，并避开关节及静脉瓣。

（4）需长期静脉给药者，为保护静脉，应有计划地由小到大，由远心端到近心端选血管进行注射。

（5）对组织有强烈刺激的药物，最好用一负等渗生理盐水注射器先行试穿，证实针头确在血管内后，再换注射器推药。在推注过程中，应试抽有无回血，检查针梗是否仍在血管内，经常听取患者的主诉，观察局部体征，如局部疼痛、肿胀或无回血时，表示针梗脱出静脉，应立即拔出，更换部位重新注射，以免药液外溢而致组织坏死。

（6）药液推注的速度，根据患者的年龄、病情及药物的性质而定，并随时听取患者的主诉和观察病情变化，以便调节。

（7）股静脉穿刺时，若抽出鲜红色血，提示穿入股动脉，应立即拔出针头，压迫穿刺点5～10分钟，直至无出血为止。一旦穿刺失败，切勿再穿刺，以免引起血肿，有出血倾向的患者，忌用此法。

（六）静脉注射失败的常见原因

（1）穿刺未及静脉，在皮下及脂肪层留针过多。

（2）针头刺入过深，穿过对侧血管壁，可见回血，如只推注少量药液时，患者有痛感，局部不一定隆起。

（3）针尖斜面刺入太少，一半在管腔外，虽可见回血，但当推注药液时局部隆起，患者诉胀痛。

（4）外观血管很清楚，触之很硬，针头刺入深度及方向皆正确，但始终无回血。大多因该血管注射次数过多，或药液的刺激，使血管壁增厚，管腔变窄，而难以刺入。

（5）皮下脂肪少，皮肤松弛，血管易滑动，针头不易刺入。

（七）特殊情况下静脉穿刺法

（1）肥胖患者：静脉较深，不明显，但较固定不滑动，可摸准后由静脉上方30°～40°再行穿刺。

（2）消瘦患者：皮下脂肪少，静脉较滑动，穿刺时须固定静脉上下端。

（3）水肿患者：可按静脉走向的解剖位置，用手指压迫局部，以暂时驱散皮下水分，显露静脉后再穿刺。

（4）脱水患者：静脉塌陷，可局部热敷、按摩，待血管扩张显露后再穿刺。

第九章　外科常见病的护理

第一节　急性乳腺炎

一、疾病概述

(一)概念

急性乳腺炎是乳腺的急性化脓性感染。多发生于产后3～4周的哺乳期妇女,以初产妇最常见。主要致病菌为金黄色葡萄球菌,少数为链球菌。

(二)相关病理生理

急性乳腺炎开始时局部出现炎性肿块,数天后可形成单房或多房性的脓肿。表浅脓肿可向外破溃或破入乳管自乳头流出;深部脓肿不仅可向外破溃,也可向深部穿至乳房与胸肌间的疏松组织中,形成乳房后脓肿。感染严重者,还可并发脓毒血症。

(三)病因与诱因

1.乳汁淤积

乳汁是细菌繁殖的理想培养基,引起乳汁淤积的主要原因有:①乳头发育不良(过小或凹陷)妨碍哺乳;②乳汁过多或婴儿吸乳过少导致乳汁不能完全排空;③乳管不通(脱落上皮或衣服纤维堵塞),影响乳汁排出。

2.细菌入侵

当乳头破损时,细菌沿淋巴管入侵是感染的主要途径。细菌也可直接侵入乳管,上行至腺小叶而致感染。细菌主要来自婴儿口腔、母亲乳头或周围皮肤。多数发生于初产妇,因其缺乏哺乳经验;也可发生于断奶时,6个月以后的婴儿已经长牙,易致乳头损伤。

(四)临床表现

1.局部表现

初期患侧乳房红、肿、胀、痛,可有压痛性肿块,随病情发展症状进行性加重,数天后可形成单房或多房性的脓肿。脓肿表浅时局部皮肤可有波动感和疼痛,脓肿向深部发展可穿至乳房与胸肌间的疏松组织中,形成乳房后脓肿和腋窝脓肿,并出现患侧腋窝淋巴结肿大、压痛。局部表现可有个体差异,应用抗生素治疗的患者,局部症状可被掩盖。

2.全身表现

感染严重者,可并发败血症,出现寒战、高热、脉快、食欲减退、全身不适、白细胞上升等症状。

(五)辅助检查

1.实验室检查

白细胞计数及中性粒细胞比例增多。

2.B超检查

确定有无脓肿及脓肿的大小和位置。

3.诊断性穿刺

在乳房肿块波动最明显处或压痛最明显的区域穿刺,抽出脓液可确诊脓肿已经形成。脓液应做细菌培养和药敏试验。

(六)治疗原则

主要原则为控制感染,排空乳汁。脓肿形成以前以抗菌药治疗为主,脓肿形成后,需及时切开引流。

1.非手术治疗

(1)一般处理:①患乳停止哺乳,定时排空乳汁,消除乳汁淤积。②局部外敷,用25%硫酸镁湿敷,或采用中药蒲公英外敷,也可用物理疗法促进炎症吸收。

(2)全身抗菌治疗:原则为早期、足量应用抗生素。针对革兰阳性球菌有效的药物,如青霉素、头孢菌素等。由于抗生素可被分泌至乳汁,故避免使用对婴儿有不良影响的抗菌药,如四环素、氨基苷类、磺胺类和甲硝唑。如治疗后病情无明显改善,则应重复穿刺以了解有无脓肿形成,或根据脓液的细菌培养和药敏试验结果选用抗生素。

(3)中止乳汁分泌:患者治疗期间一般不停止哺乳,因停止哺乳不仅影响婴儿的喂养,且提供了乳汁淤积的机会。但患侧乳房应停止哺乳,并以吸乳器或手法按摩排出乳汁,局部热敷。若感染严重或脓肿引流后并发乳瘘(切口常出现乳汁)需回乳,常用方法:①口服溴隐亭1.25 mg,每日 2 次,服用7~14 天;或口服己烯雌酚 1~2 mg,每日 3 次,2~3 天。②肌内注射苯甲酸雌二醇,每次 2 mg,每日 1 次,至乳汁分泌停止。③中药炒麦芽,每日 60 mg,分 2 次煎服或芒硝外敷。

2.手术治疗

脓肿形成后切开引流。于压痛、波动最明显处先穿刺抽吸取得脓液后,于该处切开放置引流,脓液做细菌培养及药物敏感试验。脓肿切开引流时注意:①切口一般呈放射状,避免损伤乳管引起乳瘘;乳晕部脓肿沿乳晕边缘做弧形切口;乳房深部较大脓肿或乳房后脓肿,沿乳房下缘做弧形切口,经乳房后间隙引流。②分离多房脓肿的房间隔以利引流。③为保证引流通畅,引流条应放在脓腔最低部位,必要时另加切口作对口引流。

二、护理评估

(一)一般评估

1.生命体征(T、P、R、BP)

评估是否有体温升高,脉搏加快。急性乳腺炎患者通常有发热,可有低热或高热;发热时呼吸、脉搏加快。

2.患者主诉

询问患者是否为初产妇,有无乳腺炎、乳房肿块、乳头异常溢液等病史;询问有无乳头内陷;评估有无不良哺乳习惯,如婴儿含乳睡觉、乳头未每日清洁等;询问有无乳房胀痛、浑身发热、无力、寒战等症状。

3.相关记录

体温、脉搏、皮肤异常等记录结果。

(二)身体评估

1.视诊

乳房皮肤有无红、肿、破溃、流脓等异常情况;乳房皮肤红肿的开始时间、位置、范围、进展情况。

2.触诊

评估乳房乳汁淤积的位置、范围、程度及进展情况;乳房有无肿块,乳房皮下有无波动感,脓肿是否形成,脓肿形成的位置、大小。

(三)心理-社会评估

评估患者心理状况,是否担心婴儿喂养与发育、乳房功能及形态改变。

(四)辅助检查阳性结果评估

患者血常规检查示血白细胞计数及中性粒细胞比例升高提示有炎症的存在;根据 B 超检查的结果判断脓肿的大小及位置,诊断性穿刺后方可确诊脓肿形成;根据脓液的药物敏感试验选择抗生素。

(五)治疗效果的评估

1.非手术治疗评估要点

应用抗生素是否有效,乳腺炎症是否得到控制,患者体温是否恢复正常;回乳措施是否起效,乳汁淤积情况有无改善,患者乳房肿胀疼痛有无减轻或加重;患者是否了解哺乳卫生和预防乳腺炎的知识,情绪是否稳定。

2.手术治疗评估要点

手术切开排脓是否彻底;伤口愈合情况是否良好。

三、主要护理诊断(问题)

(一)疼痛

与乳汁淤积、乳房急性炎症使乳房压力显著增加有关。

(二)体温过高

与乳腺急性化脓性感染有关。

(三)知识缺乏

与不了解乳房保健和正确哺乳知识有关。

(四)潜在并发症

乳瘘。

四、主要护理措施

(一)对症处理

定时测患者体温、脉搏、呼吸、血压,监测白细胞计数及分类变化,必要时做血培养及药物敏感试验。密切观察患者伤口敷料引流、渗液情况。

1.高热者

给予冰袋、酒精擦浴等物理降温措施,必要时遵医嘱应用解热镇痛药;脓肿切开引流后,保持引流通畅,定时更换切口敷料。

2.缓解疼痛

(1)患乳暂停哺乳,定时用吸乳器吸空乳汁。若乳房肿胀过大,不能使用吸乳器,应每天坚持用手揉挤乳房以排空乳汁,防止乳汁淤积。

(2)用乳罩托起肿大的乳房以减轻疼痛。

(3)疼痛严重时遵医嘱给予止痛药。

3.炎症已经发生

(1)消除乳汁淤积用吸乳器吸出乳汁或用手顺乳管方向加压按摩,使乳管通畅。

(2)局部热敷:每次 20～30 分钟,促进血液循环,利于炎症消散。

(二)饮食与运动

给予高蛋白、高维生素、低脂肪食物,保证足量水分摄入。注意休息,适当运动,劳逸结合。

(三)用药护理

遵医嘱早期使用抗菌药,根据药物敏感试验选择合适的抗菌药,注意评估患者有无药物不良反应。

(四)心理护理

观察了解患者心理状况,给予必要的疾病有关的知识宣教,抚慰其紧张急躁情绪。

(五)健康教育

1.保持乳头和乳晕清洁

每次哺乳前后清洁乳头,保持局部干燥清洁。

2.纠正乳头内陷

妊娠期每天挤捏、提拉乳头。

3.养成良好的哺乳习惯

定时哺乳,每次哺乳时让婴儿吸净乳汁,如有淤积及时用吸乳器或手法按摩排出乳汁;培养婴儿不含乳头睡眠的习惯;注意婴儿口腔卫生,及时治疗婴儿口腔炎症。

4.及时处理乳头破损

乳晕破损或皲裂时暂停哺乳,用吸乳器吸出乳汁哺乳婴儿;局部用温水清洁后涂以抗菌药软膏,待愈合后再行哺乳;症状严重时及时诊治。

五、护理效果评估

(1)患者的乳汁淤积情况有无改善,是否学会正确排出淤积乳汁的方法,是否坚持每天挤出已经淤积的乳汁,回乳措施是否产生效果,乳房胀痛有无逐渐减轻。

(2)患者乳房皮肤的红肿情况有无好转,乳房皮肤有无溃烂,乳房肿块有无消失或增大。

(3)患者应用抗生素后体温有无恢复正常,炎症有无消退,炎症有无进一步发展为脓肿。

(4)患者脓肿有无及时切开引流,伤口愈合情况是否良好。

(5)患者是否了解哺乳卫生和预防乳腺炎的知识,焦虑情绪是否改善。

第二节 乳腺囊性增生症

乳腺囊性增生病也称慢性囊性乳腺病,或称纤维囊性乳腺病,是乳腺间质的良性增生。增生可发生于腺管周围,并伴有大小不等的囊肿形成;也可发生在腺管内而表现为上皮的乳头样增生,伴乳管囊性扩张;另一类型是小叶实质增生。本病是妇女的常见病之一,多发生于30～50岁妇女,临床特点是乳房胀痛、乳房肿块及乳头溢液。

一、病因病理

本病的症状常与月经周期有密切关系,且患者多有较高的流产率。一般多认为其发病与卵巢功能失调有关,可能是黄体素的减少及雌激素的相对增多,致使两者比例失去平衡,使月经前的乳腺增生变化加剧,疼痛加重,时间延长,月经后的"复旧"也不完全,日久就形成了乳腺囊性增生病。主要病理改变是导管、腺泡以及间质的不同程度的增生;病理类型可分为乳痛症型(生理性的单纯性乳腺上皮增生症)、普通型腺病小叶增生症型、纤维腺病型、纤维化型和囊肿型(即囊肿性乳腺上皮增生症),各型之间的病理改变都有不同程度的移行。

二、临床表现

乳房胀痛和肿块是本病的主要症状,其特点是部分患者具有周期性。疼痛与月经周期有关,往往在月经前疼痛加重,月经来潮后减轻或消失,有时整个月经周期都有疼痛,部分患者可伴有月经紊乱或既往有卵巢或子宫病史。体检发现一侧或两侧乳腺有弥漫性增厚,可局限于乳腺的一部分,也可分散于整个乳腺;肿块呈颗粒状、结节状或片状,大小不一,质韧而不硬;增厚区与周围乳腺组织分界不明显,与皮肤无粘连。少数患者可有乳头溢液,本病病程较长,发展缓慢。

三、治疗

主要是对症治疗,绝大多数患者不需要外科手术治疗。一般首选具有疏肝理气、调和冲任、软坚散结及调整卵巢功能的中药或中成药,如逍遥散等。由于本病有少数可发生癌变,确诊后应注意密切观察、随访。乳房胀痛严重,肿块较多、较大者,可酌情应用维生素 E 及激素类药物。在治疗过程中还应注意情志疏导,配合应用局部外敷药物、激光局部照射、磁疗等方法也有一定疗效。

四、护理评估

(一)健康史和相关因素

本病的发生与内分泌失调有关。一是体内雌、孕激素比例失调,黄体素分泌减少、雌激素量增多导致乳腺实质增生过度和复旧不全;二是部分乳腺实质中女性雌激素受体的质与量的异常,导致乳腺各部分发生不同程度的增生。

(二)身体状况

1.临床表现

(1)乳房疼痛特点是胀痛,具有周期性,常于月经来潮前疼痛发生或加重,月经来潮后减轻或消失,有时整个月经周期都有疼痛。

(2)乳房肿块一侧或双侧乳腺有弥漫性增厚,可呈局限性改变,对位于乳房外上象限,轻度触痛;也可分散于整个乳腺。肿块呈结节状或片状,大小不一。质韧而不硬,增厚区与周围乳腺组织分界不明显。

（3）乳头溢液少数患者可有乳腺溢液,呈黄绿色或血性,偶有无色浆液。

2.辅助检查

钼靶 X 线摄片、B 型超声波或组织病理学检查等均有助于本病的诊断。

(三)处理原则

主要是观察、随访和对症治疗。

1.非手术治疗

主要是观察和药物治疗。观察期间可用中医中药调理,或口服乳康片、乳康宁等;抗雌激素治疗仅在症状严重时采用,可口服他莫昔芬。由于本病有恶变可能,应嘱患者每隔 2～3 个月到医院复查,有对侧乳腺癌或有乳腺癌家族史者应密切随访。

2.手术治疗

若肿块周围乳腺组织局灶性增生较为明显、形成孤立肿块,或 B 超、钼靶 X 线摄片发现局部有沙粒样钙化灶者,应尽早手术切除肿块并做病理学检查。

五、常见护理诊断问题

疼痛:与内分泌失调致乳腺实质过度增生有关。

六、护理措施

(一)减轻疼痛

(1)解释疼痛发生的原因,消除患者的思想顾虑,保持心情舒畅。

(2)用宽松胸罩托起乳房。

(3)遵医嘱服用中药调理或其他对症治疗药物。

(二)定期复查

遵医嘱定期复查,以便及时发现恶性变。

(三)乳腺增生的日常护理

为预防乳腺疾病,成年女性每月都要自检。月经正常的妇女,月经来潮后第 2～11 天是检查的最佳时间。下面向介绍几种自检的方法。

1.对镜向照法

面对镜子,将双臂高举过头,观察乳房的形状和轮廓有无变化,皮肤有无异常(主要是有无红肿、皮疹、浅静脉曲张、发肤皱褶、橘皮样改变等),观察乳头是含在同一水平线上,是否有抬高、回缩、凹陷等现象,用拇指和食指轻轻挤捏乳头,检查是否有异常分泌物从乳头溢出,乳晕颜色是否改变。

2.平卧触摸法

平卧,双手高举过头,并在右肩下垫一小枕头,使右侧乳房变平。左手四指并拢,用指端掌而检查乳房各部位是否有肿块或其他变化。

3.淋浴检查法

淋浴时,因皮肤湿润更易发现问题,用一手指指端掌面慢慢滑动,仔细检查乳房的各个部位及腋窝处是否有肿块。

第三节　乳腺良性肿瘤

临床常见的乳房良性肿瘤中以纤维腺瘤为最多,约占良性肿瘤的 3/4,其次为乳管内乳头状瘤,约占良性肿瘤的 1/5。

一、乳房纤维腺瘤

乳房纤维腺瘤是女性常见的乳房良性肿瘤,好发年龄为 20～25 岁。其次为 15～20 岁和 25～30 岁。

(一)病因

本病的发生与雌激素的作用活跃度密切相关。原因是小叶内纤维细胞对雌激素的敏感性异常增高。可能与纤维细胞所含雌激素受体的量或质的异常有关。雌激素是本病发生的刺激因子,所以纤维腺瘤发生于卵巢功能期。

(二)临床表现

主要为乳房肿块。肿块多发生于乳房外上象限,约 75% 为单发,少数为多发。肿块增大缓慢,质似硬橡皮球的弹性感,表面光滑,易于推动。月经周期对肿块大小的影响不大。除肿块外,患者常无明显自觉症状。多为无意中扪及。

(三)处理原则

乳房纤维腺瘤虽属良性,癌变可能性很小,但有肉瘤变可能,故手术切除是唯一有效的治疗方法。由于妊娠可使纤维瘤增大,所以妊娠前或妊娠后发现的乳房纤维腺瘤一般应手术切除,并做常规病理学检查。术中应将肿瘤连同其包膜整块切除,周围包裹少量正常乳腺组织为佳。

(四)主要护理诊断/问题

知识缺乏:缺乏乳房纤维腺瘤诊治的相关知识。

(五)护理措施

(1)为患者讲解乳房纤维腺瘤的病因及治疗方法。

(2)行肿瘤切除术后,嘱患者保持切口敷料清洁干燥,及时更换敷料。

(3)指导不手术患者密切观察肿块的变化,明显增大者应及时到医院诊治。

二、乳管内乳头状瘤

乳管内乳头状瘤多见于 40～50 岁妇女。75% 发生在大乳管近乳头的壶腹部,瘤体很小,且有很多壁薄的血管,容易出血。乳管内乳头状瘤属于良性,但有恶变的可能,恶变率为 6%～8%。

(一)临床表现

乳头溢血性液为主要表现。无其他自觉症状。多数因瘤体小,常不能触及;偶有较大的肿块。大乳管乳头状瘤,可在乳晕区扪及直径为数毫米的小结节,质软、可推动,轻压之,常可见乳头溢出血性液体。

（二）辅助检查

乳腺导管造影可明确乳管内肿瘤的大小和部位；也可行乳管内镜检查,通过内镜成像技术观察乳腺导管内的情况。

（三）处理原则

以手术治疗为主,行乳腺区段切除并作病理学检查,若有恶变应施行根治性手术。

（四）主要护理诊断/问题

焦虑:与乳头溢液、缺乏乳管内乳头状瘤诊治的相关知识有关。

（五）护理措施

(1)提供疾病的相关知识,减轻患者的焦虑。

(2)对患者讲解乳头溢液的病因、手术治疗的必要性,解除患者的疑虑。

第四节 乳腺癌

一、疾病概述

（一）概念

乳腺癌是女性最常见的恶性肿瘤之一,占我国女性恶性肿瘤发病率的第一位。我国虽然是乳腺癌低发地区,但近年来年发病率呈3%的趋势上升,且发病年龄逐渐年轻化,严重危害我国女性的身心健康。由于早期诊断和医疗方式的改进,乳腺癌的死亡率有所下降。

（二）相关病理生理

1.病理分型

(1)非浸润性癌:又称原位癌。指癌细胞局限在导管壁基底膜内的肿瘤,包括导管内癌、小叶原位癌及不伴发浸润性癌的乳头湿疹样乳腺癌。

(2)早期浸润性癌:指癌组织突破导管壁基底膜,开始向间质浸润的阶段,包括早期浸润性导管癌、早期浸润性小叶癌。此型仍属早期,预后较好。

(3)浸润性特殊癌:指癌组织向间质内广泛浸润,包括乳头状癌、髓样癌(伴有大量淋巴细胞浸润)、小管癌(高分化癌)、腺样囊性癌、黏液腺癌、鳞状细胞癌等。此型一般分化高,预后尚好。

(4)浸润性非特殊癌:包括浸润性小叶癌、浸润性导管癌、硬癌、髓样癌(无大量淋巴细胞浸润者)、单纯癌、腺癌等。此型一般分化程度低,预后较上述类型差,是乳腺癌最常见的类型。

(5)其他罕见癌:如炎性乳腺癌和乳头湿疹样癌。

2.转移途径

(1)直接浸润:直接浸润皮肤、胸筋膜、胸肌等周围组织。癌细胞沿导管或筋膜间隙蔓延,继而侵及Cooper韧带和皮肤。

(2)淋巴转移:主要途径有以下几种。①沿胸大肌外侧缘淋巴管侵入同侧腋窝淋巴结,进一步则侵入锁骨下淋巴结、锁骨上淋巴结,进入血液循环向远处转移。②向内则侵入胸骨旁淋巴结,继而达到锁骨上淋巴结,进入血液循环。癌细胞淋巴转移以第一种途径为主,但也可通过逆行途径转移到对侧腋窝或腹股沟淋巴结。

（3）血运转移：乳腺癌是一种全身性疾病，早期乳腺癌亦可发生血运转移，最常见远处转移部位依次为肺、骨、肝。

(三)病因与诱因

乳腺癌的病因至今尚不明确，但研究发现其发病与许多因素有关，主要危险因素包括以下几种。

1.年龄

乳腺癌是激素依赖型肿瘤，主要与体内雌酮和雌二醇的水平直接相关，随着年龄的增加乳腺癌的发病率逐渐上升。

2.月经史及婚育史

月经初潮早于 12 岁，月经周期短，绝经晚于 50 岁，未婚、未哺乳及初产年龄 35 岁以上发病率高。

3.遗传因素

一级亲属中有乳腺癌患病史者，其发病危险性是普通人群的 2～3 倍。若一级亲属在绝经前患双侧乳腺癌，其相对危险度便高达 9 倍。

4.地区因素

欧美国家多，亚洲国家少。北美、北欧地区乳腺癌的发病率是亚、非、拉美地区的 4 倍，而低发地区居民移居至高发地区后，第二、三代移民的乳腺癌发病率逐渐上升，提示地区环境因素及早期生活经历与乳腺癌的发病有一定的关系。

5.不良的饮食习惯

首先，营养过剩、肥胖、长期高能量高脂饮食可加强和延长雌激素对乳腺上皮细胞的刺激，从而增加发病机会；其次，服用含有激素的美容保健品，也可增加患病危险度；还有，每天饮酒 3 次以上的妇女患乳腺癌的危险度增加 50%～70%。

6.乳腺疾病史

某些乳腺良性疾病，如乳腺炎、乳腺导管扩张、乳腺囊肿及乳腺纤维腺瘤等与乳腺癌的发病有一定的关系。

7.药物因素

停经后长时间(≥5 年)采用激素替代疗法的女性患乳腺癌危险度增高。

8.社会心理因素

社会心理应激(如夫妻关系不和、离异、丧偶、重大事故)造成的长期精神压力大、精神创伤、长期抑郁均增加患病风险。

9.其他因素

未成年时经过胸部放疗的人群成年后乳腺癌发病风险增加，暴露于放射线的年龄越小则危险性越大；从事美容业、药物制造等职业的妇女乳腺癌的危险性升高。

(四)临床表现

1.肿块

绝大多数就诊的患者表现为无意中发现的无痛、单发的小肿块，多位于乳房外上象限，质硬、不光滑,与周围组织边界不易分清,不易推动。当癌肿侵入胸膜和胸肌时,固定于胸壁不易推动。

2.皮肤改变

乳腺癌可引起乳房皮肤的多种改变,常见的有"酒窝征""橘皮征""卫星结节""铠甲胸"。当癌肿侵入 Cooper 韧带后可使韧带收缩而失去弹性,导致皮肤凹陷,形成"酒窝征";癌细胞阻塞淋巴管可引起局部淋巴回流障碍,出现真皮水肿,呈现"橘皮征";晚期癌细胞浸润皮肤,皮肤表面出现多个坚硬小结,形成"卫星结节";乳腺癌晚期,癌细胞侵入背部、对侧胸壁,可限制呼吸,称"铠甲胸";晚期癌肿侵犯皮肤时,可出现菜花样、有恶臭味的皮肤溃疡;快速生长的肿瘤压迫乳房表皮使皮肤变薄,可产生乳房浅表静脉曲张。

3.乳头改变

癌肿侵入乳管使之收缩将乳头牵向患侧,使乳头出现扁平、回缩、内陷。乳腺癌患者乳头的溢液可呈血性、浆液性或水样,以血性溢液多见,但并非出现乳头血性溢液就一定是乳腺癌。

4.区域淋巴结肿大

乳腺癌淋巴结转移最初多见于腋窝。患侧肿大淋巴结肿大最初为散在、少数、质硬、无痛、可活动的肿块,逐渐数量增多、粘连成团,甚至与皮肤粘连而固定,不易推动。大量癌细胞堵塞腋窝淋巴管可导致上肢淋巴水肿;胸骨旁淋巴结肿大,位置深,手术时才易被发现。晚期锁骨上淋巴结增大、变硬。少数出现对侧腋窝淋巴结转移。有少数乳腺癌患者仅表现为腋窝淋巴结肿大而摸不到乳腺肿块,称为隐匿性乳腺癌。

5.乳房疼痛

约 1/3 的乳腺癌患者伴有乳房疼痛,除癌肿直接侵犯神经外其他原因不明了,而且疼痛的强度与分期及病理类型等无明显相关性。

6.全身改变

血运转移至肺、骨、肝时,出现相应症状。如肺转移可出现胸痛、气急,骨转移可出现局部疼痛,肝转移可出现肝大、黄疸。

7.特殊乳腺癌表现

(1)炎性乳腺癌:少见,多发生于妊娠和哺乳期的年轻女性,发展迅速,转移快,预后极差。表现为:乳房增大,局部皮肤红、肿、热、痛,似急性炎症,开始时比较局限,迅速扩展到乳房大部分皮肤,皮肤发红、水肿、增厚、粗糙、表面温度升高。触诊时整个乳房肿大、发硬,无明显局限性肿块。

(2)乳头湿疹样乳腺癌(Paget 病):少见,恶性程度低,发展慢。发生在乳头区大乳管内,随病情进展发展到乳头。表现为:乳头刺痒、灼痛,湿疹样改变,慢慢出现乳头、乳晕脱屑、糜烂、瘙痒,进而形成溃疡,有时覆盖黄褐色鳞屑样痂皮,病变继续发展则乳头内陷、破损。淋巴转移晚,常被误诊为湿疹而延误治疗。

(五)辅助检查

1.钼靶 X 线

早期诊断乳腺癌的影像学诊断方法。适宜于 35 岁以上女性,每年 1 次。

2.B超检查

主要用于鉴别肿块的性质是囊性或实性。

3.MRI检查

近年来兴起,敏感性高,但是费用昂贵及特异性较低。浸润癌表现为形状不规则的星芒状、蟹足样阴影,与周围组织间分界不清,边缘有毛刺。

4.全身放射性核素扫描(ECT)

适用于骨转移可能性较大的乳腺癌患者。

5.三大常规(血常规、尿常规、血生化)、肝肾功能、凝血功能、心电图等检查

三大常规(血常规、尿常规、血生化)、肝肾功能、凝血功能、心电图等检查是判断患者能否耐受术后及后续治疗的重要参考指标。

6.乳腺肿瘤标志物的检测

有利于综合评价病情变化。

7.乳腺病灶活组织检查术

乳腺病灶活组织检查术是确诊的重要依据,在完成超声、钼靶和磁共振检查后进行。最常见的方法是B超定位下空芯穿刺,具有简便、快捷、准确的优点。穿刺前行普鲁卡因皮试,皮试阴性者才能接受穿刺术。

(六)治疗原则

以手术为主,辅以化学药物、放射、内分泌、生物治疗等综合治疗。

1.手术治疗

手术治疗是最根本的治疗方法。适应证为0、Ⅰ、Ⅱ期及部分Ⅲ期患者。已有远处转移、全身情况差、主要脏器有严重疾病不能耐受手术者属于手术禁忌。早年以局部切除及全乳房切除术治疗乳腺癌,但是治疗结果并不理想,随着手术方式不断演化,直至Fisher首次提出乳腺癌是一个全身性疾病,手术范围的扩大并不能降低死亡率,主张缩小手术范围,并加强术后综合辅助治疗。目前我国国内以改良根治术为主,国外推广保乳术,取得了良好效果,保乳术将成为未来我国乳腺癌手术发展的趋势。

(1)乳腺癌根治术:手术范围包括整个乳房、胸大肌、胸小肌、腋窝及锁骨下淋巴结。该术式可清除腋下组(胸小肌外侧)、腋中组(胸小肌深面)及腋上组(胸小肌内侧)三组淋巴结,手术创伤较大,现在已很少应用。

(2)乳腺癌扩大根治术:即在清除腋下、腋中、腋上三组淋巴结的基础上,同时切除胸廓内动、静脉及其周围的淋巴结(即胸骨旁淋巴结)。

(3)乳腺癌改良根治术:有两种术式。一种是保留胸大肌,切除胸小肌;一种是保留胸大、小肌。前者淋巴结清楚范围与根治术相仿,后者不能清除腋上组淋巴结。大量临床观察研究发现Ⅰ、Ⅱ期乳腺癌患者应用根治术与改良根治术的生存率无明显差异,且后者保留了胸肌,更易被患者接受,目前已成为常用术式。

(4)全乳房切除术:切除整个乳腺,包括腋尾部及胸大肌筋膜。该术式适宜于原位癌、微小癌及年迈体弱不易做改良根治术者。

(5)保留乳房的乳腺癌切除术:手术包括完整切除肿块及腋淋巴结清扫。肿块切除时要求

肿块周围包裹适量正常乳腺组织,确保切除标本的边缘无肿瘤细胞浸润。术后辅以放疗、化疗,全球范围内的大量临床随机对照试验证明,保乳术联合术后辅助治疗,与传统根治术或改良根治术相比,在总生存率上无统计学差异,现已被欧美国家广泛接受。

(6)前哨淋巴活检术:前哨淋巴是原发肿瘤发生淋巴结转移所必经的第一个淋巴结,通过前哨淋巴结活检,可以预测腋淋巴结是否转移的准确性已达 95%～98%。目前多采用注射染料和放射性核素作为前哨淋巴结活检的两种示踪剂,若活检为阴性,则可避免不必要的腋淋巴结清扫,进一步减少手术带来的并发症和上肢功能障碍。

(7)乳腺癌术后的乳房重建术:又称乳房再造术,指利用自身组织移植或乳房假体来重建因患乳房疾病行乳房切除术后的胸壁畸形和乳房缺损。乳房重建术根据重建的时间可分为一期重建和二期重建。一期重建术是指在实施乳腺癌根治术的同时进行乳房重建;二期重建是指患者乳腺癌切除术后 1～2 年,已完成术后放疗且无复发迹象者进行的乳房重建术。

关于手术方式的选择目前尚有分歧,但没有任何一种术式适用于所有情况的乳腺癌,手术方式选择还应根据病理分型、疾病分期、手术医生的习惯及辅助治疗的条件而定。总之,改良乳腺癌根治术是目前的应用较为广泛的术式,有胸骨旁淋巴结转移时行扩大根治术;晚期乳腺癌行乳腺癌姑息性切除。

2.化学药物治疗

(1)辅助化疗:乳腺癌是实体肿瘤中应用化疗最有效的肿瘤之一。化疗是必要的全身性辅助治疗方式,可降低术后复发率,提高生存率,一般在术后早期应用,采用联合化疗方式,治疗期以 6 个月左右为宜。常用方案有 CMF 方案(环磷酰胺、甲氨蝶呤、氟尿嘧啶)和 CEF 方案(环磷酰胺、表柔比星、氟尿嘧啶)。根据病情术后尽早用药,化疗前患者应无明显骨髓抑制,白细胞计数$>4×10^9$/L,血红蛋白>80 g/L,血小板计数$>50×10^9$/L。化疗期间定期检查肝、肾功能,每次化疗前查白细胞计数,若白细胞$<3×10^9$/L,应延长用药间隔时间。表柔比星的心脏毒性和骨髓抑制作用较多柔比星低,因而其应用更为广泛。尽管如此,仍应定期心电图检查。其他效果好的有紫杉醇、多西紫杉醇、长春瑞滨和卡培他滨等。

(2)新辅助化疗:多用于由于肿物过大或已经转移导致不能手术的Ⅲ期患者,通过化疗使肿物缩小。化疗方案同辅助化疗,疗程根据个人疗效而定。

3.内分泌疗法

乳腺是雌激素靶器官,癌肿细胞中雌激素受体(ER)含量高者,称激素依赖性肿瘤,对内分泌治疗有效;ER 含量低者,称激素非依赖型肿瘤,对内分泌治疗效果差。因此,针对乳腺癌患者还应测定雌激素受体和孕激素受体,以选择辅助治疗方案及判断预后。

(1)他莫昔芬:又名三苯氧胺,是内分泌治疗常用药物,可降低乳腺癌术后复发及转移,同时可减少对侧乳腺癌的发生率;适用于雌激素受体(ER)阳性的绝经妇女。他莫昔芬的用量为每日 20 mg,服用 5 年。该药的主要不良反应有潮热、恶心、呕吐、静脉栓塞形成、眼部不良反应、阴道干燥或分泌物增多。他莫昔芬的第二代药物是托瑞米芬(法乐通)。

(2)芳香化酶抑制剂(AI,如来曲唑等):新近发展的药物,能抑制肾上腺分泌的雄激素转变为雌激素过程中的芳香化环节,从而降低雌二醇,达到治疗乳腺癌的目的。适用于绝经后的患者,效果优于他莫昔芬,一般建议单独使用此类药物或他莫昔芬序贯芳香化酶抑制剂辅助治疗。目前临床上 AI 已代替他莫昔芬成为绝经后乳腺癌患者的一线治疗药物。

(3)卵巢去势治疗：包括药物、手术或放射去势，目前临床少用。

4.放疗

可在术前、术后采用，是乳腺癌局部治疗的手段之一。术前杀灭癌肿周围癌细胞，术后减少扩散及复发，提高 5 年生存率。一般在术后 2～3 周，在锁骨上、胸骨旁以及腋窝等区域进行照射。此外，骨转移灶及局部复发灶照射，可缓解症状。在保乳术后，放疗是重要组成部分；单纯乳房切除术后根据患者具体情况而定；根治术后一般不做常规放疗，但对于高危复发患者，放疗可降低局部复发率。

5.生物治疗

(1)曲妥珠单抗：近年来临床上推广应用的注射液，系通过转基因技术，对 C-erB-2 过度表达的乳腺癌患者有一定效果。对于 HER2 基因扩增或过度表达的乳腺癌患者，曲妥珠单抗联合化疗的疗效显著优于单用化疗。

(2)拉帕替尼：是一种口服的小分子表皮生长因子酪氨酸激酶抑制剂，与曲妥珠单抗无交叉耐药，与其不同的是能够透过血-脑屏障，对乳腺癌脑转移有一定的治疗作用。

(3)贝伐单抗：是一种针对血管内皮生长因子的重组人源化单克隆抗体，联合其他化疗药物是晚期转移性乳腺癌的标准治疗方案之一。

二、护理评估

(一)一般评估

1.生命体征(T、P、R、BP)

乳腺癌患者乳房皮肤破溃有发炎感染者可有体温升高，癌肿深入浸润侵及肺部时可有呼吸加快。术后由于麻醉剂的作用或卧床太久没有活动，评估患者是否有短暂性的血压降低。术后 3 天内患者可出现手术吸收热，一般不超过 38.5 ℃，高热时可有脉搏、呼吸加快。

2.患者主诉

(1)现病史：是否触及肿块，肿块发生时间、增长速度，随月经周期肿块大小有无变化，有无乳头溢液及乳头溢液的性质、治疗情况；有无疼痛，疼痛的位置、程度、性质、持续时间；有无高血压、糖尿病等其他系统的疾病。

(2)过去史。了解患者的月经及婚育情况：初潮年龄、初产年龄、绝经年龄、月经周期、怀孕及生育次数，是否哺乳；绝经后是否应用激素替代疗法，是否患子宫及甲状腺功能性疾病。

(3)家族史：家族中是否有恶性肿瘤尤其是乳腺癌的患者。

(4)心理社会史：了解患者有无遇到社会心理应激(如夫妻关系不和、离异、丧偶、重大事故)，是否长期心理压抑。

(5)日常生活习惯：有无高脂、高糖、高热量饮食习惯，有无长期饮酒，有无长期使用激素类美容化妆品或药物。

(6)有无过敏史。

3.相关记录

术后记录每日引流液的量、色、性质。心电监护患者的血压、脉搏、呼吸、血氧饱和度。

(二)身体评估

1.术前一般情况

有无高血压、糖尿病、脑血管史等其他系统疾病,近期有无服用阿司匹林等药物,入院后睡眠情况。

2.术前专科情况

(1)检查方法。

1)视诊。面对镜子,两手叉腰,观察乳房的外形,然后将双臂高举过头,仔细观察:①两侧乳房的大小、形状、高低是否对称,如有差异,需询问是先天发育异常还是近期发生的或渐进性发生的;②乳房皮肤有无红肿、皮疹、皮肤褶皱、橘皮样改变、浅表静脉扩张等异常;③观察乳头是否在同一水平上,是否有抬高、回缩、凹陷,有无异常分泌物自乳头溢出,乳晕颜色是否有改变。

2)触诊。①触诊乳房:仰卧,先查健侧,再查患侧。检查侧的手臂高举过头,在检查侧肩下垫一小枕头,使乳房变平。然后将对侧手四指并拢,用指端掌面检查乳房各部位是否有肿块或其他变化。依次从乳房外上、外下、内下、内上象限及中央区做全面检查。上至锁骨,下到肋弓边缘,内侧到胸骨旁,外侧到腋中线。然后用同样方法检查对侧乳房,最后用拇指和食指轻轻挤捏乳头,观察有无乳头溢液。注意腋窝有无肿块,对较小或深部的病灶,可再用指尖进行触诊。②触诊腋窝淋巴结:患者取坐位,检查右侧腋下时,以右手托住患者右臂,使胸大肌松弛,用左手自胸壁外侧向腋顶部、胸肌外侧及肩胛下逐步触诊,如触及肿大淋巴结,注意其部位、大小、形状、数量、硬度、表面是否光滑、有无压痛、边界是否清楚以及活动度:与周围组织间及淋巴结间有无粘连。检查左侧腋下时,方法同前。检查锁骨上淋巴结时可站在患者背后,乳腺癌锁骨上淋巴结转移多发生于胸锁乳突肌锁骨头外侧缘处,检查时可沿锁骨上和胸锁乳突肌外缘向左右和上下触诊,如触及肿大淋巴结,记录其特点。

(2)检查的内容:①肿块的大小、部位、形状、数量、质地、表面光滑度、有无压痛、与周围组织是否粘连、边界是否清楚及活动度;②乳房外形有无改变,双侧是否对称,乳头有无抬高、内陷,皮肤有无橘皮样改变,有无破溃,血性分泌物是否恶臭;③是否有乳头溢液,分泌物性质、量、气味等;④是否有腋窝淋巴结肿大,淋巴结肿大早期为散在、质硬、无痛,可以推动结节,后期则互相粘连融合,甚至与皮肤或深部组织粘连。

3.术后身体评估

(1)术后评估患者生命体征、意识状态、精神状态,有无烦躁、面色苍白、皮肤湿冷、呼吸急促、脉快等异常表现。评估患者的早期下床活动能力,有无直立性低血压,四肢活动能力如何。评估患者疼痛的部位、性质、评分、持续时间、伴随症状。评估患者拔除尿管后有无尿潴留。

(2)评估患肢水肿的程度:根据水肿的范围和程度可分为三度。Ⅰ度:上臂体积增加<10%,一般不明显,肉眼不易观察出,多发生在上臂近段内后区域;Ⅱ度:上臂体积增加为10%~80%,肿胀明显,但一般不影响上肢活动;Ⅲ度:上臂体积增加>80%,肿胀显著,累及范围广,可影响整个上肢,并有严重的上肢活动障碍。可对比健侧与患侧上肢是否相同,测量不同点的臂围,手指按压。

(三)心理-社会评估

入院后当患者被确诊为乳腺癌时,常表现为怀疑、不接受现实、焦虑,甚至恐惧。充分了解患者对疾病认识情况,是否接受手术。了解患者对疾病预后、拟采取手术方案及手术后康复知识的了解程度。了解患者家属的心理状态、家庭对手术的经济承受能力。术后评估患者对自身形象的接受度,是否有抑郁表现,能否良好适应自身的变化。

(四)辅助检查阳性结果评估

1.乳腺钼靶检查

临床上主要采用 BI-RADS 分期,世界上权威的钼靶检查报告分期标准为:

BI-RADS 0 级:需要结合其他检查。

BI-RADS 1 级:阴性。

BI-RADS 2 级:良性。

BI-RADS 3 级:良性可能,需短期随访。

BI-RADS 4 级:可疑恶性,建议活检。

4A:低度可疑。

4B:中度可疑。

4C:高度可疑但不确定。

BI-RADS 5 级:高度恶性。

BI-RADS 6 级:已经病理证实恶性。

2.三大常规

(1)血常规:白细胞和中性粒细胞是判断有无感染的基本指标;血红蛋白指数是贫血的诊断依据;血小板是判断凝血功能的重要因素。

(2)尿常规:判断有无泌尿系统感染。

(3)生化检查:检查肝肾功能是否正常。

(五)治疗效果的评估

1.非手术治疗评估要点

(1)评估接受新辅助化疗患者的乳房肿块有无缩小或变大。

(2)化疗患者的评估要点:有无肝肾功能不正常;有无出血性膀胱炎;有无贫血或白细胞过低;心电图检查有无异常;有无大量呕吐导致电解质紊乱,是否需要补液;有无化疗药过敏反应的发生,如胸闷、呼吸急促。

(3)放疗患者的评估要点:患者有无贫血或白细胞过低;放疗区域皮肤有无发红、皮疹。

2.手术治疗评估要点

评估患者手术后患肢水肿的程度、切口愈合情况、有无患侧上肢活动障碍、有无自我形象紊乱。

三、主要护理诊断(问题)

(一)焦虑恐惧

与不适应住院环境,担心预后、手术影响女性形象及今后家庭、工作有关。

（二）有组织完整性受损的危险

与留置引流管、患侧上肢淋巴引流不畅有关。

（三）知识缺乏

与缺乏术前准备、术后注意事项、术后康复锻炼的知识有关。

（四）睡眠障碍

与不适应环境改变及担心手术有关。

（五）皮肤完整性受损

与手术有关。

（六）身体活动障碍

与手术影响患者活动有关。

（七）自我形象紊乱

与乳房或邻近组织切除及瘢痕形成有关。

（八）潜在并发症

皮下积液、皮瓣坏死、上肢水肿。

四、主要护理措施

（一）正确对待手术引起的自我形象改变

1.作好患者的心理护理

向患者和家属耐心解释手术的必要性和重要性,鼓励患者表达自己的想法与感受,介绍相同经历的已重塑自我形象的病友与之交流。告知患者今后行乳房重建的可能,鼓励其战胜疾病的信心。

2.取得其配偶的理解和支持

对已婚患者,同时对其配偶进行心理辅导,鼓励夫妻双方坦诚交流,使配偶理解关心其术后身体状况,接受身体形象的改变。

（二）术前护理

1.心理护理

护理人员关注患者的心理状态,从入院起即作好宣教工作,减轻环境不适应带来的焦虑,随之给予各项检查及治疗的宣教及解释。认识乳腺癌患者确诊后的心理历程,针对性的给予心理疏导。允许并鼓励患者参与到自身基本治疗方式的选择,以符合患者的社会地位、经济情况、文化水平、家庭关系及个人隐私方面的需求,使患者达到心理平衡。可让术后恢复患者现身讲解,解除顾虑,使患者得到全方位的心理支持,树立战胜疾病的信心,提高应对技巧和生活质量。

2.完善术前准备

(1)作好术前检查的有关宣教,满足患者了解疾病相关知识的需求。

(2)术前作好皮肤准备,剃去腋毛,以便于术中淋巴结清扫。对手术范围大、需要植皮的患者,除常规备皮外,同时作好供皮区(如腹部或同侧大腿)的皮肤准备。

(3)乳房皮肤破溃者,术前每天换药至创面好转。

(4)乳头凹陷者,应提起乳头,以松节油擦干净,再以 75％乙醇溶液擦洗。

（5）术前教会患者腹式呼吸、咳痰、变换体位及床上大小便的具体方法，手术晨留置尿管。

（6）从术前 8～12 小时开始禁食、禁水，以防因麻醉或手术过程中的呕吐而引起窒息或吸入性肺炎。

（7）手术晨全面检查术前准备情况，测量生命体征，若发现患者有体温、血压升高或女性患者月经来潮时，及时通知医生，必要时延期手术。

（8）乳腺肿瘤如继发感染、破溃或出血。应给予抗感染和消炎止血治疗，在局部炎症水肿消退、皮肤状况好转后再手术。

（9）对于哺乳期患者应采用药物断奶回乳，以免术后发生乳瘘。

（三）术后护理

1.体位及饮食的护理

全麻或硬膜外麻醉后术后 6 小时内去枕平卧位，禁食禁水，头偏一侧，注意防止直立性低血压、呕吐及误吸。6 小时后，若患者生命体征平稳，可取半卧位或平卧位，保持患肢自然内收。术后 6 小时后，先试饮少量水，无不适后，可进流质饮食，少量多餐，次日可进高热量、高蛋白的普食。

2.病情观察

术后连续 6 小时，每 1 小时测体温、脉搏、呼吸、血压，并观察患者精神状态，心电监护患者需记录每小时血氧饱和度。注意观察呼吸，有胸闷、呼吸困难时，注意是否伴发气胸，必要时进行胸部 X 线检查。其他导致呼吸困难的因素有胸带过紧、体位。观察患者精神状态，有无烦躁、面色苍白、皮肤湿冷、呼吸急促、脉快等异常表现和由于出血而导致的休克和窒息。观察敷料是否固定完好及渗血情况。

3.疼痛护理

倾听患者疼痛的感受、部位、发生时间，判断疼痛的强度、阵发性还是持续性，有心血管疾病和心脏疾病的患者注意其伤口疼痛与心绞痛区分。严密观察患者的疼痛情况，判断产生的原因是心理作用、伤口导致、体位压迫还是其他疾病伴发。指导患者疼痛时避免下床活动，学会分散注意力，给予患者疾病相关的知识宣教，告知避免患肢长时间下垂，肩关节制动。按医嘱指导患者正确用药，观察药物疗效和不良反应。

4.加强伤口护理

（1）注意伤口敷料情况，用胸带加压包扎，使皮瓣与胸壁贴合紧密，注意松紧度以容纳一手指、能维持正常血运、不影响患者呼吸为宜。

（2）观察患侧上肢远端血运循环情况，若手指发麻、皮肤发绀、皮温下降、脉搏摸不清，提示腋窝部血管受压，应及时调整绷带松紧度。

（3）绷带加压包扎一般维持 7～10 日，包扎期间告知患者不能自行松紧绷带，瘙痒时不能将手指伸入敷料下抓挠。若绷带松脱，及时重新加压包扎。观察切口敷料渗血、渗液情况，并记录。

5.作好引流管的护理

（1）作好宣教：引流管贴明标识，告知患者及家属引流管放置的目的是及时引流皮瓣下的渗血、渗液和积气，使皮瓣紧贴创面，促进皮瓣愈合。翻身及下床活动时防止引流管扭曲、折叠和受压。告知患者不要急于想要拔掉引流管,引流管放置时间一般在 2 周左右,连续 3 天每日引流量小于 10 mL,创面与皮肤紧贴,手指按压伤口周围皮肤无空虚感,即可考虑拔管。

(2)维持有效负压:注意负压引流管连接固定,负压维持在 200～400 mmHg,保持有效负压及引流管通畅。护士在更换引流瓶时发现局部积液、皮瓣不能紧贴胸壁且有波动感,报告医生及时处理。

(3)加强观察:注意引流液的量、色、性质并记录。术后 1～2 日,每日引流血性液约 50～200 mL,以后逐渐颜色变淡、减少。若术后短时间内引流出大量鲜红色液体(>100 mL/h)或24 小时引流量>500 mL,则为活动性出血,需及时通知医生,并遵医嘱处理。随时观察引流管是否通畅、固定,防止患者下床时引流管扭曲打折,保证有效引流。观察患者术后拔除尿管后能否顺利排尿,术后 6 小时仍未排尿者需判断有无尿潴留。观察患者术后能否顺利排便,术后 3～5 天患者仍未排便,观察有无腹胀。

6.指导患者做上肢功能锻炼

(1)告知功能锻炼的目的:术后进行适时、适当地功能锻炼有利于术后上肢静脉回流,预防上肢水肿。同时又减少瘢痕挛缩的发生,促进患侧上肢功能恢复及自理能力的重建,增强患者恢复的信心,提高生活质量。

(2)功能锻炼的时机与方法:乳腺癌术后过早、过大范围进行患侧上肢和胸部活动,会影响切口愈合,并且会显著增加创面渗血量,容易出现皮瓣坏死和积液。但如果活动过晚、活动范围不够,又会影响上肢的运动功能,容易造成肌力下降和活动范围受限。妥善掌握活动的时机和限度,目前普遍推荐,术后早期肩部适当制动,外展、前伸和后伸动作范围都不应超过 40°,内旋和外旋动作不受限制。待伤口逐渐愈合,逐步增加活动的量和范围。术后手、腕部、前臂、肘部活动不受限制。依据患者所处的不同术后康复阶段,指导其相应的功能锻炼:术后 24 小时患肢内收、制动,只做手关节、腕关节、肘关节的屈曲、伸展运动,避免患肢外展、上举。术后24 小时鼓励患者早期下床活动,渐进式床上坐起、床边坐位、床边站立各 30 秒,无头晕不适后,可在床旁适当活动。引流管拔除后开始肩部活动,循序渐进地增加强度与频率来锻炼肩关节的前摆、后伸,逐步尝试用患肢刷牙、梳头、洗脸等。同时每天开始进行手指爬墙运动。待伤口愈合拆线后,患肢逐渐外展联系,鼓励患者结合之前的锻炼内容学习康复操,全方位活动锻炼患肢关节。

(3)注意事项:①正确进行功能锻炼,遵循循序渐进的原则,逐步活动手、腕、肘、肩部关节;②不可动作过大,也不可惧怕疼痛不敢运动,以不感到疼痛为宜;③早期下床活动时,不可用患肢撑床,防止家属用力扶患肢,以免造成腋窝皮瓣滑动影响愈合;④若出现腋下积液,应延迟肩关节活动时间,减少活动量,待伤口愈合,积液消失,再开始锻炼计划。

7.患肢水肿的护理

(1)原因:患侧上肢肿胀主要与患侧淋巴结切除后上肢淋巴回流不畅、上肢静脉回流不畅有关,此外局部积液或感染等也会导致患肢肿胀。淋巴回流不畅引起的水肿通常发生在 1～2 个月甚至数月后,静脉回流不畅则在术后短时间内出现。

(2)避免患肢肿胀的措施:①术后用一软枕垫高患肢,使之高于心脏 10～15 cm,直至伤口愈合拆线;②严禁在患侧测血压、静脉输液、注射、抽血、提重物等,以免回流障碍引起水肿;

③术后 24 小时开始进行适当的功能锻炼;④向心性局部按摩:让患者抬高患肢,按摩者用双手扣成环形自腕部向肩部用一定压力推移,每次 15 分钟以上,一天 3 次;⑤局部感染者,及时应用抗生素治疗。

8.化疗护理

(1)告知化疗期间的注意事项:①保持情绪稳定,不必过度紧张,化疗反应(如静脉炎、恶心、呕吐、白细胞减少、脱发等)在化疗结束后逐渐恢复,不必过于担心。②注意口腔卫生,饭后刷牙漱口,保持口腔清洁。③化疗会引起恶心、呕吐、食欲减退、便秘、腹泻等不良反应。化疗期间饮食宜清淡,少食多餐,呕吐严重者需进行补液。④保证每日摄入水量在 2000 mL 左右。

(2)化疗药物不良反应的护理:①使用蒽环类药物会影响到肝功能,用药后 1～2 天可出现尿液呈红色,患者不必过度紧张,此现象可自行消退。②烷化类药物,大量静滴时可导致出血性膀胱炎,发生率不到 1%,表现为肉眼血尿,用药期间需大量饮水,出现血尿要及时告知医护人员。③紫杉类药物,使用前需进行糖皮质激素(如地塞米松)预处理,以预防过敏反应和液体潴留。

(3)化疗所致骨髓抑制的观察和感染的预防:①保持室内空气流通。②告知患者定期检测血常规。③告知患者预防交叉感染,不到人多的地方去,外出时戴口罩、勤洗手。④白细胞计数<$1.0×10^9$/L 的患者应保护性隔离,必要时遵医嘱使用升白细胞药物。⑤患者出院后一旦发生不明原因发热,及时就诊。

(4)化疗静脉通道的护理:为了顺利完成化疗,患者一般需要接受经外周静脉置入中心静脉导管,作好导管的维护和患者的宣教。

(5)饮食护理:化疗药物有明显的胃肠道反应,影响食欲,甚至呕吐剧烈,化疗前应用有效止吐护胃药,指导患者化疗前进食高蛋白饮食,不可过饱或空腹进行化疗,容易引起呕吐或严重的胃肠道不适,化疗结束 1 小时后可正常进食。化疗期间多进食含维生素及碳水化合物食物,如西红柿、胡萝卜等蔬菜水果和新鲜果汁。腹泻者给予香蕉等含钠、钾食物,少食豆类、牛奶等产气食物。

(四)健康教育

(1)术后近期避免患肢提取重物,继续进行功能锻炼。

(2)术后 5 年内尽量避免妊娠,因为妊娠可加重患者及其家属的精神压力和经济上的双重负担。避孕不宜使用激素类避孕药,以免刺激癌细胞生长;可使用避孕套、上环等方法或请教妇科医生。

(3)放疗及化疗的自我护理:放疗期间注意保护皮肤,出现放射性皮炎时及时就诊。化疗期间应定期检查肝、肾功能,每次化疗前 1 天或当天查白细胞计数,化疗后 5～7 天复查白细胞计数,若白细胞<$3×10^9$/L,需及时就诊。放化疗期间应少去公共场所,以减少感染机会;加强营养,多食高蛋白、高维生素、低脂肪的食物,以增强机体抵抗力,饮食要均衡,不宜过多忌口。

(4)提供患者改善形象的方法:介绍假体的作用和应用;可通过佩戴合适的假发、义乳改善自我形象;根治术后 3 个月可行乳房再造术,但有肿瘤转移或乳腺炎者禁忌;避免衣着过度紧身。

(5)饮食指导:①术后一般不必忌口,但对某些含有雌激素成分的食品或保健品,如蜂乳、阿胶等应少食;②限制脂肪含量高,特别是动物性脂肪含量高的食物,尽量选择脱脂牛奶,避免油炸或其他脂肪含量高的食物;③选择富含各种蔬菜、水果和豆类的植物性膳食,并多食用粗加工的谷类;④建议不饮酒,尤其禁饮烈性酒类;⑤控制肉的摄入量,特别是红肉,最好选择鱼、禽肉取代红肉(牛、羊、猪肉);⑥限制腌制食物和食盐摄入量;⑦避免食用被真菌毒素污染而在室温长期储藏的食物;⑧少喝咖啡,因其含有较高的咖啡因,可促使乳腺增生;⑨注意均衡饮食,适当的体力活动,避免体重过重。

(6)告知患者乳房自检的正确方法和时间。乳房自检应经常进行,20岁以上女性每月自检一次,一般在月经干净后5~7天左右。此时雌激素对乳腺的影响最小,乳腺处于相对静止状态,容易发现病变。对于已绝经妇女,检查时间可固定于每月的某一天。40岁以上的妇女、乳腺癌术后的患者每年行钼靶X线摄片检查,以便早期发现乳腺癌或乳腺癌复发征象。

(7)正确面对术后性生活:性生活是人类最基本的生理和心理需求。特别是年轻的乳腺癌患者术后,由于手术瘢痕、脱发等对于性及生殖方面会产生一系列问题,甚至认为自己不再是一个完整的女性,对性表达失去信心,同时配偶因担心性生活会影响对方的康复,甚至担心可能因此病情恶化,也对性避而不谈。事实上,单纯从乳房的手术或者放疗的角度而言,并不会降低女性的性欲,也不会影响性生活时的身心反应。同时,正常的性生活也对预防疾病的复发有很大益处。

(8)患侧肢体的护理:教会患者患侧肢体功能锻炼的方法,强调锻炼的必要性及重要性,术后1年如上肢功能障碍不能恢复,以后就很难再恢复正常。锻炼要循序渐进,不能急于求成,贵在坚持。

五、护理效果评估

(1)患者情绪稳定,有充足的睡眠时间,积极配合医疗护理工作。

(2)患者手术前满足营养需要,增强机体免疫力、耐受力。

(3)患者充分作好术前准备,使术后并发症的危险降到最低限度。

(4)患者未出现感染、窒息等并发症,或能够及时发现并发症,并积极地预防与处理。手术创面愈合良好、患侧上肢肿胀减轻或消失。

(5)患者能自主应对自我形象的变化。

(6)患者能表现出良好的生活适应能力,建立自理意识。

(7)患者能注意保护患侧手臂,并正确进行功能锻炼。

(8)患者能复述术后恢复期的注意事项,并能正确进行乳房自我检查。

第五节 肠梗阻

肠腔内容物不能正常运行或通过肠道发生障碍时,称为肠梗阻,是外科常见的急腹症之一。

一、疾病概要

(一)病因和分类

1.按梗阻发生的原因分类

(1)机械性肠梗阻:最常见,是由各种原因引起的肠腔变窄、肠内容物通过障碍。主要原因:①肠腔堵塞,如寄生虫、粪块、异物等。②肠管受压,如粘连带压迫、肠扭转、嵌顿性疝等。③肠壁病变,如先天性肠道闭锁、狭窄、肿瘤等。

(2)动力性肠梗阻:较机械性肠梗阻少见。肠管本身无病变,梗阻原因是神经反射和毒素刺激引起肠壁功能紊乱,致肠内容物不能正常运行。可分为:①麻痹性肠梗阻,常见于急性弥散性腹膜炎、腹部大手术、腹膜后血肿或感染等。②痉挛性肠梗阻,由于肠壁肌肉异常收缩所致,常见于急性肠炎或慢性铅中毒。

(3)血运性肠梗阻:较少见。由于肠系膜血管栓塞或血栓形成,使肠管血运障碍,继而发生肠麻痹,肠内容物不能通过。

2.按肠管血运有无障碍分类

(1)单纯性肠梗阻:无肠管血运障碍。

(2)绞窄性肠梗阻:有肠管血运障碍。

3.按梗阻发生的部位分类

高位性肠梗阻(空肠上段)和低位性肠梗阻(回肠末段和结肠)。

4.按梗阻的程度分类

完全性肠梗阻(肠内容物完全不能通过)和不完全性肠梗阻(肠内容物部分可通过)。

5.按梗阻病情的缓急分类

急性肠梗阻和慢性肠梗阻。

(二)病理生理

1.肠管局部的病理生理变化

(1)肠蠕动增强:单纯性机械性肠梗阻,梗阻以上的肠蠕动增强,以克服肠内容物通过的障碍。

(2)肠管膨胀:肠腔内积气、积液所致。

(3)肠壁充血水肿、血运障碍,严重时可导致坏死和穿孔。

2.全身性病理生理变化

(1)体液丢失和电解质、酸碱平衡失调。

(2)全身性感染和毒血症,甚至发生感染中毒性休克。

(3)呼吸和循环功能障碍。

(三)临床表现

1.症状

(1)腹痛:单纯性机械性肠梗阻的特点是阵发性腹部绞痛;绞窄性肠梗阻表现为持续性剧烈腹痛伴阵发性加剧;麻痹性肠梗阻呈持续性胀痛。

(2)呕吐:早期常为反射性,呕吐胃内容物,随后因梗阻部位不同,呕吐的性质各异。高位肠梗阻呕吐出现早且频繁,呕吐物主要为胃液、十二指肠液、胆汁;低位肠梗阻呕吐出现晚,呕吐物常为粪样物;若呕吐物为血性或棕褐色,常提示肠管有血运障碍;麻痹性肠梗阻呕吐多为溢出性。

(3)腹胀:高位肠梗阻,腹胀不明显;低位肠梗阻及麻痹性肠梗阻则腹胀明显。

(4)停止肛门排气排便:完全性肠梗阻时,患者多停止排气、排便,但在梗阻早期,梗阻以下肠管内尚存的气体或粪便仍可排出。

2.体征

(1)腹部:视诊,单纯性机械性肠梗阻可见腹胀、肠型和异常蠕动波,肠扭转时腹胀多不对称;触诊,单纯性肠梗阻可有轻度压痛但无腹膜刺激征,绞窄性肠梗阻可有固定压痛和腹膜刺激征;叩诊,绞窄性肠梗阻时腹腔有渗液,可有移动性浊音;听诊,机械性肠梗阻肠鸣音亢进,可闻及气过水声或金属音,麻痹性肠梗阻肠鸣音减弱或消失。

(2)全身:单纯性肠梗阻早期多无明显全身性改变,梗阻晚期可有口唇干燥、眼窝凹陷、皮肤弹性差、尿少等脱水征。严重脱水或绞窄性肠梗阻时,可出现脉搏细速、血压下降、面色苍白、四肢发冷等中毒和休克征象。

3.辅助检查

(1)实验室检查:肠梗阻晚期,血红蛋白和血细胞比容升高,并有水、电解质及酸碱平衡失调。绞窄性肠梗阻时,白细胞计数和中性粒细胞比例明显升高。

(2)X线检查:一般在肠梗阻发生4~6小时后,立位或侧卧位X线平片可见肠胀气及多个液气平面。

(四)治疗原则

1.一般治疗

(1)禁食。

(2)胃肠减压:是治疗肠梗阻的重要措施之一。通过胃肠减压,吸出胃肠道内的气体和液体,从而减轻腹胀、降低肠腔内压力,改善肠壁血运,减少肠腔内的细菌和毒素。

(3)纠正水、电解质及酸碱平衡失调。

(4)防治感染和中毒。

(5)其他:对症治疗。

2.解除梗阻

解除梗阻分为非手术治疗和手术治疗两大类。

(五)常见几种肠梗阻

1.粘连性肠梗阻

粘连性肠梗阻是肠粘连或肠管被粘连带压迫所致的肠梗阻,较为常见。主要由于腹部手术、炎症、创伤、出血、异物等所致。以小肠梗阻为多见,多为单纯性不完全性梗阻。粘连性肠梗阻多采取非手术治疗,如无效或发生绞窄性肠梗阻时应及时手术治疗。

2.肠扭转

肠扭转是指一段肠管沿其系膜长轴旋转而形成的闭襻性肠梗阻,常发生于小肠,其次是乙状结肠。①小肠扭转:多见于青壮年,常在饱餐后立即进行剧烈活动时发病。表现为突发腹部绞痛,呈持续性伴阵发性加剧,呕吐频繁,腹胀不明显。②乙状结肠扭转:多见于老年人,常有便秘习惯,表现为腹部绞痛,明显腹胀,呕吐不明显。肠扭转是较严重的机械性肠梗阻,可在短时间内发生肠绞窄、坏死,一经诊断,应急症手术治疗。

3.肠套叠

肠套叠是指一段肠管套入与其相连的肠管内,以回结肠型(回肠末端套入结肠)最多见。

肠套叠多见于2岁以下婴幼儿。典型表现为阵发性腹痛、果酱样血便和腊肠样肿块(多位于右上腹),右下腹触诊有空虚感。X线空气或钡剂灌肠显示空气或钡剂在结肠内受阻,梗阻端的钡剂影像呈"杯口状"或"弹簧状"阴影。早期肠套叠可试行空气灌肠复位,无效者或病期超过48小时,怀疑有肠坏死或肠穿孔者,应行手术治疗。

4.蛔虫性肠梗阻

由于蛔虫聚集成团并刺激肠管痉挛致肠腔堵塞,多见于2～10岁儿童,驱虫不当常为诱因。主要表现为阵发性脐部周围腹痛,伴呕吐,腹胀不明显。部分患者腹部可触及变形、变位的条索状团块。少数患者可并发肠扭转或肠壁坏死穿孔,蛔虫进入腹腔引起腹膜炎。单纯性蛔虫堵塞多采用非手术治疗,包括解痉止痛、禁食、酌情胃肠减压、输液、口服植物油驱虫等,若无效或并发肠扭转、腹膜炎时,应行手术取虫。

二、护理诊断/问题

(一)疼痛

疼痛与肠内容物不能正常运行或通过障碍有关。

(二)体液不足

体液不足与呕吐、禁食、胃肠减压、肠腔积液有关。

(三)潜在并发症

肠坏死、腹腔感染、休克。

三、护理措施

(一)非手术治疗的护理

(1)饮食:禁食,梗阻缓解12小时后可进少量流质饮食,忌甜食和牛奶;48小时后可进半流食。

(2)胃肠减压,作好相关护理。

(3)体位:生命体征稳定者可取半卧位。

(4)解痉挛、止痛:若无肠绞窄或肠麻痹,可用阿托品解除痉挛、缓解疼痛,禁用吗啡类止痛药,以免掩盖病情。

(5)输液:纠正水、电解质和酸碱失衡,记录24小时出入液量。

(6)防治感染和中毒:遵照医嘱应用抗生素。

(7)严密观察病情变化:出现下列情况时应考虑有绞窄性肠梗阻的可能,应及早采取手术治疗。①腹痛发作急骤,为持续性剧烈疼痛,或在阵发性加重之间仍有持续性腹痛,肠鸣音可不亢进。②早期出现休克。③呕吐早、剧烈而频繁。④腹胀不对称,腹部有局部隆起或触及有压痛的包块。⑤明显的腹膜刺激征,体温升高、脉快、白细胞计数和中性粒细胞比例增高。⑥呕吐物、胃肠减压抽出液、肛门排出物为血性或腹腔穿刺抽出血性液。⑦腹部X线检查可见孤立、固定的肠襻。⑧经积极非手术治疗后症状、体征无明显改善者。

(二)手术前后的护理

1.术前准备

除上述非手术护理措施外,按腹部外科常规行术前准备。

2.术后护理

(1)病情观察,观察患者生命体征、腹部症状和体征的变化,伤口敷料及引流情况,及早发现术后并发症。

(2)卧位,麻醉清醒、血压平稳后取半卧位。

(3)禁食、胃肠减压,待排气后,逐步恢复饮食。

(4)防止感染,遵照医嘱应用抗生素。

(5)鼓励患者早期活动。

第六节　急性阑尾炎

急性阑尾炎是外科最常见的急腹症之一,多发生于青年人,男性发病率高于女性。

一、病因、病理

(一)病因

1.阑尾管腔梗阻

阑尾管腔梗阻是引起急性阑尾炎最常见的病因。阑尾管腔细长,开口较小,容易被食物残渣、粪石、蛔虫等阻塞而引起管腔梗阻。

2.细菌入侵

阑尾内存有大量大肠杆菌和厌氧菌,当阑尾管腔阻塞后,细菌繁殖并产生毒素,损伤黏膜上皮,细菌经溃疡面侵入阑尾引起感染。

3.胃肠道疾病的影响

急性肠炎、血吸虫病等可直接蔓延至阑尾或引起阑尾管壁肌肉痉挛,使管壁血运障碍而致炎症。

(二)病理

根据急性阑尾炎发病过程的病理解剖学变化,可分为急性单纯性阑尾炎、急性化脓性阑尾炎、坏疽性及穿孔性阑尾炎、阑尾周围脓肿四种病理类型。

急性阑尾炎的转归取决于机体的抵抗力和治疗是否及时,可有炎症消退、炎症局限化、炎症扩散三种转归。

二、临床表现

(一)症状

1.腹痛

典型症状是转移性右下腹痛。因初期炎症仅限于阑尾黏膜或黏膜下层,由内脏神经反射引起上腹或脐部周围疼痛,范围较弥散。当炎症波及浆膜层和壁腹膜时,刺激了躯体神经,疼痛固定于右下腹。单纯性阑尾炎的腹痛程度较轻,化脓性及坏疽性阑尾炎的腹痛程度较重。当阑尾穿孔时,腹痛可减轻,因阑尾管腔内的压力骤减,但随着腹膜炎的出现,腹痛可继续加重。

2.胃肠道症状

早期可有轻度恶心、呕吐,部分患者可发生腹泻或便秘。盆腔阑尾炎时,炎症刺激直肠和膀胱,引起里急后重和排尿痛。

3.全身症状

早期有乏力、头痛,炎症发展时,可出现脉快、发热等,体温多在 38 ℃内。坏疽性阑尾炎时,出现寒战、体温明显升高。若发生门静脉炎,可出现寒战、高热和轻度黄疸。

(二)体征

1.右下腹固定压痛

右下腹固定压痛是急性阑尾炎最重要的体征。腹部压痛点常位于麦氏点。

2.反跳痛和腹肌紧张

提示阑尾已化脓、坏死或即将穿孔。

三、辅助检查

(1)腰大肌试验:若为阳性,提示阑尾位于盲肠后位贴近腰大肌。

(2)结肠充气试验:若为阳性,表示阑尾已有急性炎症。

(3)闭孔内肌试验:若为阳性,提示阑尾位置靠近闭孔内肌。

(4)直肠指诊:直肠右前方有触痛者,提示盆腔位置阑尾炎。若触及痛性肿块,提示盆腔脓肿。

四、治疗原则

急性阑尾炎诊断明确后应尽早行阑尾切除术。部分急性单纯性阑尾炎,可经非手术治疗而获得痊愈;阑尾周围脓肿,先行非手术治疗,待肿块缩小局限、体温正常,3 个月后再行阑尾切除术。

五、护理诊断/问题

(1)疼痛:与阑尾炎症、手术创伤有关。

(2)体温过高:与化脓性感染有关。

(3)潜在并发症:急性腹膜炎、感染性休克、腹腔脓肿、门静脉炎。

(4)潜在术后并发症:腹腔出血、切口感染、腹腔脓肿、粘连性肠梗阻。

六、护理措施

(一)非手术治疗的护理

(1)取半卧位。

(2)饮食和输液:流质饮食或禁食,禁食期间作好静脉输液的护理。

(3)控制感染:应用抗生素。

(4)严密观察病情:观察患者的生命体征、精神状态、腹部症状和体征、白细胞计数及中性粒细胞比例的变化。

(二)术后护理

1.体位

血压平稳后取半卧位。

2.饮食

术后1～2天胃肠蠕动恢复、肛门排气后可进流食,如无不适可改半流食,术后3～4天可进软质普食。

3.早期活动

轻症患者术后当天麻醉反应消失后,即可下床活动,以促进肠蠕动的恢复,防止肠粘连的发生。重症患者应在床上多翻身、活动四肢,待病情稳定后,及早下床活动。

4.并发症的观察和护理

(1)腹腔内出血:常发生在术后24小时内,表现为腹痛、腹胀、面色苍白、脉搏细速、血压下降等内出血表现或腹腔引流管有血性液引出。应嘱患者立即平卧,快速静脉输液、输血,并作好紧急手术止血的准备。

(2)切口感染:是术后最常见的并发症,表现为术后2～3天体温升高、切口胀痛、红肿、压痛等。可给予抗生素、理疗等,如已化脓应拆线引流脓液。

(3)腹腔脓肿:多见于化脓性或坏疽性阑尾炎术后。表现为术后5～7天体温升高或下降后又升高,有腹痛、腹胀、腹部压痛、腹肌紧张或腹部包块,常发生于盆腔、膈下、肠间隙等处,可出现直肠膀胱刺激症状及全身中毒症状。

(4)粘连性肠梗阻:常为不完全性肠梗阻,以非手术治疗为主,完全性肠梗阻者应手术治疗。

(5)粪瘘:少见;一般经非手术治疗后粪瘘可自行闭合。

七、特殊类型阑尾炎

(一)小儿急性阑尾炎

小儿大网膜发育不全,难以包裹发炎的阑尾。其临床特点:①病情发展快且重,早期出现高热、呕吐等胃肠道症状。②右下腹体征不明显。③小儿阑尾管壁薄,极易发生穿孔,并发症和死亡率较高。处理原则:及早手术。

(二)妊娠期急性阑尾炎

较常见,发病多在妊娠前6个月。临床特点:①妊娠期盲肠和阑尾被增大的子宫推压上移,压痛点也随之上移。②腹膜刺激征不明显。③大网膜不易包裹炎症的阑尾,炎症易扩散。④炎症刺激子宫收缩,易引起流产或早产,威胁母子安全。处理原则:及早手术。

(三)老年人急性阑尾炎

老年人对疼痛反应迟钝,防御功能减退,其临床特点为:①主诉不强烈,体征不典型,易延误诊断和治疗。②阑尾动脉多硬化,易致阑尾缺血坏死或穿孔。③常伴有心血管病、糖尿病等,使病情复杂严重。处理原则:及早手术。

第七节　急性胰腺炎

一、病因

(一)梗阻因素

梗阻是最常见原因。常见于胆总管结石、胆管蛔虫症、Oddi 括约肌水肿和痉挛等引起的胆管梗阻以及胰管结石、肿瘤导致的胰管梗阻。

(二)乙醇中毒

乙醇引起 Oddi 括约肌痉挛,使胰管引流不畅、压力升高。同时乙醇刺激胃酸分泌,胃酸又刺激促胰液素和缩胆囊素分泌增多,促使胰腺外分泌增加。

(三)暴饮暴食

尤其是高蛋白、高脂肪食物、过量饮酒可刺激胰腺大量分泌,胃肠道功能紊乱,或因剧烈呕吐导致十二指肠内压骤增,十二指肠液反流,共同通道受阻。

(四)感染因素

腮腺炎病毒、肝炎病毒、伤寒杆菌等经血流、淋巴进入胰腺所致。

(五)损伤或手术

胃胆管手术或胰腺外伤、内镜逆行胰管造影等因素可直接或间接损伤胰腺,导致胰腺缺血、Oddi 括约肌痉挛或刺激迷走神经,使胃酸、胰液分泌增加亦可导致发病。

(六)其他因素

内分泌或代谢性疾病,如高脂血症、高钙血症等,某些药物,如利尿剂、吲哚美辛、硫唑嘌呤等均可损害胰腺。

二、病理生理

根据病理改变可分为水肿性胰腺炎和出血坏死性胰腺炎两种。基本病理改变是水肿、出血和坏死,严重者可并发休克、化脓性感染及多脏器衰竭。

三、临床表现

(一)腹痛

大多为突然发作,常在饱餐后或饮酒后发病。多为全上腹持续剧烈疼痛伴有阵发性加重,向腰背部放射。疼痛与病变部位有关:胰头部以右上腹痛为主,向右肩部放射;胰尾部以左上腹为主,向左肩放射;累及全胰则呈束带状腰背疼痛。重型患者腹痛延续时间较长,由于渗出液扩散,腹痛可弥散至全腹,并有麻痹性肠梗阻现象。

(二)恶心、呕吐

早期为反射性频繁呕吐,多为胃十二指肠内容物,后期因肠麻痹或肠梗阻可呕吐小肠内容物。呕吐后腹胀不缓解为其特点。

(三)发热

发热与病变程度相一致。重型胰腺炎继发感染或合并胆管感染时可持续高热,如持续高热不退则提示合并感染或并发胰周脓肿。

（四）腹胀

腹胀是重型胰腺炎的重要体征之一,其原因是腹膜炎造成麻痹性肠梗阻所致。

（五）黄疸

黄疸多在胆源性胰腺炎时发生。严重者可合并肝细胞性黄疸。

（六）腹膜炎体征

水肿性胰腺炎时,压痛只局限于上腹部,常无明显肌紧张;出血性坏死性胰腺炎压痛明显,并有肌紧张和反跳痛,范围较广泛或波及全腹。

（七）休克

严重患者出现休克,表现为脉细速,血压降低,四肢厥冷,面色苍白等。有的患者以突然休克为主要表现,称为暴发性急性胰腺炎。

（八）皮下瘀斑

少数患者因胰酶及坏死组织液穿过筋膜与基层渗入腹壁下,可在季肋及腹部形成蓝棕色斑(Grey-turner 征)或脐周皮肤青紫(Cullen 征)。

四、辅助检查

（一）胰酶测定

1.血清淀粉酶

90%以上的患者血清淀粉酶升高,通常在发病后 3～4 小时后开始升高,12～24 小时达到高峰,3～5 天恢复正常。

2.尿淀粉酶测定

通常在发病后 12 小时开始升高,24～48 小时达高峰,持续5～7 天开始下降。

3.血清脂肪酶测定

在发病 24 小时升高至 1.5 康氏单位(正常值 0.5～1.0 U)。

（二）腹腔穿刺

穿刺液为血性混浊液体,可见脂肪小滴,腹水淀粉酶较血清淀粉酶值高 3～8 倍之多。并发感染时呈脓性。

（三）B 超检查

B 超检查可见胰腺弥漫性均匀肿大,界限清晰,内有光点反射,但较稀少,若炎症消退,上述变化持续 1～2 周即可恢复正常。

（四）CT 检查

CT 扫描显示胰腺弥漫肿大,边缘不光滑,当胰腺出现坏死时可见胰腺上有低密度、不规则的透亮区。

五、临床分型

（一）水肿性胰腺炎（轻型）

主要表现为腹痛、恶心、呕吐、腹膜炎体征、血和尿淀粉酶增高,经治疗后短期内可好转,死亡率低。

（二）出血坏死性胰腺炎（重型）

除上述症状、体征继续加重外,高热持续不退,黄疸加深,神志模糊和谵妄,高度腹胀,血性或脓性腹水,两侧腰部或脐下出现青紫瘀斑,胃肠出血、休克等。

实验室检查:白细胞增多($>16\times10^9$/L),红细胞和血细胞比容降低,血糖升高($>$11.1 mmol/L),血钙降低($<$2.0 mmol/L),$PaO_2<$8.0 kPa(60 mmHg),血尿素氮或肌酐增高,酸中毒等。甚至出现急性肾衰竭、DIC、ARDS等,死亡率较高。

六、治疗原则

(一)非手术治疗

急性胰腺炎大多采用非手术治疗。①严密观察病情。②减少胰液分泌,应用抑制或减少胰液分泌的药物。③解痉镇痛。④有效抗生素防治感染。⑤抗休克,纠正水电解质平衡失调。⑥抗胰酶疗法。⑦腹腔灌洗。⑧激素和中医中药治疗。

(二)手术治疗

1.目的

清除含有胰酶、毒性物质的坏死组织。

2.指征

采用非手术疗法无效者;诊断未明确而疑有腹腔脏器穿孔或肠坏死者;合并胆管疾病者;并发胰腺感染者。应考虑手术探查。

3.手术方式

有灌洗引流、坏死组织清除和规则性胰腺切除术、胆管探查,T形管引流和胃造瘘、空肠造瘘术等。

七、护理措施

(一)非手术期间的护理

1.病情观察

严密观察神志,监测生命体征和腹部体征的变化,监测血气、凝血功能、血电解质变化,及早发现坏死性胰腺炎、休克和多器官衰竭。

2.维持正常呼吸功能

给予高浓度氧气吸入,必要时给予呼吸机辅助呼吸。

3.维护肾功能

详细记录每小时尿量、尿比重、出入水量。

4.控制饮食、抑制胰腺分泌

对病情较轻者,可进少量清淡流质或半流质饮食,限制蛋白质摄入量,禁进脂肪。对病情较重或频繁呕吐者要禁食,行胃肠减压,遵医嘱给予抑制胰腺分泌的药物。

5.预防感染

对病情重或胆源性胰腺炎患者给予抗生素,为预防真菌感染,应加用抗真菌药物。

6.防治休克

维持水电解质平衡,应早期迅速补充水电解质,血浆,全血。还应预防低钾血症,低钙血症,在疾病早期应注意观察,及时矫正。

7.心理护理

指导患者减轻疼痛的方法,解释各项治疗措施的意义。

(二)术后护理

1.术后各种引流管的护理

(1)熟练掌握各种管道的作用,将导管贴上标签后与引流装置正确连接,妥善固定,防止导管滑脱。

(2)分别观察记录各引流管的引流液性状、颜色、量。

(3)严格遵循无菌操作规程,定期更换引流装置。

(4)保持引流通畅,防止导管扭曲。重型患者常有血块、坏死组织脱落,容易造成引流管阻塞。如有阻塞可用无菌温生理盐水冲洗,帮患者经常更换体位,以利引流。

(5)冲洗液、灌洗液现用现配。

(6)拔管护理:当患者体温正常并稳定 10 天左右,白细胞计数正常,腹腔引流液少于 5 mL,每天引流液淀粉酶测定正常后可考虑拔管。拔管后要注意拔管处伤口有无渗漏,如有渗液应及时更换敷料。拔管处伤口可在 1 周左右愈合。

2.伤口护理

观察有无渗液、有无裂开,按时换药,并发胰外瘘时,要注意保持负压引流通畅,并用氧化锌糊剂保护瘘口周围皮肤。

3.营养支持治疗与护理

根据患者营养评定状况,计算需要量,制订计划。

第一阶段:术前和术后早期,需抑制分泌功能,使胰腺处于休息状态,同时因胃肠道功能障碍,此时需完全胃肠外营养(TPN)2~3 周。

第二阶段:术后 3 周左右,病情稳定,肠道功能基本恢复,可通过空肠造瘘提供营养 3~4 周,称为肠道营养(TEN)。

第三阶段:逐渐恢复经口进食,称为胃肠内营养(EN)。

4.并发症的观察与护理

(1)胰腺脓肿及腹腔脓肿:术后 2 周的患者出现高热,腹部肿块,应考虑其可能。一般均为腹腔引流不畅,胰腺坏死组织及渗出液局部积聚感染所致。非手术疗法无效时应手术引流。

(2)胰瘘:如观察到腹腔引流有无色透明腹腔液经常外漏,其中淀粉酶含量高,为胰液外漏所致,合并感染时引流液可显脓性。多数可逐渐自行愈合。

(3)肠瘘:主要表现为明显的腹膜刺激征,引流液中伴有粪渣。瘘管形成后用营养支持治疗。长期不愈者,应考虑手术治疗。

(4)假性胰腺囊肿:多数需手术行囊肿切除或内引流手术,少数患者经非手术治疗 6 个月可自行吸收。

(5)糖尿病:胰腺部分切除后,可引起内、外分泌缺失。注意观察血糖、尿糖的变化,根据化验报告补充胰岛素。

5.心理护理

由于病情重,术后引流管多,恢复时间长,患者易产生悲观急躁情绪,因此应关心体贴鼓励患者,帮助患者树立战胜疾病的信心,积极配合治疗。

八、健康教育

(1)饮食应少量多餐,注意食用富有营养易消化食物,避免暴饮暴食及酗酒。

(2)有胆管疾病、病毒感染者应积极治疗。

(3)告知会引发胰腺炎的药物种类,不得随意服药。

(4)有高糖血症,应遵医嘱口服降糖药或注射胰岛素,定时查血糖、尿糖,将血糖控制在稳定水平,防治各种并发症。

(5)出院 4～6 周,避免过度疲劳。

(6)门诊应定期随访。

第八节　急性化脓性腹膜炎

一、概念

急性化脓性腹膜炎是指由化脓性细菌,包括需氧菌和厌氧菌或两者混合所引起的腹膜腔急性感染。急性化脓性腹膜炎累及整个腹腔称为急性弥散性腹膜炎,腹膜腔炎症仅局限于病灶局部称为局限性腹膜炎,并可形成脓肿。根据腹腔内有无病变又分为原发性腹膜炎和继发性腹膜炎。腹腔内无原发病灶,而是血源性引起的,称为原发性腹膜炎,占 2%。继发于腹腔内空腔脏器穿孔、损伤破裂、炎症扩散和手术污染等所引起的腹膜炎,称之为继发性腹膜炎,是急性化脓性腹膜炎中最常见的一种占 98%。

二、临床表现

(一)腹痛

腹痛是最主要的症状,一般都很剧烈,不能忍受,且呈持续性,当患者深呼吸、咳嗽、转动体位时加重,故患者多不愿意改变体位。疼痛先以原发病灶处最明显,随炎症扩散可波及全腹。

(二)恶心、呕吐

恶心、呕吐为早期出现胃肠道症状。腹膜受到刺激,引起反射性恶心,呕吐,呕吐物为胃内容物。当出现麻痹性肠梗阻时,可吐出黄绿色胆汁,甚至粪质样内容物。

(三)全身症状

随着炎症发展,患者出现高热、大汗、口干、脉速、呼吸浅快等全身中毒症状,后期出现眼窝凹陷、四肢发冷、呼吸急促、脉搏细弱、血压下降、严重缺水、代谢性酸中毒及感染性休克的表现。但年老体衰或病情晚期者体温不一定升高,如脉搏加快,体温反而下降,提示病情恶化。

(四)腹部体征

腹胀明显,腹式呼吸减弱或消失。腹部有压痛、反跳痛、肌紧张,是腹膜炎的重要体征,称为腹膜刺激征。腹肌呈"木板样"多为胃十二指肠穿孔的临床表现,而老年、幼儿或极度虚弱的患者腹肌紧张可不明显,易被忽视。胃十二指肠穿孔时,腹腔可有游离气体,叩诊肝浊音界缩小或消失。腹腔内有较多积液时,移动性浊音呈阳性。

三、辅助检查

(一)血液检查

白细胞总数及中性粒细胞升高,可出现中毒性颗粒。病情危重或机体反应低下时,白细胞计数可不增高。

(二)腹部 X 线检查

立位平片,可见膈下游离气体;卧位片,在腹膜炎有肠麻痹时可见肠襻普遍胀气,肠间隙增宽及腹膜外脂肪线模糊以至消失。

(三)直肠指检

有无直肠前壁触痛、饱满,可判断有无盆腔感染或盆腔脓肿形成。

(四)B 超检查

B 超检查可帮助判断腹腔病变部位。

(五)腹腔穿刺

可根据抽出液性状、气味、混浊度做细菌培养、涂片,以及淀粉酶测定来帮助诊断及确定病变部位和性质。

四、护理措施

急性腹膜炎的治疗分为非手术和手术两种方法。非手术疗法主要适用于原发性腹膜炎;急性腹膜炎原因不明,病情不重,全身情况较好;炎症已有局限化趋势,症状有所好转。手术疗法主要适用于腹腔内病变严重;腹膜炎重或腹膜炎原因不明,无局限趋势;患者一般情况差,腹腔积液多,肠麻痹重或中毒症状明显,甚至出现休克者;经短期(一般不超过 8~12 小时)非手术治疗症状及体征不缓解反而加重者。其治疗原则是处理原发病灶,消除引起腹膜炎的病因,清理或引流腹腔,促使腹腔脓性渗出液尽早局限、吸收。

(一)术前护理

(1)病情观察:定时监测体温、脉搏、呼吸、血压,准确记录 24 小时出入量。观察腹部体征变化,对休克患者应监测中心静脉压及血气分析数值。

(2)禁食:尤其是胃肠道穿孔者,可减少胃肠道内容物继续溢入腹腔。

(3)胃肠减压:可减轻胃肠道内积气、积液,减少胃肠内容物继续溢入腹腔,有利或减轻腹膜的疼痛刺激,减少毒素吸收,降低肠壁张力,改善肠壁血液供给,利于炎症局限,并促进胃肠道蠕动恢复。

(4)保持水、电解质平衡:腹膜炎时,腹腔内有大量液体渗出,加之呕吐,患者不仅丧失水、电解质,也丧失了大量的血浆,应根据患者的临床表现和血生化测定、中心静脉压等监测,输入适量的晶体液和胶体液,纠正水、电解质和酸碱失衡,保持尿量每小时 30 mL 以上。

(5)抗感染:继发性腹膜炎常为混合感染,因此需针对性地、大剂量联合应用抗生素。

(6)对诊断不明确者,应严禁使用止痛剂,以免掩盖病情,贻误诊断和治疗。

(7)积极作好手术准备,作好患者及家属的工作,解除思想顾虑,积极配合治疗。

(二)术后护理

(1)定时监测体温、脉搏、呼吸、血压以及尿量的变化。

(2)患者血压平稳后,应取半卧位,以利于腹腔引流,减轻腹胀,改善呼吸。

(3)补液与营养:由于术前大量体液丧失,患者术后又需禁食,故要注意水、电解质平衡,酸碱平衡和营养的补充。

(4)继续胃肠减压:腹膜炎患者虽经手术治疗,但腹膜的炎症尚未清除,肠蠕动尚未恢复,故应禁食,同时采用有效的胃肠减压,直至肠蠕动恢复,肛门排气后,方可拔除胃管,开始进食。

(5)引流的护理:妥善固定引流管,避免受压、扭曲,保持通畅,观察并记录引流量、颜色、气味等。如需用负压吸引者应注意负压大小,如用双套管引流者,常需用抗生素盐水冲洗,冲洗时应注意无菌操作,记录冲洗量和引流量及性状。冲洗时注意保持床铺的干燥。

(6)应用抗生素以减轻和防治腹腔残余感染。

(7)为了减少患者的不适,酌情使用止痛剂。

(8)鼓励患者早期活动,防止肠粘连。

(9)观察有无腹腔残余脓肿,如患者体温持续不退或下降后又有升高,白细胞计数升高,全身有中毒症状,以及腹部局部体征的变化,大便次数增多等提示有残余脓肿,应及时报告医生处理。

(三)健康教育

(1)术后肠功能恢复后的饮食要根据不同疾病具体计划,先吃流质饮食,再过渡到半流饮食。应指导和鼓励患者吃易消化、高蛋白、高热量、高维生素饮食。

(2)向患者解释术后半卧位的意义。在病情允许的情况下,应鼓励患者尽早下床活动。

(3)出院后如突然出现腹痛加重,应及时到医院就诊。

第九节　腹外疝

一、疾病概述

(一)概念

体内某个脏器或组织离开其正常解剖部位,通过先天或后天形成的薄弱点、缺损或孔隙进入另一部位,成为疝。疝多发生于腹部,腹部疝分为腹内疝和腹外疝。腹内疝是由脏器或组织进入腹腔内的间隙囊内形成,如网膜孔疝。腹外疝是腹腔内的脏器或组织连同壁腹膜,经腹壁薄弱点或孔隙,向体表突出所形成。常见的有腹股沟疝、股疝、脐疝、切口疝等。临床上以腹外疝多见。

(二)相关病理生理

典型的腹外疝由疝环、疝囊、疝内容物和疝外被盖等组成。

1.疝环

也称为疝门,是疝突出体表的门户,也是腹壁薄弱点或缺损所在。各类疝多以疝门而命名,如腹股沟疝、股疝、脐疝、切口疝等。

2.疝囊

疝囊是壁腹膜经疝门向外突出形成的囊袋。一般分为疝囊颈、疝囊体、疝囊底三部分。疝囊颈是疝囊与腹腔的连接部,其位置相当于疝环,常是疝囊比较狭窄的部分,也是疝内容物脱出和回纳的必经之处,因疝内容物进出反复摩擦刺激易产生瘢痕而增厚,若疝囊颈狭小易使疝内容物在此处受到嵌闭和狭窄,如股疝和脐疝等。

3.疝内容物

疝内容物是进入疝囊的腹内脏器和组织,以小肠多见,大网膜次之。比较少见的还可有盲肠、阑尾、乙状结肠、横结肠、膀胱等。卵巢及输卵管进入则罕见。

4.疝外被盖

疝外被盖是指疝囊以外的腹壁各层组织,一般为筋膜、皮下组织及皮肤。

(三)病因与诱因

1.基本病因

腹壁强度降低是腹外疝发病的基本病因。腹壁强度降低有先天性和后天性两种情况。

(1)先天性因素:最常见的是在胚胎发育过程中某些组织穿过腹壁的部位,如精索或子宫圆韧带穿过腹股沟管、腹内股动静脉穿过股管、脐血管穿过脐环等处;其他如腹白线发育不全等。

(2)后天性因素:见于手术切口愈合不良、外伤、感染造成的腹壁缺损,腹壁神经损伤、年老、久病、肥胖等所致肌萎缩等。

2.诱发因素

腹内压力增高易诱发腹外疝的发生。引起腹内压力增高的常见原因有慢性咳嗽、慢性便秘、排尿困难(如前列腺增生症、膀胱结石)、腹水、妊娠、搬运重物、婴儿经常啼哭等。正常人因腹壁压力强度正常,虽时有腹内压增高的情况,但不致发生疝。

(四)临床表现

腹外疝有易复性、难复性、嵌顿性和绞窄性等临床类型,其临床表现各异。

1.易复性疝

最常见,疝内容物很容易回纳入腹腔,称为易复性疝。在患者站立、行走、咳嗽等导致腹内压增高时肿块突出,平卧、休息或用手将疝内容物向腹腔推送时可回纳入腹腔。除疝块巨大者可有行走不便和下坠感,或伴腹部隐痛外,一般无不适。

2.难复性疝

疝内容物不能或不能完全回纳入腹腔内,但并不引起严重症状者,称为难复性疝。此类疝内容物大多数为大网膜,滑动性疝也属难复性疝的一种。患者常有轻微不适、坠胀、便秘或腹痛等。

3.嵌顿性疝

疝环较小而腹内压突然增高时,较多的疝内容物强行扩张疝环挤入疝囊,随后由于疝囊颈的弹性回缩,使疝内容物不能回纳,称为嵌顿性疝。此时疝内容物尚未发生血运障碍。多发生于股疝、腹股沟斜疝等。患者可有腹部或包块部疼痛,若嵌顿为肠管可有腹痛、恶心呕吐、肛门停止排便排气等。

4.绞窄性疝

嵌顿若不能及时解除,嵌闭的疝内容物持续受压,出现血液回流受阻而充血、水肿、渗出,并逐渐影响动脉血供,成为绞窄性疝。发生绞窄后,包块局部出现红、肿、痛、热,甚至形成脓肿,全身有畏寒、发热、脱水、腹膜炎、休克等症状。

(五)辅助检查

1.透光试验

用透光试验检查肿块,因疝块不透光,故腹股沟斜疝呈阴性,而鞘膜积液多为透光(阳性),

可以此鉴别。但幼儿的疝块,因组织菲薄,常能透光,勿与鞘膜积液混淆。

2.实验室检查

疝内容物继发感染时,血常规检查提示白细胞和中性粒细胞比例升高;粪便检查显示隐血试验阳性或见白细胞。

3.影像学检查

疝嵌顿或绞窄时 X 线检查可见肠梗阻征象。

(六)治疗原则

除少数特殊情况外,腹股沟疝一般均应尽快施行手术治疗。腹股沟疝早期手术效果好、复发率低;若历时过久,疝块逐渐增大后,加重腹壁的损伤而影响劳动力,也使术后复发率增高;而斜疝又常可发生嵌顿或绞窄而威胁患者的生命。股疝因极易嵌顿、绞窄,确诊后应及时手术治疗。对于嵌顿性或绞窄性股疝,则应紧急手术。

1.非手术治疗

(1)棉线束带法或绷带压深环法:适用于 1 岁以下婴幼儿。因为婴幼儿腹肌可随躯体生长逐渐强壮,疝有自行消失的可能。可采用棉线束带或绷带压住腹股沟深环,防止疝块突出。

(2)医用疝带的使用:此方法适用于年老体弱或伴有其他严重疾病而禁忌手术者,可用疝带压迫阻止疝内容物外突。但长期使用疝带可使疝囊颈增厚,增加疝嵌顿的发病率,易与疝内容物粘连,形成难复性疝和嵌顿性疝。

(3)嵌顿性疝的复位:复位方法是将患者取头低足高位,注射吗啡或哌替啶以止痛、镇静并放松腹肌,后用手持续缓慢地将疝块推向腹腔,同时用左手轻轻按摩浅环和深环以协助疝内容物回纳。复位方法应轻柔,切忌粗暴,以防损伤肠管,手法复位后必须严密观察腹部体征,若有腹膜炎或肠梗阻的表现,应尽早手术探查。

2.手术治疗

手术是治疗腹外疝的有效方法,但术前必须处理慢性咳嗽、便秘、排尿困难、腹水、妊娠等腹内压增高因素,以免术后复发。常用的手术方式有以下几种。

(1)疝囊高位结扎术:暴露疝囊颈,予以高位结扎或是贯穿缝合,然后切去疝囊。单纯性疝囊高位结扎适用于婴幼儿或儿童,以及绞窄性斜疝因肠坏死而局部严重感染者。

(2)无张力疝修补术:将疝囊内翻入腹腔,无须高位结扎,而用合成纤维网片填充疝环的缺损,再用一个合成纤维片缝合于后壁,替代传统的张力缝合。传统的疝修补术是将不同层次的组织强行缝合在一起,可引起较大张力,局部有牵拉感、疼痛,不利于愈合。现代疝手术强调在无张力情况下,利用人工高分子修补材料进行缝合修补,具有创伤小、术后疼痛轻、无须制动、复发率低等优点。

(3)经腹腔镜疝修补术:其基本原理是从腹腔内部用网片加强腹壁缺损或用钉(缝线)使内环缩小,可同时检查双侧腹股沟疝和股疝,有助于发现亚临床的对侧疝并同时予以修补。该术式具有创伤小、痛苦少、恢复快、美观等特点,但对技术设备要求高,需全身麻醉,手术费用高,目前临床应用较少。

(4)嵌顿疝和绞窄性疝的手术处理:手术处理嵌顿或绞窄性疝时,关键在于准确判断肠管活力。若肠管坏死,应行肠切除术,不做疝修补,以防感染使修补失败;若嵌顿的肠袢较多,应警惕有无逆行性嵌顿,术中必须把腹腔内有关肠管牵出检查,以防隐匿于腹腔内坏死的中间肠祥被遗漏。

二、护理评估

(一)一般评估

1.生命体征(T、P、R、BP)

发生感染时可出现发热、脉搏细速、血压下降等征象。

2.患者主诉

突出于腹腔的疝块是否可回纳,有无压痛和坠胀感,有无肠梗阻和腹膜刺激征等。

3.相关记录

疝块的部位、大小、质地等;有无腹内压增高的因素等。

(二)身体评估

1.视诊

腹壁有无肿块。

2.触诊

疝块的部位、大小、质地、有无压痛,能否回纳,有无压痛、反跳痛、腹肌紧张等腹膜刺激征。

3.叩诊

无特殊。

4.听诊

无特殊。

(三)心理-社会评估

了解患者有无因疝块长期反复突出影响工作和生活并感到焦虑不安,对手术治疗有无思想顾虑。了解家庭经济承受能力,患者及家属对预防腹内压升高等相关知识的掌握程度。

(四)辅助检查阳性结果评估

了解阴囊透光试验是否阳性,血常规检查有无白细胞计数及中性粒细胞比例的升高,粪便潜血试验是否阳性等,腹部 X 线检查有无肠梗阻等。

(五)治疗效果的评估

1.非手术治疗评估要点

(1)有无病情变化:观察患者疼痛性状及病情有无变化,若出现明显腹痛,伴疝块突然增大、发硬且触痛明显、不能回纳腹腔,应高度警惕嵌顿疝发生的可能。

(2)有无引起腹内压升高的因素:患者是否戒烟,是否注意保暖防感冒,有无慢性咳嗽、腹水、便秘、排尿困难、妊娠等引起腹内压增高的因素。

(3)棉线束带或绷带压深环的患者:注意观察局部皮肤的血运情况;棉束带是否过松或过紧,过松达不到治疗作用,过紧则使患儿感到不适而哭闹;束带有无被粪尿污染等应及时更换,防止发生皮炎。

(4)使用医用疝带的患者:患者是否正确佩戴疝带,以防因疝带压迫错位而起不到效果;长期戴疝带的患者是否因疝带压迫有不舒适感而产生厌烦情绪,应详细说明戴疝带的作用,使其能配合治疗。

(5)行手法复位的患者:手法复位后 24 小时内严密观察患者的生命体征,尤其脉搏、血压的变化,注意观察腹部情况,注意有无腹膜炎或肠梗阻的表现。

2.手术治疗评估要点

(1)有无引起腹内压升高的因素:患者是否注意保暖防感冒,是否保持大小便通畅,有无慢性咳嗽、便秘、尿潴留等引起腹内压增高的因素。

(2)术中有无损伤肠管或膀胱:患者是否有急性腹膜炎或排尿困难、血尿、尿外渗等表现,应怀疑术中可能有肠管或膀胱损伤。

(3)局部切口的愈合情况:注意观察有无伤口渗血;有无发生切口感染,注意观察体温和脉搏的变化,切口有无红、肿、疼痛,阴囊部有无出血、血肿。术后 48 小时后,患者如仍有发热,并有切口处疼痛,则可能为切口感染。

(4)有无发生阴囊血肿:注意观察阴囊部有无水肿、出血、血肿。术后 24 小时内,阴囊肿胀,呈暗紫色,穿刺有陈旧血液,则可能为阴囊血肿。

三、护理诊断/问题

(一)疼痛

与疝块嵌顿或绞窄、手术创伤有关。

(二)知识缺乏

与缺乏腹外疝成因、预防腹内压增高及促进术后康复的知识有关。

(三)有感染的危险

与手术、术中使用人工合成材料有关。

(四)潜在并发症

1.切口感染

与术中无菌操作不严,止血不彻底,或全身抵抗力弱等有关。

2.阴囊水肿

与阴囊比较松弛、位置低,容易引起渗血、渗液的积聚有关。

四、护理措施

(一)休息与活动

术后当日取平卧位,膝下垫一软枕,使髋关节微屈,以降低腹股沟区切口张力和减少腹腔内压力,利于切口愈合和减轻切口疼痛,次日可改为半卧位。术后卧床期间鼓励床上翻身及活动肢体。传统疝修补术后 3～5 日患者可离床活动,采用无张力疝修补术的患者一般术后次日即可下床活动,年老体弱、复发性疝、绞窄性疝、巨大疝等患者可适当推迟下床活动的时间。

(二)饮食护理

术后 6～12 小时,若无恶心、呕吐,可进流食,次日可进软食或普食,应多食粗纤维食物,利于排便。行肠切除、肠吻合术者应待肠功能恢复后方可进食。

(三)避免腹内压增高

术后注意保暖,防止受凉、咳嗽,若有咳嗽,教患者用手掌按压伤口处后再咳嗽。保持大小便通畅,及时处理便秘,避免用力排便。术后有尿潴留者应及时处理。

（四）预防阴囊水肿

术后可用丁字带托起阴囊,防止渗血、渗液积聚阴囊。

（五）预防切口感染

术后切口一般不需加沙袋压迫,有切口血肿时应予适当加压。术后遵医嘱使用抗菌药物,并注意保持伤口敷料干燥、清洁,不被粪尿污染,发现敷料脱落或污染应及时更换。

（六）健康教育

1. 活动指导

患者出院后生活要规律,避免过度紧张和劳累,应逐渐增加活动量,3 个月内应避免重体力劳动或提举重物等。

2. 饮食指导

调整饮食习惯,多饮水,多进食高纤维食物,养成定时大便习惯,保持排便通畅。

3. 防止复发

减少和消除引起腹外疝复发的因素,并注意避免增加腹内压的动作,如剧烈咳嗽、用力排便等。防止感冒,若有咳嗽应尽早治疗。

4. 定期随访

若疝复发,应及早诊治。

五、护理效果评估

（1）患者自述疼痛减轻,舒适感增强。

（2）患者能正确描述形成腹外疝的原因,预防腹内压升高及促进术后康复的有关知识。

（3）患者伤口愈合良好,使用人工合成材料无排斥、感染现象。

（4）患者未发生阴囊水肿、切口感染;若发生,得到及时发现和处理。

第十章　妇科常见病的护理

第一节　功能失调性子宫出血

功能失调性子宫出血简称功血,为妇科常见病。它是由于调节生殖系统的神经内分泌机制失常引起的异常子宫出血,而全身及内、外生殖器官无器质性病变存在。常表现为月经周期长短不一、经期延长、经量过多或不规则阴道出血。功血可分为排卵性功血和无排卵性功血两类,约85%病例属无排卵性功血。功血可发生于月经初潮至绝经期间的任何年龄,约50%患者发生于绝经前期,育龄期约占30%,青春期约占20%。

一、护理评估

(一)健康史

1.无排卵性功血

(1)青春期:与下丘脑-垂体-卵巢轴调节功能未健全有关,过度劳累、精神紧张、恐惧、忧伤、环境及气候改变等应激刺激,及肥胖、营养不良等因素易导致下丘脑-垂体-卵巢轴调节功能紊乱,卵巢不能排卵。

(2)绝经过渡期:因卵巢功能衰退,卵巢对促性腺激素敏感性降低,卵泡在发育过程中因退行性变而不能排卵。

(3)生育期:可因内、外环境改变,如劳累、应激、流产、手术或疾病等引起短暂无排卵。亦可因肥胖、多囊卵巢综合征、高泌乳素血症等因素长期存在,引起持续无排卵。

2.排卵性功血

黄体功能不足原因在于神经内分泌调节功能紊乱,导致卵泡期尿促卵泡素(FSH)缺乏,卵泡发育缓慢,雌激素分泌减少,正反馈作用不足,黄体生成素(LH)峰值不高,使黄体发育不全、功能不足。子宫内膜不规则脱落者,由于下丘脑-垂体-卵巢轴调节功能紊乱或黄体机制异常引起萎缩过程延长。

评估时注意了解患者的发病年龄、月经史、婚育史及发病诱因,有无性激素治疗不当及全身性出血性疾病史。

(二)身体状况

1.月经紊乱

(1)无排卵性功血:最常见的症状是子宫不规则性出血,特点是月经周期紊乱,经期长短不一,经量多少不定。可先有数周或数月停经,然后阴道流血,量较多,持续2~3周或更长时间,不易自止,无腹痛或其他不适。

(2)排卵性功血:黄体功能不足者月经周期缩短,月经频发(月经周期短于21天),不易受孕或怀孕早期易流产;子宫内膜不规则脱落者月经周期正常,但经期延长,长达9~10天,多发生于产后或流产后。

2.贫血

因出血多或时间长,患者出现头晕、乏力、面色苍白等贫血征象。

3.体格检查

体格检查包括全身检查和妇科检查,排除全身性疾病及生殖器官器质性病变。

(三)心理-社会状况

青春期患者常因害羞而影响及时诊治,生育期患者担心影响生育而焦虑,围绝经期患者因治疗效果不佳或怀疑为恶性肿瘤而焦虑、紧张、恐惧。

(四)辅助检查

1.诊断性刮宫

诊断性刮宫可了解子宫内膜反应、子宫内膜病变,达到止血的目的。不规则流血者可随时刮宫,用以止血。确定有无排卵或黄体功能,于月经前一天或者月经来潮 6 小时内做诊断性刮宫,无排卵性功血的子宫内膜呈增生期改变,黄体功能不足显示子宫内膜分泌不良。子宫内膜不规则脱落,于月经周期第5~6 天进行诊断性刮宫,增生期与分泌期子宫内膜共存。

2.B 超检查

了解子宫内膜厚度及生殖器官有无器质性改变。

3.血常规及凝血功能检查

了解有无贫血、感染及凝血功能障碍。

4.宫腔镜检查

直接观察子宫内膜,选择病变区进行活组织检查。

5.卵巢功能检查

判断卵巢有无排卵或黄体功能。

(五)处理要点

1.无排卵性功血

青春期和生育期患者以止血、调整周期、促排卵为原则。围绝经期患者以止血、防止子宫内膜癌变为原则。

2.排卵性功血

黄体功能不足的治疗原则是促进卵泡发育,刺激黄体功能及黄体功能替代,分别应用氯米芬、人绒毛膜促性腺激素(HCG)和黄体酮;子宫内膜不规则脱落的治疗原则是促使黄体及时萎缩,子宫内膜及时完整脱落,常用药物有孕激素和 HCG。

二、护理问题

(一)潜在并发症

贫血。

(二)知识缺乏

缺乏性激素治疗的知识。

(三)有感染的危险

与经期延长、机体抵抗力下降有关。

(四)焦虑

与性激素使用及药物不良反应有关。

三、护理措施

(一)一般护理

患者体质往往较差,应加强营养,改善全身情况,可补充铁剂、维生素 C 和蛋白质。成人体内大约每 100 mL 血中含 50 mg 铁,行经期妇女,每天从食物中吸收铁 0.7～2.0 mg,经量多者应额外补充铁。向患者推荐含铁较多的食物如猪肝、胡萝卜、葡萄干等。按照患者的饮食习惯,为患者制订适合于个人的饮食计划,保证患者获得足够的营养。

(二)病情观察

观察并记录患者的生命体征、出量及入量,嘱患者保留出血期间使用的会阴垫及内裤,以便更准确地估计出血量,出血较多者,督促其卧床休息,避免过度疲劳和剧烈活动,贫血严重者,遵医嘱作好配血、输血、止血措施,执行治疗方案,维持患者正常血容量。

(三)对症护理

1.无排卵性功血

(1)止血:对大量出血患者,要求在性激素治疗 8 小时内见效,24～48 小时内出血基本停止,若 96 小时以上仍不止血者,应考虑有器质性病变存在。

性激素止血:①雌激素:应用大剂量雌激素可迅速提高血内雌激素浓度,促使子宫内膜生长,短期内修复创面而止血,主要用于青春期功血。目前多选用妊马雌酮 2.5 mg 或己烯雌酚 1～2 mg。②孕激素:适用于体内已有一定水平雌激素的患者。常用药物如甲羟黄体酮或炔诺酮,用药原则同雌激素。③雄激素:拮抗雌激素、增加子宫平滑肌及子宫血管张力而减少出血,主要用于围绝经期功血患者的辅助治疗,可随时停用。④联合用药:止血效果优于单一药物,可用三合激素或口服短效避孕药,血止后逐渐减量。

刮宫术:止血及排除子宫内膜癌变,适用于年龄大于 35 岁、药物治疗无效或存在子宫内膜癌高危因素的患者。

其他止血药:卡巴克洛和酚磺乙胺可减少微血管的通透性,氨基己酸、氨甲苯酸、氨甲环酸等可抑制纤维蛋白溶酶,有减少出血量的辅助作用,但不能赖以止血。

(2)调整月经周期:一般连续用药 3 个周期。在此过程中务必积极纠正贫血,加强营养,以改善体质。

雌、孕激素序贯疗法:人工周期,通过模拟自然月经周期中卵巢的内分泌变化,将雌、孕激素序贯应用,使子宫内膜发生相应变化,引起周期性脱落。适用于青春期功血或生育期功血者,可诱发卵巢自然排卵。雌激素自月经来潮第 5 日开始用药,妊马雌酮 1.25 mg 或己烯雌酚 1 mg,每晚 1 次,连服 20 日,于服雌激素最后 10 日加用甲羟黄体酮每日 10 mg,两药同时用完,停药后 3～7 日出血。于出血第 5 日重复用药,一般连续使用 3 个周期。用药 2～3 个周期后,患者常能自发排卵。

雌、孕激素联合疗法:可周期性口服短效避孕药,适用于生育期功血、内源性雌激素水平较高者或绝经过渡期功血者。

后半周期疗法:于月经周期的后半周期开始(撤药性出血的第 16 日)服用甲羟黄体酮,每日

10 mg,连服 10 日为 1 个周期,共 3 个周期为一个疗程。适用于青春期或绝经过渡期功血者。

(3)促排卵:适用于育龄期功血者。常用药物如氯米芬、人绒毛膜促性腺激素（HCG）等。于月经第 5 日开始每日口服氯米芬 50 mg,连续 5 日,以促进卵泡发育。B 超监测卵泡发育接近成熟时,可大剂量肌内注射 HCG 5000 U 以诱发排卵。青春期不提倡使用。

(4)手术治疗:以刮宫术最常用,既能明确诊断,又能迅速止血。绝经过渡期出血患者激素治疗前宜常规刮宫,最好在子宫镜下行分段诊断性刮宫,以排除子宫内细微器质性病变。对青春期功血刮宫应持慎重态度。必要时行子宫次全切除或子宫切除术。

2.排卵性功血

(1)黄体功能不足:药物治疗如下。①黄体功能替代疗法:自排卵后开始每日肌内注射黄体酮 10 mg,共 10～14 日,用以补充黄体分泌黄体酮的不足。②黄体功能刺激疗法:通常应用HCG 以促进及支持黄体功能。于基础体温上升后开始,隔日肌内注射 HCG 1000～2000 U,共 5 次,可使血浆黄体酮明显上升,随之正常月经周期恢复。③促进卵泡发育:于月经第 5 日开始,每晚口服氯米芬 50 mg,共 5 日。

(2)子宫内膜不规则脱落:药物治疗如下。①孕激素:自排卵后第 1～2 日或下次月经前10～14 日开始,每日口服甲羟黄体酮 10 mg,连续 10 日,有生育要求可肌内注射黄体酮。②HCG:用法同黄体功能不足。

3.性激素治疗的注意事项

(1)严格遵医嘱正确用药,不得随意停服或漏服,以免使用不当引起子宫出血。

(2)药物减量必须按规定在血止后开始,每 3 日减量 1 次,每次减量不超过原剂量的 1/3,直至维持量,持续用至血止后 20 日停药。

(3)雌激素口服可能引起恶心、呕吐等胃肠道反应,可饭后或睡前服用;对存在血液高凝倾向或血栓性疾病史者禁忌使用。

(4)雄激素用量过大可能出现男性化不良反应。

(四)预防感染

(1)测体温、脉搏。

(2)指导患者保持会阴部清洁,出血期间禁止盆浴及性生活。

(3)注意有无腹痛等生殖器官感染征象。

(4)按医嘱使用抗生素。

(五)心理护理

注意情绪调节,避免过度紧张与精神刺激。特别是青春期少女,父母们不仅要关注女孩的学习状况与膳食状况,还要重视女孩的情绪变化,与其多沟通,了解其内心世界的变化,帮助其释放不良情绪,以使其保持相对稳定的精神-心理状态,避免情绪上的大起大落。

(六)健康指导

(1)宜清淡饮食,多食富含维生素 C 的新鲜瓜果、蔬菜。注意休息,保持心情舒畅。

(2)强调严格掌握雌激素的适应证,并合理使用,对更年期及绝经后妇女更应慎用,应用时间不宜过长,量不宜大,并应严密观察反应。

(3)月经期避免剧烈运动,禁止盆浴及性生活,保持会阴部清洁。

第二节　围绝经期综合征

绝经是每一个妇女生命过程中必然发生的生理过程。绝经提示卵巢功能衰退,生殖功能终止,绝经过渡期是指围绕绝经前、后的一段时期,包括从绝经前出现与绝经有关的内分泌、生理学和临床特征起,至最后一次月经后一年。

围绝经期综合征以往称为更年期综合征,是指妇女在绝经前、后由于卵巢功能衰退、雌激素水平波动或下降所致的以自主神经功能紊乱为主,伴有神经心理症状的一组症候群。多发生于45～55岁,约2/3的妇女出现不同程度的低雌激素血症引发的一系列症状。绝经分为自然绝经和人工绝经。自然绝经是指卵巢内卵泡生理性耗竭所致的绝经;人工绝经是指双侧卵巢经手术切除或受放射线损坏导致的绝经,后者更易发生围绝经期综合征。

一、护理评估

(一)健康史

了解患者的发病年龄、职业、文化水平及性格特征,询问月经情况及生育史,有无卵巢切除或盆腔肿瘤放疗,有无心血管疾病及其他疾病病史。

(二)身体状况

1.月经紊乱

半数以上妇女出现2～8年无排卵性月经,表现为月经频发、不规则子宫出血、月经稀发(月经周期超过35天)以至绝经,少数妇女可突然绝经。

2.雌激素下降相关征象

(1)血管舒缩症状:主要表现为潮热、出汗,是血管舒缩功能不稳定的表现,是围绝经期综合征最突出的特征性症状。潮热起自前胸,涌向头颈部,然后波及全身。在潮红的区域患者感到灼热,皮肤发红,紧接着大量出汗。持续数秒至数分钟不等。此种血管功能不稳定可历时1年,有时长达5年或更长。

(2)精神神经症状:常有焦虑、抑郁、激动、喜怒无常、脾气暴躁、记忆力下降、注意力不集中、失眠多梦等。

(3)泌尿生殖系统症状:出现阴道干燥、性交困难及老年性阴道炎,排尿困难、尿频、尿急、尿失禁及反复发作的尿路感染。

(4)心血管疾病:绝经后妇女冠状动脉粥样硬化性心脏病(简称冠心病)、高血压和脑出血的发病率及死亡率逐渐增加。

(5)骨质疏松症:绝经后妇女约有25%患骨质疏松症、腰酸背痛、腿抽搐、肌肉关节疼痛等。

3.体格检查

全身检查注意血压、精神状态、皮肤、毛发、乳房改变及心脏功能,妇科检查注意生殖器官有无萎缩、炎症及张力性尿失禁。

（三）心理-社会状况

因家庭和社会环境的变化或绝经前曾有精神状态不稳定等，更易引起患者心情不畅、忧虑、多疑、孤独等。

（四）辅助检查

根据患者的具体情况不同，可选择血常规、尿常规、心电图及血脂检查、B超、宫颈刮片及诊断性刮宫等。

（五）处理要点

1.一般治疗

加强心理治疗及体育锻炼，补充钙剂，必要时选用镇静剂、谷维素。

2.激素替代疗法

补充雌激素是关键，可改善症状、提高生活质量。

二、护理问题

（一）自我形象紊乱

与对疾病不正确认识及精神神经症状有关。

（二）知识缺乏

缺乏性激素治疗相关知识。

三、护理措施

（一）一般护理

改善饮食，摄入高蛋白质、高维生素、高钙饮食，必要时可补充钙剂，能延缓骨质疏松症的发生，达到抗衰老效果。

（二）病情观察

(1)观察月经改变情况，注意经量、周期、经期有无异常。

(2)观察面部潮红时间和程度。

(3)观察血压波动、心悸、胸闷及情绪变化。

(4)观察骨质疏松症的影响，如关节酸痛、行动不便等。

(5)观察情绪变化，如情绪不稳定、易怒、易激动、多言多语、记忆力降低。

（三）用药护理

指导应用性激素。

1.适应证

主要用于治疗雌激素缺乏所致的潮热多汗、精神症状、老年性阴道炎、尿路感染，预防存在高危因素的心血管疾病、骨质疏松症等。

2.药物选择及用法

在医生指导下使用，尽量选用天然性激素，剂量个体化，以最小有效量为佳。

3.禁忌证

原因不明的子宫出血、肝胆疾病、血栓性静脉炎及乳腺癌等。

4.注意事项

(1)雌激素剂量过大可引起乳房胀痛、白带多、头痛、水肿、色素沉着、体重增加等，可酌情减量或改用雌三醇。

(2)用药期间可能发生异常子宫出血,多为突破性出血,但应排除子宫内膜癌。

(3)较长时间的口服用药可能影响肝功能,应定期复查肝功能。

(4)单一雌激素长期应用,可使子宫内膜癌危险性增加,雌、孕激素联合用药能够降低风险。坚持体育锻炼,多参加社会活动;定期健康体检,积极防治围绝经期妇女常见病。

(四)心理护理

使患者及其家属了解围绝经期是必然的生理过程,介绍减轻压力的方法,改变患者的认知、情绪和行为,使其正确评价自己。

(五)健康指导

(1)向围绝经期妇女及其家属介绍绝经是一个生理过程,绝经发生的原因及绝经前、后身体将发生的变化,帮助患者消除因绝经变化产生的恐惧心理,并对将发生的变化作好心理准备。

(2)介绍绝经前、后减轻症状的方法,适当的摄取钙质和维生素 D;坚持锻炼如散步、骑自行车等。合理安排工作,注意劳逸结合。

(3)定期普查,更年期妇女最好半年至一年进行 1 次体格检查,包括妇科检查和防癌检查,有选择地做内分泌检查。

(4)绝经前行双侧卵巢切除术者,宜适时补充雌激素。

第三节　子宫颈癌

子宫颈癌又称宫颈浸润癌,是除乳腺癌以外最常见的妇科恶性肿瘤。虽然它的发病率很高,但是宫颈癌有较长的癌前病变阶段,加上近 40 年来国内外已经普遍开展宫颈细胞防癌普查,使宫颈癌和癌前病变得以早期诊断和早期治疗,宫颈癌的发病率和死亡率也随之不断下降。

一、分类及病理

宫颈癌的好发部位是位于宫颈外口处的鳞-柱状上皮交界区。根据发生癌变的组织不同,宫颈癌可分为:鳞状细胞浸润癌,占宫颈癌的 80%～85%;腺癌,占宫颈癌的 15%～20%;鳞腺癌,由鳞癌和腺癌混合构成,占宫颈癌的 3%～5%,少见,但恶性度最高,预后最差。

本节原位癌、浸润癌指的都是鳞癌。

鳞癌与腺癌在外观上并无特殊差别,因为鳞状细胞与柱状细胞都可侵入对方领域,所以,两者均可发生在宫颈阴道部或宫颈管内。

(一)巨检

在发展为浸润癌以前,鳞癌肉眼观察无特殊异常,类似一般的宫颈糜烂(主要是环绕宫颈外口有较粗糙的颗粒状糜烂区,或有不规则的溃破面,触之易出血),随着浸润癌的出现,子宫颈可以表现为以下 4 种不同类型(图 10-1)。

1.外生型

外生型又称增生型或菜花型,癌组织开始向外生长,最初呈息肉样或乳头状隆起,继而又发展为向阴道内突出的大小不等的菜花状赘生物,质地脆,易出血。

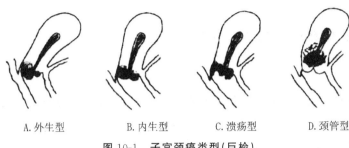

A.外生型　　B.内生型　　C.溃疡型　　D.颈管型

图 10-1　子宫颈癌类型(巨检)

2.内生型

内生型又称浸润型,癌组织向宫颈深部组织浸润,宫颈变得肥大而硬,甚至整个宫颈段膨大像直筒一样。但宫颈表面还比较光滑或是仅有浅表溃疡。

3.溃疡型

不论外生型还是内生型,当癌进一步发展时,肿瘤组织发生坏死脱落,可形成凹陷性溃疡,有时整个子宫颈都为空洞所代替,形如火山口样。

4.颈管型

癌灶发生在宫颈外口内,隐蔽在宫颈管,侵入宫颈及子宫峡部供血层以及转移到盆壁的淋巴结。不同于内生型,后者是由特殊的浸润性生长扩散到宫颈管。

(二)显微镜检

1.宫颈上皮内瘤样病变(CIN)

在移行带区形成过程中,未分化的化生鳞状上皮代谢活跃,在一些物质(精子、精液组蛋白、人乳头瘤病毒等)的刺激下,可发生细胞分化不良、排列紊乱、细胞核异常、有丝分裂增加,形成宫颈上皮内瘤样病变,包括宫颈不典型增生和宫颈原位癌。这两种病变是宫颈浸润癌的癌前病变。

通过显微镜下的观察,宫颈癌的进展可分为以下几个阶段(图 10-2):

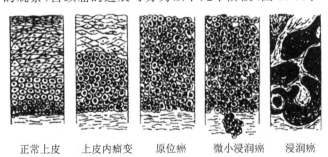

正常上皮　　上皮内瘤变　　原位癌　　微小浸润癌　　浸润癌

图 10-2　宫颈正常上皮-上皮内瘤变-浸润癌

(1)宫颈不典型增生:指上皮底层细胞增生活跃、分化不良,从正常的1～2层增生至多层,甚至占据了大部分上皮组织,而且细胞排列紊乱,细胞核增大、染色加深、染色质分布不均,出现很多核异质改变,称为不典型增生。又可分为轻、中、重3种不同程度。重度时与原位癌不易区别。

(2)宫颈原位癌:鳞状上皮全层发生癌变,但是基底膜仍然保持完整,称原位癌。不典型增生和原位癌均局限于上皮内,所以合称子宫颈上皮内瘤样病变(CIN)。

2.宫颈早期浸润癌

原位癌继续发展,已有癌细胞穿过鳞状上皮基底层进入间质,但浸润不深<5 mm,并未侵犯血管及淋巴管,癌灶之间孤立存在未出现融合。

3.宫颈浸润癌

癌继续发展,浸润深度>5 mm,且侵犯血管及淋巴管,癌灶之间呈网状或团块状融合。

二、转移途径

以直接蔓延和淋巴转移为主,血行转移极少见。

(一)直接蔓延

最常见。癌组织直接侵犯邻近组织和器官,向下蔓延至阴道壁。向上累及到子宫腔;向两侧扩散至主韧带、阴道旁组织直至骨盆壁;向前、后可侵犯膀胱、直肠、盆壁等。

(二)淋巴转移

癌组织局部浸润后侵入淋巴管形成瘤栓,随淋巴液引流进入局部淋巴结,在淋巴管内扩散。淋巴转移一级组包括宫旁、宫颈旁、闭孔、髂内、髂外、髂总、骶前淋巴结;二级组包括腹股沟深浅淋巴结、腹主动脉旁淋巴结。

(三)血行转移

极少见,晚期可转移至肺、肝或骨骼等。

三、临床分期

采用国际妇产科联盟(FIGO,2000 年)修订的宫颈癌临床分期,大体分为 5 期(表 10-1,图10-3)。

表 10-1　子宫颈癌的临床分期(FIGO,2000 年)

期别	肿瘤累及范围
0 期	原位癌(浸润前癌)
Ⅰ期	癌灶局限于宫颈(包括累及宫体)
Ⅰa 期	肉眼未见癌灶,仅在显微镜下可见浸润癌。
Ⅰa1 期	间质浸润深度≤3 mm,宽度≤7 mm
Ⅰa2 期	间质浸润深度>3 至≤5 mm,宽度≤7 mm
Ⅰb 期	肉眼可见癌灶局限于宫颈,或显微镜下可见病变>Ⅰa2 期
Ⅰb1 期	肉眼可见癌灶最大直径≤4 cm
Ⅰb2 期	肉眼可见癌灶最大直径>4 cm
Ⅱ期	癌灶已超出宫颈,但未达盆壁。癌累及阴道,但未达阴道下 1/3。
Ⅱa 期	无宫旁浸润
Ⅱb 期	有宫旁浸润
Ⅲ期	癌肿扩散至盆壁和(或)累及阴道下 1/3,导致肾盂积水或无功能肾
Ⅲa 期	癌累及阴道下 1/3,但未达盆壁
Ⅲb 期	癌已达盆壁,或有肾盂积水或无功能肾
Ⅳ期	癌播散超出真骨盆,或癌浸润膀胱黏膜及直肠黏膜
Ⅳa 期	癌播散超出真骨盆或癌浸润膀胱黏膜或直肠黏膜
Ⅳb 期	远处转移

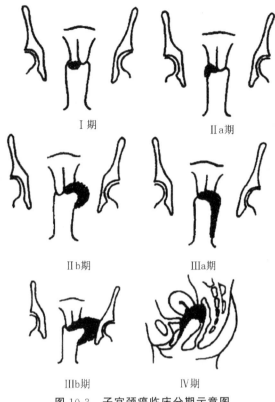

Ⅰ期　　　　　　　　Ⅱa期

Ⅱb期　　　　　　　　Ⅲa期

Ⅲb期　　　　　　　　Ⅳ期

图 10-3　子宫颈癌临床分期示意图

四、临床表现

(一)症状

早期,可无症状;随着癌细胞的进展,可出现以下表现:

1.阴道流血

由癌灶浸润间质内血管所致,出血量根据病灶大小、受累间质内血管的情况而定。年轻患者常表现为接触性出血,即性生活后或妇科检查后少量出血。也有表现为经期延长、周期缩短、经量增多等。年老患者常表现为绝经后不规则阴道流血。

一般外生型癌出血较早,量多;内生型癌出血较晚,量少。一旦侵犯较大血管可引起致命大出血。

2.阴道排液

一般发生在阴道出血之后,白色或血性,稀薄如水样或米泔样。初期量不多、有腥臭;晚期,癌组织坏死、破溃,继发感染则出现大量脓性或米汤样恶臭白带。

3.疼痛

为癌晚期症状。当宫旁组织明显浸润,并已累及盆壁、神经,可引起严重的腰骶部或坐骨神经痛。盆腔病变严重时,可以导致下肢静脉回流受阻,引起下肢肿胀和疼痛。

4.其他

(1)邻近器官受累症状:①压迫或侵犯膀胱、尿道及输尿管:排尿困难、尿痛、尿频、血尿、尿闭、膀胱阴道瘘、肾盂积水、尿毒症等。②累及直肠:里急后重、便血、排便困难、便秘或肠梗阻、直肠阴道瘘。③宫旁组织受侵:组织增厚、变硬、弹性消失,可直达盆壁,子宫固定不动,可形成"冰冻盆腔"。

（2）恶病质:晚期癌症,长期消耗,出现身心交瘁、贫血、低热、消瘦、虚弱等全身衰竭表现。

（二）体征

早期宫颈癌局部无明显病灶,宫颈光滑或轻度糜烂与一般宫颈炎肉眼难以区别。随着病变的发展,类型不同,体征也不同。外生型宫颈上有赘生物呈菜花状、乳头状,质脆易出血。内生型宫颈肥大、质硬、如桶状,表面可光滑。晚期癌组织坏死脱落可形成溃疡或空洞。阴道受累时,阴道壁变硬弹性减退,有赘生物生长。若侵犯宫旁组织,三合诊检查可扪及宫颈旁组织增厚、变硬、呈结节状,甚至形成冰冻骨盆。

五、治疗原则

以手术治疗为主,配合放疗和化疗。

（一）手术治疗

适用于ⅠA期～ⅡA期无手术禁忌证患者。根据临床分期不同,可选择全子宫切除术、子宫根治术和盆腔淋巴结清扫术。年轻患者可保留卵巢及阴道。

（二）放射治疗

适用于各期患者,主要是年老、严重并发症、或Ⅲ期以上不能手术的患者。分为腔内和体外照射两种方法。早期以腔内放射为主、体外照射为辅;晚期则以体外照射为主、腔内放射为辅。

（三）手术加放射治疗

适用于癌灶较大,先行放疗局限病灶后再行手术治疗;或手术后疑有淋巴或宫旁组织转移者,放疗作为手术的补充治疗。

（四）化疗

用于晚期或有复发转移的患者,也可用于手术或放疗的辅助治疗,目前多主张联合化疗方案。

六、护理评估

（一）健康史

详细了解年轻患者有无接触性出血、年老患者绝经后阴道不规则流血情况。评估患者有无患病的高危因素存在,如慢性宫颈炎的病史及是否有 HPV、巨细胞病毒等的感染;婚育史、性生活史、高危男子性接触史等。

（二）身体状况

1.症状

详细了解患者阴道流血的时间、量、质、色等,有无妇科检查或性生活后的接触性出血;阴道排液的性状、气味;有无邻近器官受累的症状;有无疼痛,疼痛的部位、性质、持续时间等。全身有无贫血、消瘦、乏力等恶病质的表现。

2.体征

评估妇科检查的结果,如宫颈有无异常、有无糜烂和赘生物,宫颈是否出血、肥大、质硬、宫颈管外形呈桶状等。

(三)心理社会状况

子宫颈癌确诊早期,患者常因无症状或症状轻微,往往对诊断表示怀疑和震惊而四处求医,希望否定癌症诊断;当诊断明确,患者会感到恐惧和绝望,害怕疼痛和死亡,迫切要求治疗,以减轻痛苦、延长寿命。另外,恶性肿瘤对患者身体的折磨会给患者带来巨大的心理应激,而且手术范围大,留置尿管的时间长,疾病和手术对身体的损伤大,恢复时间长,患者很长时间不能正常地生活、工作。

(四)辅助检查

宫颈癌发展过程长尤其是癌前病变阶段,所以应该积极开展防癌普查,提倡"早发现、早诊断,早治疗"。早期宫颈癌因无明显症状和体征,需采用以下辅助检查。

1.宫颈刮片细胞学检查

普查宫颈癌的主要方法,也是早期发现宫颈癌的主要方法之一。注意在宫颈外口鳞-柱上皮交界处取材,防癌涂片用巴氏染色。结果分5级:Ⅰ级正常、Ⅱ级炎症、Ⅲ级可疑癌、Ⅳ级高度可疑癌、Ⅴ级癌。巴氏Ⅲ级及以上细胞,需行活组织检查。

2.碘试验

将碘溶液涂于宫颈和阴道壁,观察其着色情况。正常宫颈阴道部和阴道鳞状上皮含糖原丰富,被碘溶液染成棕色或深赤褐色。若不染色为阳性,说明鳞状上皮不含糖原。瘢痕、囊肿、宫颈炎或宫颈癌等鳞状上皮不含糖原或缺乏糖原,均不染色,所以本试验对癌无特异性。碘试验主要识别宫颈病变危险区,以便确定活检取材部位,提高诊断率。

3.阴道镜检查

宫颈刮片细胞学检查Ⅲ级或以上者,应行阴道镜检查,观察宫颈表面上皮及血管变化,发现病变部位,指导活检取材,提高诊断率。

4.宫颈和宫颈管活组织检查

确诊宫颈癌和癌前病变的金标准。

可在宫颈外口鳞-柱上皮交界处3、6、9、12点4处取材或碘试验不着色区、阴道镜病变可疑区取材做病理检查。宫颈活检阴性时,可用小刮匙刮取宫颈管组织送病理检查。

七、护理诊断

(1)排尿异常:与宫颈癌根治术后对膀胱功能影响有关。

(2)营养失调:与长期的阴道流血造成的贫血及癌症的消耗有关。

(3)焦虑:与子宫颈癌确诊带来的心理应激有关。

(4)恐惧:与宫颈癌的不良预后有关。

(5)自我形象紊乱:与阴道流恶臭液体及较长时间留置尿管有关。

八、护理目标

(1)患者能接受诊断,配合各种检查、治疗。

(2)出院时,患者排尿功能恢复良好。

(3)患者能接受现实,适应术后生活方式。

九、护理措施

(一)心理护理

多陪伴患者,经常与患者沟通,了解其心理特点,与患者、家属一起寻找引起不良心理反应的原因,教会患者缓解心里应激的措施,学会用积极的应对方法,如寻求别人的支持和帮助、向别人倾诉内心的感受等,使患者能以最佳的心态接受并积极配合治疗。

(二)饮食与营养

根据患者的营养状况、饮食习惯协助制订营养食谱,鼓励患者进食高能量、高维生素及营养素全面的饮食,以满足机体的需要。

(三)阴道、肠道准备

术前3天需每日行阴道冲洗2次,冲洗时动作应轻柔,以免损伤子宫颈脆性癌组织引起阴道大出血。肠道按清洁灌肠来准备。另外,术前教会患者进行肛门、阴道肌肉的缩紧与舒张练习,掌握锻炼盆底肌肉的方法。

(四)术后帮助膀胱功能恢复

由于手术范围大,可能损伤支配膀胱的神经,膀胱功能恢复缓慢,所以,一般留置尿管7～14天,甚至21天。

1.盆底肌肉的锻炼

术前教会患者进行盆底肌肉的缩紧与舒张练习,术后第2天开始锻炼,术后第4天开始锻炼腹部肌肉,如抬腿、仰卧起坐等。有资料还报道改变体位的肌肉锻炼有利排尿功能的恢复,锻炼的强度应逐渐增加。

2.膀胱肌肉的锻炼

在拔除尿管前3天开始定时开放尿管,每2～3小时放尿1次,锻炼膀胱功能,促进排尿功能的恢复。

3.导残余尿

在膀胱充盈的情况下拔除尿管,让患者立即排尿,排尿后,导残余尿,每日1次。如残余尿连续3次在100 mL以下,证明膀胱功能恢复尚可,不需再留置尿管;如残余尿超过100 mL,应及时给患者再留置尿管,保留3～5天后,再行拔管,导残余尿,直至低于100 mL以下。

(五)保持负压引流管的通畅

手术创面大,渗出多,同时淋巴回流受阻,术后常在盆腔放置引流管,应密切注意引流管是否通畅,引流液的量、色、质,一般引流管于48～72小时后拔除。

(六)出院指导

(1)定期随访:护士应向出院患者和家属说明随访的重要性及随访要求。第1年内,出院后1个月首次随访,以后每2～3个月随访1次;第2年每3～6个月随访1次;第3～5年,每半年随访1次;第6年开始每年随访1次。如有不适随时就诊。

(2)少数患者出院时尿管未拔,应教会患者留置尿管的护理,强调多饮水、外阴清洁的重要性,勿将尿袋高于膀胱口,避免尿液倒流,继续锻炼盆底肌肉、膀胱功能,及时到医院拔尿管、导残余尿。

(3)康复后应逐步增加活动强度,适当参加社交活动及正常的工作等,以便恢复原来的角色功能。

十、结果评价

(1)患者住院期间能以积极态度配合诊治全过程。

(2)出院时,患者无尿路感染症状,拔管后已经恢复正常排尿功能。

(3)患者能正常与人交往,正确树立自我形象。

第四节　子宫内膜癌

子宫内膜癌发生于子宫体的内膜层,又称子宫体癌。绝大多数为腺癌,故亦称子宫内膜腺癌。多见于老年妇女,是女性生殖器三大恶性肿瘤之一,仅次于子宫颈癌,居第 2 位,近年来我国该病的发病率有上升趋势。腺癌是一种生长缓慢,发生转移也较晚的恶性肿瘤。但是,一旦蔓延至子宫颈,侵犯子宫肌层或子宫外,其预后极差。

一、病因

确切病因尚不清楚,可能与下列因素相关。

(一)体质因素

易发生于肥胖、高血压、糖尿病、绝经延迟、未孕或不育的妇女。这些因素是子宫内膜癌的高危因素。

(二)长期持续的雌激素刺激

在长期持续雌激素刺激而又无孕激素拮抗的情况下,可发生子宫内膜增生症(单纯型或复杂型,伴有或不伴不典型增生),子宫内膜癌发病的危险性增高。临床常见于无排卵性疾病、卵巢女性化肿瘤等。

(三)遗传因素

约 20％的癌患者有家族史。

二、病理

(一)巨检

病变多发生于子宫底部内膜,尤其是两侧宫角。根据病变形态及范围分为两种类型。

1.局限型

肿瘤局限于部分子宫内膜,常发生在宫底部或宫角部,呈息肉状或菜花状,表面有溃疡,容易出血,易侵犯肌层。

2.弥漫型

癌肿累及大部分或全部子宫内膜,呈菜花状,可充满宫腔或脱出子宫颈口外。癌组织表面灰白色或淡黄色。质脆,易出血、坏死或有溃疡形成,侵入肌层少。晚期癌灶可侵入深肌层或宫颈,若阻塞宫颈管则引起宫腔积脓。

(二)镜检

1.内膜样腺癌

最常见,占子宫内膜癌的 80％～90％,腺体异常增生,癌细胞大而不规则,核大深染。分裂活跃。

2.腺癌伴鳞状上皮分化

腺癌中含成团的分化良好的良性鳞状上皮称为腺角化癌,恶性为鳞腺癌,介于两者之间为腺癌伴鳞状上皮不典型增生。

3.浆液性腺癌

占有 10%。复杂乳头样结构、裂隙样腺体、明显的细胞复层、芽状结构形成和核异型。恶性程度很高,常见于年老的晚期患者。

4.透明细胞癌

肿瘤呈管状结构,镜下见多量大小不等、背靠背排列的小管,内衬透明的鞋钉状细胞。

三、转移途径

多数生长缓慢:局限于内膜或宫腔内时间较长,也有极少数发展较快,短期内出现转移。

(一)直接蔓延

癌灶沿子宫内膜向上蔓延生长,经子宫角达输卵管,向下蔓延累及宫颈、阴道;向肌层浸润,可穿透浆膜而延及输卵管、卵巢,并广泛种植于盆腔腹膜、子宫直肠陷凹及大网膜。

(二)淋巴转移

为内膜癌的主要转移途径。其转移途径与肿瘤生长的部位有关。宫底部的癌灶可沿阔韧带上部的淋巴管网转移到卵巢,再向上到腹主动脉旁淋巴结。子宫角及前壁的病灶可经圆韧带转移到腹股沟淋巴结。子宫后壁的病灶可沿骶韧带至直肠淋巴结。子宫下段及宫颈管的病灶与宫颈癌的淋巴转移途径相同。

(三)血行转移

少见,出现较晚,主要转移到肺、肝、骨等处。

四、临床分期

现广泛采用国际妇产科联盟(FIGO,2000)规定的手术病理分期(表 10-2)。

表 10-2　子宫内膜癌临床分期(FIGO,2000)

期别	肿瘤累及范围
0 期	原位癌(浸润前癌)
Ⅰ 期	癌局限于宫体
Ⅰa	癌局限于子宫内膜
Ⅰb	癌侵犯肌层≤1/2
Ⅰc	癌侵犯肌层>1/2
Ⅱ 期	癌累及宫颈,无子宫外病变
Ⅱa	仅宫颈黏膜腺体受累
Ⅱb	宫颈间质受累
Ⅲ 期	癌扩散于子宫外的盆腔内,但未累及膀胱、直肠
Ⅲa	癌累及浆膜和(或)附件和(或)腹腔细胞学检查阳性
Ⅲb	阴道转移
Ⅲc	盆腔淋巴结和(或)腹主动脉淋巴结转移
Ⅳ 期	癌累及膀胱及直肠(黏膜明显受累),或有盆腔外远处转移
Ⅳa	癌累及膀胱和(或)直肠黏膜
Ⅳb	远处转移,包括腹腔内转移和(或)腹股沟淋巴结转移

五、临床表现

(一)症状

极早期的患者无明显症状,随着病程进展后出现下列症状:

1.阴道流血

不规则阴道流血为最常见的症状,量一般不多。绝经后患者主要表现为间歇性或持续性出血,量不多;未绝经者则表现为月经紊乱:经量增多,经期延长,或经间期出血。

2.阴道排液

少数患者述阴道排液增多,为癌肿渗出液或感染坏死所致。早期多为浆液性或浆液血性白带,晚期合并感染则为脓性或脓血性,有恶臭。

3.疼痛

通常不引起疼痛。晚期癌肿侵犯盆腔或压迫神经,可引起下腹部及腰骶部疼痛,并向下肢放射。若癌肿累及宫颈,堵塞宫颈管致使宫腔积脓时,可出现下腹胀痛或痉挛样疼痛。

4.全身症状

晚期可出现贫血、消瘦、乏力、发热、恶病质、全身衰竭等症状。

(二)体征

早期妇科检查无明显异常。随着病情发展,可有子宫增大、质地变软。有时可见癌组织自宫颈口脱出,质脆,易出血。若并发宫腔积脓,子宫明显增大、有压痛。若周围有浸润,子宫常固定,宫旁、盆腔内可触及不规则结节状物。

六、治疗原则

主要治疗方法为手术、放疗及药物治疗。早期以手术为主,晚期则采用放射、药物等综合治疗。

七、护理评估

(一)健康史

了解患者一般情况,评估高危因素,如老年、肥胖、高血压、糖尿病、不孕不育、绝经期推迟及用雌激素替代治疗等,了解有无家族肿瘤史;了解患者疾病诊疗过程及用药情况。

(二)身体状况

1.症状

评估阴道流血、排液、疼痛及有无肿瘤转移的临床表现。

2.体征

了解妇科检查的结果,如有子宫增大、变软,是否可以触及转移性结节或肿块,有无明显触痛等情况。

(三)心理社会状况

子宫内膜癌多发生于绝经后妇女,因子女工作忙,疏于对患者的关心,使患者在精神上有较强的失落感;或因未婚、婚后不孕等易产生孤独感;加上恶性肿瘤的发生,更增加了患者的恐惧心理。

(四)辅助检查

根据病史、临床表现及辅助检查做出诊断。

1.分段诊刮

确诊子宫内膜癌最可靠的方法。先刮宫颈管,再刮宫腔,刮出物分瓶标记送病理检查。刮宫时操作要轻柔,特别是刮出豆渣样组织时,应立即停止操作,以免子宫穿孔或癌肿扩散。

2.B超

子宫增大,宫腔内可见实质不均的回声区,形态不规则,宫腔线消失。若肌层中有不规则回声紊乱区,则提示肌层有浸润。

3.宫腔镜检查

可直接观察病变大小、形态,并取活组织病理检查。

4.细胞学检查

用宫腔吸管或宫腔刷取宫腔分泌物找癌细胞,阳性率可达90%。

5.其他

CT、MRI、淋巴造影检查及血清CA125检查等。

八、护理诊断

(一)焦虑

与住院及手术有关。

(二)知识缺乏

缺乏了宫内膜癌相关的治疗、护理知识。

九、护理目标

(1)患者获得有关子宫内膜癌的治疗、护理知识。

(2)患者焦虑减轻,主动参与诊治过程。

十、护理措施

(一)心理护理

帮助患者熟悉医院环境,为患者提供安静、舒适的休息环境。告知患者子宫内膜癌的病程发展慢,是女性生殖系统恶性肿瘤预后较好的一种,以缓解或消除心理压力,增强治病的信心。

(二)生活护理

(1)卧床休息,注意保暖。鼓励患者进食高蛋白、高热量、高维生素、易消化饮食。进食不足或营养状况极差者,遵医嘱静脉补充营养。

(2)严密观察生命体征、腹痛、手术切口、血象变化;保持会阴清洁,每天用0.1%苯扎溴铵溶液会阴冲洗,正确使用消毒会阴垫,发现感染征象及时报告医生,并遵医嘱及时使用抗生素和其他药物。

(三)治疗配合

对于采用不同治疗方法的患者,实施相应的护理措施。手术患者注意术后病情观察,记录阴道残端出血的情况,指导患者适度地活动。孕激素治疗过程中注意药物的不良反应,指导患者坚持用药。化疗患者要注意骨髓抑制现象,作好支持护理。

(四)健康教育

1.普及防癌知识

大力宣传定期防癌普查的重要性,定期进行防癌检查;正确掌握使用雌激素的指征;绝经过渡期妇女月经紊乱或不规则流血者,应先除外子宫内膜癌;绝经后妇女出现阴道流血者警惕子宫内膜癌的可能;注意高危因素,重视高危患者。

2.定期随访

手术、放疗、化疗患者应定期随访。随访时间:术后 2 年内,每 3～6 个月 1 次;术后 3～5 年内,每6～12个月 1 次。随访中注意有无复发病灶,并根据患者康复情况调整随访时间。随访内容:盆腔检查、阴道脱落细胞学检查、胸片(6 个月至 1 年)。

十一、结果评价

(1)患者能叙述子宫内膜癌治疗和护理的有关知识。

(2)患者睡眠良好,焦虑缓解。

第五节　卵巢肿瘤

卵巢肿瘤是女性生殖系统常见肿瘤之一,可发生于任何年龄。由于卵巢位于盆腔深部,卵巢肿瘤早期无症状,又缺乏早期诊断的有效方法,患者就医时,恶性肿瘤多为晚期,预后差。其死亡率已居妇科恶性肿瘤的首位,严重地威胁着妇女生命和健康。

一、分类

卵巢肿瘤的分类方法较多,世界卫生组织(WHO)1973 年制订的卵巢肿瘤组织学分类方法,将卵巢肿瘤分为卵巢上皮性肿瘤、性索间质肿瘤、生殖细胞肿瘤和转移性肿瘤。

二、常见肿瘤及病理特点

(一)卵巢上皮性肿瘤

卵巢上皮性肿瘤是最常见的卵巢肿瘤,占卵巢肿瘤的 2/3,来源于卵巢表面的生发上皮。可分良性、交界性、恶性三种。交界性肿瘤是一种低度潜在恶性肿瘤,无间质浸润,生长缓慢,转移率低,复发迟。

1.浆液性囊腺瘤

约占卵巢良性肿瘤的 25%。多为单侧,分单纯性和乳头状两种。前者中等大小,囊壁光滑。单房,囊内为淡黄色清亮液体,后者多房,囊壁上有乳头状物生长,穿透囊壁可发生腹腔种植。镜下可见囊壁内为单层立方上皮或柱状上皮,间质内见砂粒体。

2.浆液性囊腺癌

最常见的卵巢恶性肿瘤,占 40%～50%。多为双侧,实性或囊实性,表面光滑,或有乳头状生长,有出血坏死。镜下见瘤细胞大小不一,复层,排列紊乱,并向间质浸润。恶性度高,预后差。

3.黏液性囊腺瘤

约占卵巢良性肿瘤的 20%。常为单侧多房,表面光滑,灰白色,囊壁较厚,内为胶冻状黏液,可长成巨大卵巢肿瘤。镜下见囊壁内衬单层柱状上皮,产生黏液,可见杯状细胞和嗜银细胞。如囊壁破裂,瘤细胞可广泛种植于腹膜上,继续生长并分泌黏液,形成结节状,称为腹膜黏液瘤。

4.黏液性囊腺癌

约占卵巢恶性肿瘤的10%，由黏液性囊腺瘤恶变而来，多为单侧，表面光滑，实性或囊实性。镜下见腺体密集，间质较少，瘤细胞复层排列，有间质浸润。预后较好。

(二)卵巢生殖细胞肿瘤

为来源于生殖细胞的一组肿瘤，其发生率仅次于上皮性肿瘤，多见于儿童及青少年。

1.畸胎瘤

通常由2～3个胚层组织组成，这些组织可以是成熟的，或不成熟，肿瘤可以是囊性，也可以是实性。其恶性程度与组织分化程度有关。

(1)成熟畸胎瘤：又称皮样囊肿，是最常见的卵巢良性肿瘤。可发生于任何年龄。单侧为主，中等大小，圆形或椭圆形，表面光滑呈灰白色，囊腔内充满油脂及毛发，有时可见牙齿或骨组织。

(2)未成熟畸胎瘤：由分化程度不同的未成熟的胚胎组织组成，多为原始神经组织。多为实性，转移及复发率均较高，预后差。

2.无性细胞瘤

属中度恶性肿瘤。单侧居多，中等大小，实性，表面光滑，切面呈淡棕色。间质中常有淋巴浸润。对放疗极敏感。

3.内胚窦瘤

又称卵黄囊瘤，较罕见。瘤体较大，单侧，圆形或卵圆形。切面实性为主，灰黄色，常有出血坏死。瘤细胞可产生甲胎蛋白(AFP)。生长迅速，早期即出现转移，故恶性度极高，预后差。

(三)卵巢性索间质肿瘤

来源于原始性腺中的性索及间质，占卵巢恶性肿瘤的5%～8%。本组肿瘤多具有内分泌功能，可分泌性激素。

1.颗粒细胞瘤

占性索间质肿瘤的80%左右，为低度恶性肿瘤，任何年龄均可发生，45～55岁常见。多为单侧，圆形或卵圆形，大小不一，表面光滑。切面组织脆而软，伴有出血坏死灶。一般预后良好，5年生存率达80%以上。

2.卵泡膜细胞瘤

为实质性的良性肿瘤，单侧，大小不一，呈圆形或卵圆形，切面灰白色，瘤细胞呈短梭形，胞浆中含有脂质，排列呈漩涡状。可分泌雌激素，故有女性化作用。

3.纤维瘤

为良性肿瘤，多发生于中年妇女，常为单侧，中等大小，实性，表面光滑。切面灰白色，质地坚硬，纤维组织呈编织状排列。可伴有胸腔积液或腹水，称为梅格斯综合征，肿瘤切除后，胸腔积液、腹水可自然消退。

4.支持细胞-间质细胞瘤

支持细胞-间质细胞瘤又称睾丸母细胞瘤，是一种能分泌男性激素的肿瘤，为低度恶性，罕见,多发生于 40 岁以下的妇女。单侧,实性、较小,表面光滑,有时呈分叶状,切面灰白色。镜下可见不同程度的支持细胞及间质细胞。患者常有男性化症状。5 年存活率为 70%～90%。

(四)卵巢转移性肿瘤

约占卵巢肿瘤的 5%～10%。身体各部位的肿瘤均可能转移到卵巢,以乳腺、胃肠道、子宫的肿瘤最多见。库肯勃瘤是来自胃肠道的卵巢转移癌,呈双侧性、实性、中等大小、表面光滑。镜下可见印戒细胞。恶性度高,预后极差。

三、恶性肿瘤的分期

采用国际妇产科联盟(FIGO,2000)的手术病理分期(表 10-3)。

表 10-3 原发性卵巢恶性肿瘤的手术病理分期(FIGO,2000)

期别	肿瘤累及范围
Ⅰ期	肿瘤局限于卵巢
Ⅰa	肿瘤局限于一侧卵巢,包膜完整,表面无肿瘤,腹水或腹腔冲洗液中未查见恶性细胞
Ⅰb	肿瘤局限于两侧卵巢,包膜完整。表面无肿瘤。腹水或腹腔冲洗液中未查见恶性细胞
Ⅰc	肿瘤局限于单侧或两侧卵巢,伴有以下任何一项者:包膜破裂、卵巢表面有肿瘤、腹水或腹腔冲洗液中查见恶性细胞
Ⅱ期	肿瘤累及一侧或双侧卵巢,伴盆腔内扩散
Ⅱa	蔓延和(或)转移到子宫和(或)输卵管,腹水或冲洗液中无恶性细胞
Ⅱb	蔓延到其他盆腔组织,腹水或冲洗液中无恶性细胞
Ⅱc	Ⅱa 或Ⅱb 病变,但腹水或冲洗液中查见恶性细胞
Ⅲ期	一侧或双侧卵巢肿瘤,镜检证实有盆腔外的腹膜转移和(或)区域淋巴结转移,肝表面转移为Ⅲ期
Ⅲa	淋巴结阴性,组织学证实盆腔外腹膜表面有镜下转移
Ⅲb	淋巴结阴性,腹腔转移灶直径≤2 cm
Ⅲc	腹膜转移灶直径>2 cm 和(或)腹膜后区域淋巴结阳性
Ⅳ期	远处转移(胸腔积液有癌细胞,肝实质转移)

四、临床表现

(一)症状

卵巢肿瘤早期多无自觉症状,常在妇科检查或做 B 超时发现。随着肿瘤的增大,出现腹胀不适、尿频、便秘、心悸、气急等压迫症状,腹部触及肿块。如为恶性肿瘤,腹部肿块短期内迅速增大,出现腹胀、腹水;若肿瘤压迫神经、血管或向周围组织浸润,可引起腹痛、腰痛、下肢疼痛及水肿。晚期可出现恶病质。

(二)体征

妇科检查在子宫一侧或双侧扪及囊性或实质性肿物,良性肿瘤包块多囊性、表面光滑、活动与子宫不相连;恶性肿瘤包块多为双侧、实性、表面高低不平、固定不动,子宫直肠陷凹可触及大小不等的结节。

(三)卵巢良、恶性肿瘤的鉴别

见表 10-4。

表 10-4　卵巢良性肿瘤与恶性肿瘤的鉴别

	卵巢良性肿瘤	卵巢恶性肿瘤
病史	生长缓慢,病程长,多无症状,生育期多见	生长迅速,病程短,幼女、青春期或绝经后妇女多见
体征	多为单侧,囊性,表面光滑,活动,一般无腹水	多为双侧,实性或囊性表面不规则,固定,直肠陷凹可触及结节,常伴腹水,且为血性,可查见癌细胞
一般情况	良好,多无不适	逐渐出现恶病质
B 超	边界清楚,液性暗区,有间隔光带	肿块边界不清,液性暗区,光点杂乱

五、常见并发症

(一)蒂扭转

蒂扭转是卵巢肿瘤最常见的并发症,也是妇科常见的急腹症之一。多见于瘤蒂长,活动度好,中等大小,重心不均的肿瘤,以成熟畸胎瘤最多见。常发生于体位改变或妊娠期、产褥期子宫位置发生变化时。卵巢肿瘤的蒂由骨盆漏斗韧带、卵巢固有韧带及输卵管组成。发生扭转后,因血液循环障碍,瘤体增大、缺血坏死呈紫黑色,可发生破裂或继发感染(图 10-4)。

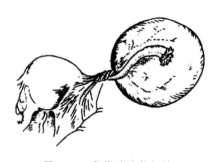

图 10-4　卵巢肿瘤蒂扭转

其主要症状是突然发生的下腹部一侧剧烈疼痛,伴有恶心、呕吐甚至休克,系腹膜牵引绞窄所致。妇科检查子宫一侧扪及肿块,张力较高,压痛以瘤蒂部最明显,并有局限性肌紧张。扭转有时可自然复位,腹痛随之缓解。

蒂扭转一旦确诊,应立即手术切除肿瘤。手术时应先钳夹蒂根部,再切除肿瘤及瘤蒂,钳夹前切不可将扭转复位,以免栓子脱落引起栓塞。

(二)破裂

有外伤性破裂和自发性破裂两种。外伤性破裂可因腹部受到重击、分娩、性交、妇科检查及穿刺引起,自发性破裂则可由肿瘤生长过快所致或恶性肿瘤浸润穿透囊壁。其症状轻重与破口大小、流入腹腔囊液的性质、数量有关。轻者仅有轻度腹痛,重者致剧烈腹痛伴恶心、呕吐,有时导致内出血、腹膜炎。

(三)感染

多继发于蒂扭转或破裂后,也可由邻近器官感染蔓延所致。主要表现为发热、腹痛,肿块压痛、腹肌紧张,白细胞升高。

(四)恶变

恶变早期多无症状,若肿瘤短时间内迅速增大,应疑有恶变。若出现腹水,已属晚期。因此,确诊为卵巢肿瘤者应尽早手术。

六、治疗原则

(一)良性肿瘤

一经确诊,即应手术治疗。可根据患者的年龄、有无生育要求及对侧卵巢情况决定手术范围。年轻、单侧良性肿瘤可行卵巢肿瘤剥出术、卵巢切除术或患侧附件切除术。围绝经期妇女可行全子宫及双附件切除术。

(二)恶性肿瘤

以手术为主,辅以化疗、放疗。

1.手术

手术是恶性卵巢肿瘤的首选方法。首次手术尤为重要。疑为恶性肿瘤者,应尽早剖腹探查。早期患者一般做全子宫、双附件加大网膜切除及盆腔、腹主动脉旁淋巴结清扫术。晚期可行肿瘤细胞减灭术。

2.化疗

为主要的辅助治疗方法。卵巢恶性肿瘤对化疗比较敏感,可用于预防肿瘤复发、消除残留病灶,或已无法施行手术的晚期患者。常用的化疗药物有顺铂、环磷酰胺、多柔比星、氟尿嘧啶、放线菌素 D 等。多采用联合化疗。

3.放疗

常作为手术后的辅助治疗,无性细胞瘤对放疗最敏感;颗粒细胞瘤中度敏感,上皮性癌也有一定的敏感性。

七、护理评估

(一)健康史

卵巢肿瘤病因不清楚,一般认为与遗传和家族史有关,20%～25%卵巢恶性肿瘤患者有家族史;此外,还与饮食习惯(如长期食用高胆固醇食物)及内分泌因素有关。所以需评估患者年龄、生育史、有无其他肿瘤疾病史及卵巢肿瘤的家族史。了解有无相关的内分泌、饮食等高危因素。

(二)身体状况

1.症状

卵巢肿瘤体积较小或发病初期常无症状。产生激素的卵巢肿瘤在发病初期可以引起月经紊乱。随着卵巢肿瘤体积增大,患者会有肿胀感,继续长大可出现尿频、便秘等压迫症状。晚期卵巢肿瘤患者出现消瘦、贫血、恶病质表现。

2.体征

评估患者妇科检查的结果,注意有无腹围增大、有无腹腔积液、卵巢肿瘤的性质、肿瘤的部位及其大小等情况。

(三)心理社会状况

卵巢肿瘤性质确定之前,患者及家属多表现为紧张不安和焦虑,既想得到确切的结果,又怕诊断为恶性肿瘤。而一旦确诊为恶性,因手术和反复化疗影响其正常生活、疾病可能导致死亡等原因,患者表现为悲观、抑郁甚至绝望的情绪。

(四)辅助检查

1.B超检查

可了解肿块的位置、大小、形态和性质,与子宫的关系,并可鉴别卵巢肿瘤、腹水或结核性包裹性积液。

2.细胞学检查

腹水或腹腔冲洗液找癌细胞,可协助诊断及临床分期。

3.腹腔镜检查

可直接观察肿块的部位、形态、大小、性质,并可行活检或抽取腹腔液进行细胞学检查。

4.肿瘤标志物检查

卵巢上皮性癌患者血清中癌抗原(CA125)水平升高,黏液性卵巢癌时癌胚抗原(CEA)升高,卵巢绒癌时绒毛膜促性腺激素(HCG)升高;甲胎蛋白(AFP)则对内胚窦瘤、未成熟畸胎瘤有诊断意义;颗粒细胞瘤、卵泡膜细胞瘤患者体内雌激素水平升高。睾丸母细胞瘤患者尿中17-酮、17-羟类固醇升高。

八、护理诊断

(1)疼痛:与卵巢肿瘤蒂扭转或肿瘤压迫有关。

(2)营养失调,低于机体需要量:与恶性肿瘤、治疗不良反应及产生腹水有关。

(3)预感性悲哀:与卵巢癌预后不佳有关

九、护理目标

(1)患者疼痛减轻或消失。

(2)患者营养摄入充足。

(3)患者能正确面对疾病,焦虑程度减轻。

十、护理措施

(一)心理护理

护理人员应有同情心,关心体贴患者,建立良好的护患关系,详细了解患者的疑虑和需求,认真听取患者的诉说,并对患者所提出的各种疑问给予明确答复;鼓励患者尽可能参与护理计划,鼓励家属参与照顾患者,让患者能感受到来自多方面的关爱,尤其是确定肿瘤是良性者,要及时将诊断结果告诉患者,消除其紧张焦虑心理,从而增强战胜疾病的信心。

(二)饮食护理

疾病及化疗通常会使患者营养失调。应鼓励患者进食高蛋白、高维生素、营养素全面且易消化的饮食。进食不足和全身营养状况极差者,遵医嘱静脉补充高营养液及成分输血等,保证治疗效果。

(三)病情观察

术后注意观察切口及阴道残端有无渗血、渗液并及时更换敷料与会阴血垫。对切口疼痛者遵医嘱应用镇痛剂。对行肿瘤细胞减灭术者,术后一般放置腹膜外引流管与腹腔化疗管各1根。对留置的化疗管末端用无菌纱布包扎,固定于腹壁,防止脱落,以备术后腹腔化疗所用。引流管接负压引流袋,固定好,保持引流通畅,记录引流量与引流液性质。

(四)接受各种检查和治疗的护理

1.手术后一般护理

见腹部手术后护理。一般术后第 2 日血压稳定后取半卧位,利于腹腔及阴道分泌物的引流,减少炎症与腹胀发生。对行肠切除患者应暂禁食,根据医嘱行持续胃肠减压,保持通畅,记录引流量及性质。对未侵及肠管者,于第 2 日可给流质饮食,同时服用胃肠动力药,促进肠蠕动恢复,3 日后根据肠蠕动恢复情况改半流质饮食或普通饮食,保持大便通畅。卧床期间,作好皮肤护理,避免压疮。鼓励床上活动,叩背,及时清除痰液,防止肺部并发症,待病情许可后,协助患者离床活动。

2.腹腔插管化疗的护理

卵巢癌患者术中往往发现盆腹腔各脏器浆膜表面广泛播散粟粒样或较大的植入病灶,经肿瘤减灭术后仍存散在病灶,术后腹腔插管化疗可使化疗药物与病灶直接接触,使局部药物浓度升高,而体循环的药物浓度较低。腹腔化疗能提高疗效并减少因化疗引起的全身反应。化疗方案根据组织学分类而定,多在腹部切口拆除缝线后行第 1 个疗程,或术中腹腔即放置化疗药,待 1 个月后再行第 2 个疗程。腹腔灌注化疗药物时应严格无菌操作,防止感染,注药前先注入少量生理盐水,观察注药管是否通畅,有无外渗。灌注药液量多时,应先将液体适当加温,避免药液过凉,导致患者寒战。灌注完毕,注药管末端包扎,嘱患者翻身活动,使药物在腹腔内均匀分布。

3.并发症观察与护理

同腹部手术后并发症观察与护理。

(五)健康教育

1.预防

30 岁以上妇女,应每年进行 1 次妇科检查。高危人群不论年龄大小,最好每半年接受 1 次检查,以排除卵巢肿瘤。

2.出院指导

对手术后患者出院前应进行康复指导,对单纯一侧附件切除的患者也可因性激素水平波动而出现停经、潮热等症状。让患者了解这些症状,有一定心理准备,必要时可在医师指导下接受雌激素补充治疗,以缓解症状。对行卵巢癌根治术后患者应根据病理报告的组织学类型、临床分期和组织学分级,告知家属,并讲清后期化疗的必要性,化疗既可用于预防复发,也可用于手术未能全部切除者。化疗多需 8~10 个疗程,一般为每月 1 次,化疗应在医院进行,以便随时进行各系统化疗不良反应的监测,护士应督促、协助患者克服实际困难,正确指导患者减轻化疗反应,顺利完成治疗计划。

3.作好随访

未手术的患者 3~6 个月随访 1 次,观察肿瘤的大小变化情况。良性肿瘤术后按一般腹部手术后 1 个月常规进行复查。恶性肿瘤术后易于复发,应长期随访。术后 1 年每月 1 次;术后第 2 年每 3 个月1 次;术后 3~5 年每 3~6 个月 1 次;以后可每年 1 次。

十一、结果评价

(1)患者能说出应对疼痛的方法,自述疼痛减轻。

（2）患者合理膳食，能维持体重。

（3）患者能正常与人交往，树立正确自我形象。

第六节　子宫肌瘤

子宫平滑肌瘤简称子宫肌瘤，是女性生殖器官中最常见的一种良性肿瘤。主要由子宫平滑肌组织增生而成，其间还有少量的纤维结缔组织。多见于30～50岁女性。由于肌瘤生长速度慢，对机体影响不大。所以，子宫肌瘤的临床报道发病率远比真实的要低。

一、病因

确切病因仍不清楚。好发于生育年龄女性，而且绝经后肌瘤停止生长，甚至萎缩、消失，发生子宫肌瘤的女性常伴发子宫内膜的增生。所以，绝大多数的人认为子宫肌瘤的发生与女性激素有关，特别是雌激素。雌激素可以使子宫内膜增生，使子宫肌纤维增生肥大，肌层变厚，子宫增大，而且肌瘤组织经过检验，其中雌激素受体和雌二醇的含量比正常子宫肌组织高。所以，目前认为子宫肌瘤与长期和大量的雌激素刺激有关。

二、病理

(一)巨检

肌瘤为实质性球形结节，表面光滑，与周围肌组织有明显界限。外无包膜，但是肌瘤周围的肌层受压可形成假包膜。肌瘤切开后，切面呈漩涡状结构，颜色和质地与肌瘤成分有关，若含平滑肌较多，则肌瘤质地较软，颜色略红；若纤维结缔组织多，则质地较硬、颜色发白。

(二)镜检

肌瘤由皱纹状排列的平滑肌纤维相互交叉组成，切面呈漩涡状，其间掺有不等量的纤维结缔组织。细胞大小均匀，呈卵圆形或杆状，核染色质较深。

三、分类

(一)按肌瘤生长部位分类

子宫体肌瘤（90%）与子宫颈肌瘤（10%）。

(二)按肌瘤生长方向与子宫肌壁的关系分类

1.肌壁间肌瘤

最多见，占总数的60%～70%。肌瘤全部位于肌层内，四周均被肌层包围。

2.浆膜下肌瘤

占总数的20%。肌瘤向子宫浆膜面生长，突起于子宫表面，外面仅有一层浆膜包裹。这种肌瘤还可以继续向浆膜面生长，仅留一细蒂与子宫相连，成为带蒂的浆膜下肌瘤，活动度大。蒂内有供应肌瘤生长的血管，若因供血不足，肌瘤易变性、坏死；若发生蒂扭转，可出现急腹痛。若因扭转而造成断裂，肌瘤脱落至腹腔或盆腔，可形成游离性肌瘤。有些浆膜下肌瘤生长在宫体侧壁，突入阔韧带，形成阔韧带肌瘤。

3.黏膜下肌瘤

占总数的10%～15%。肌瘤向宫腔内生长，并突出于宫腔，仅由黏膜层覆盖，称黏膜下肌瘤。黏膜下肌瘤使宫腔变形、增大,易形成蒂。在宫腔内就好像长了异物一样,可刺激子宫收缩,在宫缩的作用下,黏膜下肌瘤可被挤压出宫颈口外,或堵于宫颈口处,或脱垂于阴道。

各种类型的肌瘤可发生在同一子宫,称为多发性子宫肌瘤(图10-5)。

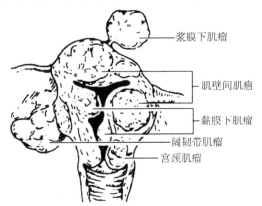

图 10-5 各型子宫肌瘤示意

四、临床表现

(一)症状

多数患者无明显症状,只是偶尔在进行盆腔检查时发现。肌瘤临床表现的出现与肌瘤的部位、生长速度及是否发生变性有关。而与其数量及大小关系不大。

1.月经改变

最常见的症状。主要表现为月经周期缩短,经期延长,经量过多,不规则阴道出血。其中以黏膜下肌瘤最常见。其次是肌壁间肌瘤。浆膜下肌瘤及小的肌壁间肌瘤对月经影响不明显。若肌瘤发生坏死、溃疡、感染,则可出现持续或不规则阴道流血或脓血性白带。

2.腹部包块

常为患者就诊的主诉。当肌瘤增大超过妊娠3个月子宫大小时,可在下腹部扪及肿块,质硬,无压痛,清晨膀胱充盈将子宫推向上方时更加清楚。

3.白带增多

子宫肌瘤使宫腔面积增大,内膜腺体分泌增多,加之盆腔充血,所以患者白带增多。若为黏膜下肌瘤脱垂于阴道,则表面易感染、坏死,产生大量脓血性排液及腐肉样组织排出,伴臭味。

4.腰酸、腹痛、下腹坠胀

常为腰酸或下腹坠胀,经期加重。通常无腹痛,只是在发生一些意外情况时才会出现:如浆膜下肌瘤蒂扭转时,可出现急性腹痛;妊娠期肌瘤发生红色变性时,可出现腹痛剧烈伴发热、恶心,黏膜下肌瘤被挤出宫腔时,可因宫缩引起痉挛性疼痛。

5.压迫症状

大的子宫肌瘤使子宫体积增大,可对周围的组织器官产生一定的压迫症状。如前壁肌瘤压迫膀胱可出现尿频、尿急;宫颈肌瘤可引起排尿困难、尿潴留,后壁肌瘤可压迫直肠引起便秘、里急后重;较大的阔韧带肌瘤压迫输尿管可致肾盂积水。

6.不孕或流产

肌瘤压迫输卵管使其扭曲管腔不通，或使宫腔变形，影响受精或受精卵着床，导致不孕、流产。

7.继发性贫血

长期月经过多、不规则出血，部分患者可出现继发性贫血，严重时全身乏力、面色苍白、气短、心悸。

(二)体征

肌瘤较大时，可在腹部触及质硬。表面不规则，结节状物质。妇科检查时，肌壁间肌瘤子宫增大，表面不规则，有单个或多个结节状突起。浆膜下肌瘤外面仅包裹一层浆膜，所以质地坚硬，呈球形块状物，与子宫有细蒂相连，可活动；黏膜下肌瘤突出于宫腔，像孕卵一样，所以整个子宫均匀增大，有时宫口扩张，肌瘤位于宫口内或脱出于阴道，呈红色、实质、表面光滑，若感染则表面有渗出液覆盖或溃疡形成，排液有臭味。

五、治疗原则

根据患者的年龄、症状、有无生育要求及肌瘤的大小等情况综合考虑。

(一)随访观察

若肌瘤小(子宫<孕2月)：且无症状，通常不需治疗，尤其近绝经年龄患者，雌激素水平低落，肌瘤可自然萎缩或消失，每3～6个月随访1次；随访期间若发现肌瘤增大或症状明显时，再考虑进一步治疗。

(二)药物治疗(保守治疗)

肌瘤在2个月妊娠子宫大小以内，症状不明显或较轻，近绝经年龄及全身情况不能手术者，均可给予药物对症治疗。

1.雄性激素

常用药物有丙酸睾酮。可对抗雌激素，使子宫内膜萎缩，直接作用于平滑肌，使其收缩而减少出血，并使近绝经期的患者提早绝经。

2.促性腺激素释放激素类似物(GnRH-a)

常用药物有亮丙瑞林或戈舍瑞林。可抑制垂体及卵巢的功能，降低雌激素水平，使肌瘤缩小或消失。适用于肌瘤较小、经量增多或周期缩短、围绝经期患者。不宜长期使用，以免因雌激素缺乏导致骨质疏松。

3.其他药物

常用药物有米非司酮。作为术前用药或提前绝经使用。但不宜长期使，以防其拮抗糖皮质激素的不良反应。

(三)手术治疗

为子宫肌瘤的主要治疗方法。若肌瘤≥2.5个月妊娠子宫大小或症状明显出现贫血者，应手术治疗。

1.肌瘤切除术

适用于年轻要求保留生育功能的患者，可经腹或腹腔镜切除肌瘤，突出宫内或脱出于阴道内的带蒂的黏膜下肌瘤也可经阴道或经宫腔镜下摘除。

2.子宫切除术

肌瘤较大,多发,症状明显,年龄较大,无生育要求或已有恶变者可行子宫全切。50岁以下,卵巢外观正常者,可保留卵巢。

六、护理评估

(一)健康史

了解患者一般情况,评估月经史、婚育史,是否有不孕、流产史;询问有无长期使用雌激素类药物。如果接受过治疗,还应了解治疗的方法及所用药物的名称、剂量、用法及用药后的反应等。

(二)身体状况

1.症状

了解有无月经异常、腹部肿块、白带增多或贫血、腹痛等临床表现,了解出现症状的时间及具体表现。

2.体征

了解妇科检查结果,子宫是否均匀或不规则增大、变硬,阴道有无子宫肌瘤脱出等情况。了解B超检查所示结果中肌瘤的大小、个数及部位等。

(三)心理社会状况

患者及家属对子宫肌瘤缺乏认识,担心肿瘤为恶性,对治疗方案的选择犹豫不决,对需要手术治疗而焦虑不安,担心手术切除子宫可能会影响其女性特征,影响夫妻生活。

七、护理诊断

(1)营养失调:低于机体需要量:与月经改变、长期出血导致贫血有关。

(2)知识缺乏:缺乏子宫肌瘤疾病发生、发展、治疗及护理知识。

(3)焦虑:与月经异常,影响正常生活有关。

(4)自我形象紊乱:与手术切除子宫有关。

八、护理目标

(1)患者获得子宫肌瘤及其健康保健知识。

(2)患者贫血得到纠正,营养状况改善。

(3)患者出院时,不适症状缓解。

九、护理措施

(一)心理护理

评估患者对疾病的认知程度,尊重患者,耐心解答患者提出的问题,告知患者和家属子宫肌瘤是妇科最常见的良性肿瘤,手术或药物治疗都不会影响今后日常生活和工作,让患者消除顾虑,纠正错误认识,配合治疗。

(二)缓解症状

对出血多需住院的患者,护士应严密观察并记录其生命体征变化情况,协助医生完成血常规及凝血功能检查、备血、核对血型、交叉配血等。注意收集会阴垫,评估出血量。按医嘱给予止血药和子宫收缩剂,必要时输血、补液、抗感染或刮宫止血。巨大子宫肌瘤者常出现局部压迫症状,如排尿不畅者应予以导尿;便秘者可用缓泻剂缓解不适症状。带蒂的浆膜下肌瘤发生扭转或肌瘤红色变性时应评估腹痛的程度、部位、性质,有无恶心、呕吐、体温升高征象。需剖腹探查时,护士应迅速作好急诊手术前准备和术中术后护理。保持患者的外阴清洁干燥,如黏膜下肌瘤脱出宫颈口者,应保持其局部清洁,预防感染,为经阴道摘取肌瘤者作好术前准备。

(三)手术护理

经腹或腹腔镜下行肌瘤切除或子宫切除术的患者按腹部手术患者的一般护理,并要特别注意观察术后阴道流血情况。经阴道黏膜下肌瘤摘除术常在蒂部留置止血钳24~48小时,取出止血钳后需继续观察阴道流血情况,按阴道手术患者进行护理。

(四)健康教育

1.保守治疗的患者

需定期随访,护士要告知患者随访的目的、意义和随访时间。应3~6个月定期复查,期间监测肌瘤生长状况、了解患者症状的变化,如有异常及时和医生联系,修正治疗方案。对应用激素治疗的患者,护士要向患者讲解用药的相关知识,使患者了解药物的治疗作用、使用剂量、服用时间、方法、不良反应及应对措施,避免擅自停药和服药过量引起撤退性出血和男性化。

2.手术后的患者

出院后1个月门诊复查,了解患者术后康复情况,并给予术后性生活、自我保健、日常工作恢复等健康指导。任何时候出现不适或异常症状,需及时随诊。

十、结果评价

(1)患者能叙述子宫肌瘤保守治疗的注意事项或术后自我护理措施。

(2)患者面色红润,无疲倦感。

(3)患者出院时,能列举康复期随访时间及注意问题。

第七节　慢性宫颈炎

慢性宫颈炎是妇科常见病之一。正常情况下,宫颈具有多种防御功能,但宫颈易受性交、分娩及宫腔操作的损伤,引起感染,一旦发生感染,病原体很难被完全清除,久而导致慢性宫颈炎。近年来随着性传播疾病的增加,宫颈炎已经成为常见疾病。由于长期慢性宫颈炎症可诱发宫颈癌,故应及时诊断与治疗。

一、护理评估

(一)健康史

1.病因评估

主要见于感染性流产、产褥期感染、宫颈损伤和阴道异物并发感染,多由急性宫颈炎未治疗或治疗不彻底导致。主要致病菌是葡萄球菌、链球菌、大肠杆菌和厌氧菌,其次为性传播疾病的病原体,如沙眼衣原体、淋病奈瑟菌,单纯疱疹病毒与慢性宫颈炎的发生也有关系。

2.病史评估

了解婚育史、分娩史、流产及妇科手术后有无损伤;有无性传播疾病的发生;有无急性盆腔炎的感染史及治疗情况;有无不良卫生习惯。

3.病理评估

(1)宫颈糜烂:宫颈糜烂是慢性宫颈炎最常见的病理类型。由于宫颈外口处鳞状上皮坏死脱落,由颈管柱状上皮增生覆盖,宫颈外口处的宫颈阴道部外观呈细颗粒状的红色区,称为宫颈糜烂。根据病理组织形态结合临床,宫颈糜烂可分三种类型。①单纯型糜烂:炎症初期,鳞状上皮脱落后,仅由单层柱状上皮覆盖,表面平坦。②颗粒型糜烂:炎症继续发展,柱状上皮过度增生并伴有间质增生,糜烂面凹凸不平,呈颗粒状。③乳突型糜烂:柱状上皮和间质继续增生,糜烂面高低不平更加明显,呈乳突状突起。根据糜烂面的面积大小,宫颈糜烂分为3度(图10-6):糜烂面积小于宫颈面积的1/3为轻度糜烂;糜烂面积占宫颈面积的1/3~2/3为中度糜烂;糜烂面积大于宫颈面积的2/3为重度糜烂。根据糜烂深度,宫颈糜烂分为单纯型、颗粒型、乳突型。描写宫颈糜烂时,应同时表示糜烂面积和深度,如中度糜烂颗粒型。

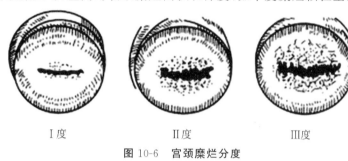

Ⅰ度 Ⅱ度 Ⅲ度

图 10-6 宫颈糜烂分度

(2)宫颈肥大:由于慢性炎症的长期刺激,宫颈组织充血、水肿,腺体及间质增生,使宫颈肥大,但表面光滑,由于结缔组织增生而使宫颈硬度增加。

(3)宫颈息肉:慢性炎症长期刺激使宫颈局部黏膜增生,子宫有排出异物的倾向,使增生的黏膜逐渐自基底层向宫颈外口突出而形成息肉。息肉为一个或多个不等,色鲜红、质脆、易出血(图 10-7)。由于炎症持续存在,息肉去除后常有复发。

(4)宫颈腺囊肿:在宫颈糜烂愈合的过程中,新生的鳞状上皮覆盖宫颈腺管口或伸入腺管,将腺管口堵塞。腺管周围的结缔组织增生或瘢痕形成,压迫腺管,使腺管变窄甚至堵塞,腺体分泌物引流受阻、潴留而形成囊肿(图 10-8)。囊肿表面光滑,呈白色或淡黄色。

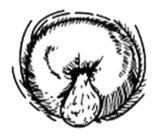

图 10-7 宫颈息肉

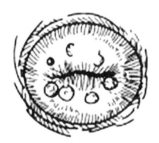

图 10-8 宫颈腺囊肿

(5)宫颈黏膜炎:宫颈黏膜炎又称宫颈管炎,病变局限于宫颈管黏膜及黏膜下组织充血、红、肿,向外突出。

(二)身心状况

1.症状

白带增多,多数呈乳白色黏液状,也可为淡黄色脓性。如有宫颈息肉时为血性白带或性交后出血。一旦炎症沿宫骶韧带扩散至盆腔时,患者可有腰骶部疼痛、下坠感,因黏稠脓性白带不利于精子穿透而致不孕。

2.体征

妇科检查可见宫颈有不同程度的糜烂、囊肿、肥大或息肉。

3.心理-社会状况

由于白带增多、腰骶部不适,加之病程长、有异味及外阴不适等,患者常常焦虑不安,接触性出血者担心癌变,思想压力大,因此,应详细评估患者心理-社会状态及家属态度。

(三)辅助检查

宫颈刮片细胞学检查,排除宫颈癌,必要时宫颈活检,协助明确宫颈病变性质。

二、护理诊断及合作性问题

(1)焦虑及恐惧:与缺乏相关知识及担心癌变有关。

(2)舒适改变:与分泌物增多、下腹及腰骶部不适有关。

(3)组织完整性受损:与宫颈糜烂有关。

三、护理目标

(1)产妇的情绪稳定,能配合护理人员与家人采取有效应对措施。

(2)患者分泌物减少,性状转为正常,舒适感增加。

(3)患者病情得到及时控制,无组织完整性受损。

四、护理措施

(一)一般护理

告知患者注意外阴清洁卫生,每日更换内裤,定期妇科检查。

(二)心理护理

让患者了解慢性宫颈炎的发病原因、临床表现、治疗方法及注意事项,解除患者焦虑心理,鼓励患者积极配合治疗。

(三)治疗护理

1.治疗原则

以局部治疗为主,根据临床特点选用物理治疗、药物治疗、手术治疗。在治疗前先排除宫颈癌。

2.治疗配合

(1)物理治疗:物理疗法是目前治疗慢性宫颈炎效果较好、疗程最短的方法,因而较为常用。用物理方法将宫颈糜烂面上皮破坏。使之坏死脱落后,由新生的鳞状上皮覆盖。常用的方法有宫颈激光、冷冻、红外线凝结疗法及微波疗法等。治疗时间是月经干净后3～7日之内。

(2)手术治疗:宫颈息肉可手术摘除,宫颈肥大、宫颈糜烂较深者且累及宫颈管者可做宫颈锥形切除。

(3)药物治疗:适宜于糜烂面小、炎症浸润较浅者,可局部涂硝酸银、铬酸、中药等,现已少用。目前临床多用康妇特栓剂,简便易行,疗效满意,每日放入阴道1枚,连续7~10日。

3.病情监护

物理治疗后分泌物增多,甚至有多量水样排液,术后1~2周脱痂时可有少量出血,创口愈合需4~8周。故应嘱患者保持外阴清洁,注意2个月内禁止性生活和盆浴。2次月经干净后复查,效果欠佳者可进行第二次治疗。

五、健康指导

向患者传授防病知识,积极治疗急性宫颈炎;告知患者定期做妇科检查,发现炎症排除宫颈癌后予以积极治疗;避免分娩或器械损伤宫颈;产后发现宫颈裂伤应及时缝合。此外,应注意个人卫生,加强营养,增强体质。

六、护理评价

(1)患者主要症状是否明显改善,甚至完全消失。

(2)患者焦虑情绪是否缓解,是否能正确复述预防及治疗此疾病的相关知识。

第八节　盆腔炎症

女性内生殖器及其周围的结缔组织、盆腔腹膜发生炎症时称为盆腔炎,包括子宫内膜炎、输卵管炎、输卵管卵巢脓肿或囊肿、盆腔腹膜炎。炎症局限于一个部位,也可同时累及几个部位,最常见的是输卵管炎及输卵管卵巢炎,单纯的子宫内膜炎或卵巢炎较少见。盆腔炎分急性和慢性,是妇科常见病,多见于生育妇女。

急性盆腔炎主要病因有:①宫腔内手术操作后感染(如刮宫术、输卵管通液术、子宫输卵管造影术、宫腔镜检查、放置宫内节育器等,由于手术消毒不严格或术前适应证选择不当),引起炎症发作或扩散(生殖器原有慢性炎症经手术干扰也可引起急性发作并扩散)。②产后或流产后感染(分娩或流产后妊娠组织残留、阴道出血时间过长,或手术器械消毒不严格、手术无菌操作不严格,均可发生急性盆腔炎)。③经期卫生不良(使用不洁的月经垫、经期性交等,均可引起病原体侵入而导致炎症)。④不洁性生活史、早年性交、多个性伴侣、性交过频可致性传播疾病的病原体入侵,引起炎症。⑤邻近器官炎症蔓延(阑尾炎、腹膜炎等蔓延至盆腔,致炎症发作)。⑥慢性盆腔炎急性发作。慢性盆腔炎常因急性盆腔炎治疗不彻底、不及时或患者体质较弱,病程迁延而致。其病情较顽固。当机体抵抗力较差时,可急性发作。

一、护理评估

(一)健康史

1.病因评估

评估急性盆腔炎的病因。急性盆腔炎如未彻底治疗,病程迁延而发生慢性盆腔炎,当机体抵抗力下降时,容易急性发作。

2.病史评估

了解有无手术、流产、引产、分娩、宫腔操作后感染史。有无经期性生活、使用不洁卫生巾及性生活紊乱;有无急性盆腔炎病史及原发性不孕史等。

3.病理评估

慢性盆腔炎的病理表现主要有:①慢性子宫内膜炎:多见于产后、流产后或剖宫产后,因胎盘胎膜残留或子宫复旧不良致感染;也可见老年妇女绝经后雌激素低下,子宫内膜菲薄而易受细菌感染,严重者宫颈管粘连形成宫腔积脓。②慢性输卵管炎与输卵管积水:慢性输卵管炎最常见,多为双侧性,输卵管呈轻度或中度肿大,伞端可闭锁并与周围组织粘连。输卵管峡部的黏膜上皮和纤维组织增厚粘连,使输卵管呈结节性增厚,称为结节性输卵管炎。当伞端及峡部粘连闭锁,浆液性渗出物积聚而形成输卵管积水,其表面光滑,管壁薄,形似腊肠。③输卵管卵巢炎及输卵管卵巢囊肿:当输卵管炎症波及卵巢时可互相粘连形成炎性包块,或伞端与卵巢粘连贯通,液体渗出而形成输卵管卵巢脓肿,脓液被吸收后可形成输卵管卵巢囊肿。④慢性盆腔结缔组织炎:炎症蔓延至宫骶韧带,使纤维组织增生、变硬。若蔓延范围广泛,子宫固定,宫颈旁组织也增厚变硬,形成"冰冻骨盆"。

(二)身心状况

1.急性盆腔炎

(1)症状:下腹疼痛伴发热,重者可有寒战、高热、头痛、食欲不振、腹胀等,呈急性病容,体温升高,心率快,呼吸急促、表浅。

(2)体征:下腹部有压痛、反跳痛及腹肌紧张,肠鸣音减弱或消失。妇科检查见阴道充血,可有大量脓性分泌物从宫颈口外流;穹隆触痛明显;宫颈举痛;宫体增大,有压痛,活动受限;子宫两侧压痛明显,若有脓肿形成,可触及包块且压痛明显。

2.慢性盆腔炎

(1)症状:全身症状多不明显,有时可有低热,全身不适,易疲劳。下腹痛、腰痛、肛门坠胀、月经期或性交后症状加重,也可有月经失调,痛经或经期延长。由于输卵管阻塞可致不孕。

(2)体征:子宫常呈后位,活动受限,粘连固定,输卵管炎可在子宫一侧或两侧触到增厚的输卵管,呈条索状,输卵管卵巢积水或囊肿可摸到囊性肿物。

(三)辅助检查

急性盆腔炎做血常规检测白细胞计数增高,尤其是中性白细胞计数升高明显表示已感染。慢性盆腔炎一般无明显异常,急性发作时可出现血象增高。

二、护理诊断及合作性问题

(1)焦虑:与病情严重或病程长、疗效不明显,担心生育功能有关。

(2)体温过高:与盆腔急性感染有关。

(3)疼痛:与急性盆腔炎引起下腹部腹膜炎或慢性盆腔炎导致盆腔淤血及粘连有关。

三、护理目标

(1)产妇的情绪稳定,焦虑缓解,能配合护理人员与家人采取有效应对措施。

(2)患者体温正常,无感染发生,生命体征平稳。

(3)患者疼痛减轻或消失,舒适感增加。

四、护理措施

(一)一般护理

加强健康卫生教育,指导患者安排好日常生活,避免过度劳累。增加营养,提高机体抵抗力。合理锻炼身体,可参加慢跑、散步、打太极拳、各种球类运动等。

(二)心理护理

让患者及家属了解急慢性盆腔炎相关知识,和患者及家属一起商定治疗计划,同时关心患者疾苦,耐心倾听患者诉说,尽可能满足患者需求,除其思想顾虑,减轻其担心、焦虑及恐惧的心理,增强患者对治疗的信心,使之积极配合治疗和护理。

(三)病情监护

观察体温、小腹疼痛、腰痛等症状。

(四)治疗护理

1.治疗原则

(1)急性盆腔炎:以控制感染为主,辅以支持疗法及手术治疗。根据药敏试验选择抗生素,一般通过联合用药以尽快控制感染。手术治疗针对脓肿形成或破裂的患者。

(2)慢性盆腔炎:采用综合治疗包括药物治疗(用抗生素的同时加糜蛋白酶或透明质酸和地塞米松,以防粘连,促进炎症吸收)、中医治疗(清热利湿,活血化瘀,行经止痛为主)、手术治疗(盆腔脓肿、输卵管积水或输卵管囊肿)、物理疗法(用短波、超短波、激光等,促进血液循环,提高新陈代谢,利于炎症吸收),同时增强局部和全身的抵抗力。

2.用药护理

按医嘱给予足量有效的抗生素,注意用药的剂量、方法及注意事项,观察输液反应等。

3.对症护理

(1)减轻疼痛:腹痛、腰痛时注意休息,防止受凉,必要时遵医嘱给镇静止痛药以缓解症状。

(2)促进睡眠:若患者睡眠不佳,可在睡前热水泡脚,关闭照明设施,保持室内安静,必要时服用镇静药物。

(3)高热时宜采用物理降温;腹胀行胃肠减压;注意纠正电解质紊乱和酸碱失衡。为手术患者作好术前准备、术中配合及术后护理。

五、健康指导

(1)作好经期、孕期及产褥期卫生宣教;指导患者保持性生活卫生,减少性传播疾病,经期禁止性交。

(2)指导患者保持良好的个人卫生习惯,增加营养,积极锻炼身体,增强体质。

六、护理评价

(1)患者主要症状是否改善,舒适感是否增加。

(2)患者焦虑情绪是否缓解,是否能正确复述此疾病的相关知识。

第十一章　耳鼻咽喉科常见病的护理

第一节　中耳疾病

一、分泌性中耳炎

分泌性中耳炎是以中耳积液(包括浆液、黏液、或浆黏液)及听力下降为主要特征的中耳非化脓性炎性疾病。可分为急性和慢性两种。急性中耳炎症未愈、病程大于8周者称为慢性分泌性中耳炎。

(一)病因

尚不完全明了。可能与咽鼓管功能障碍、感染、免疫反应等有关。

(二)治疗原则

清除中耳积液(鼓膜穿刺抽液、鼓膜切开、鼓室置管术等);控制感染,改善咽鼓管通气引流,病因治疗。

(三)护理评估

1.健康史

了解病程,询问患者发病前有无感冒、腺样体肥大、鼻炎、鼻窦炎、中耳感染等,近期有无乘坐飞机。

2.身体状况

(1)听力下降:急性发病者大多于感冒后有听力减退,听力可因头位不同而改变。慢性者起病隐匿。

(2)耳痛:急性者可有隐隐耳痛,慢性者耳痛不明显。

(3)耳鸣:有"噼啪"声、"嗡嗡"声及流水声等。当头部震动时耳内可有气过水声。

(4)耳内闭塞感:本病尚有耳内闭塞或闷胀感,按压耳屏后可暂时减轻。

3.辅助检查

(1)耳镜检查:急性期可见鼓膜充血、内陷;鼓室积液时可见液平面或鼓膜呈淡黄、橙红或琥珀色。慢性者鼓膜可呈灰蓝或乳白色。

(2)听力测试:示传导性聋。

(3)声阻抗测定:鼓室压曲线常呈平坦型或高负压型。

(4)乳突X线检查:多发现乳突气房模糊,密度增加。

(5)鼓膜穿刺:可抽出积液。

4.心理-社会状况

评估患者年龄、性别、文化层次、对疾病的认知、家庭功能状况、情绪反应等。

(四)护理措施

1.心理护理

向患者及其家人介绍本病的致病原因和各种治疗方法,增强患者信心,使其积极配合治疗。

2.用药护理

遵医嘱给予抗生素类、类固醇激素类药物以控制感染,减轻炎性渗出和机化。注意观察用药效果和不良反应。

3.滴鼻指导

教会患者正确的滴鼻药方法,遵医嘱给予1%的麻黄碱滴鼻,保持鼻腔及咽鼓管通畅。

4.操作配合

行咽鼓管吹张时,应先清除鼻腔分泌物。行鼓膜穿刺抽液时,严格按操作规程执行。行鼓膜切开或鼓室置管术者,向其解释目的及注意事项,以利其配合。

5.健康指导

(1)加强体育锻炼,增强体质,防止感冒。乘飞机起飞或降落时,做吞咽或张口说话动作,使咽鼓管两侧压力平衡。

(2)嘱患者积极治疗鼻咽部疾病,如腺样体肥大、鼻窦炎、扁桃体炎等。

(3)对10岁以下儿童告知家长定期行筛选性声阻抗检测。

(4)掌握正确的擤鼻方法,压一侧鼻翼擤出或吸至咽部吐出。

(5)行鼓室置管术后,勿自行用棉棒擦拭外耳道,以防小管脱出。通气管取出前或鼓膜切开者,禁止游泳及淋浴,以防耳内进水,导致中耳感染。

(6)本病急性期,应尽早、彻底治愈,以免迁延成慢性。

二、急性化脓性中耳炎

急性化脓性中耳炎是中耳黏膜的急性化脓性炎症。

(一)病因

主要致病菌为肺炎链球菌、流感嗜血杆菌、乙型溶血性链球菌、葡萄球菌及铜绿假单胞菌等。感染途径以咽鼓管途径为最常见,也可经外耳道鼓膜途径感染,血行感染者极少见。

(二)治疗原则

控制感染、通畅引流、去除病因。

(三)护理评估

1.健康史

评估患者是否有上呼吸道感染和传染病史。近期是否接受过鼓膜穿刺或置管、咽鼓管吹张等治疗。了解擤鼻习惯、婴幼儿吮乳姿势以及是否有污水入耳等情况。

2.身体状况

(1)耳痛:早期患者感耳深部锐痛或搏动性跳痛,疼痛可向同侧头部或牙齿放射。鼓膜穿孔流脓后疼痛减轻。

(2)耳鸣及听力减退:患耳可有搏动性耳鸣,听力逐渐下降。耳痛剧烈者,轻度的耳聋可不被察觉。鼓膜穿孔后听力反而提高。

(3)耳漏:鼓膜穿孔后耳内有液体流出,初为血水脓样,以后变为脓性分泌物。

(4)全身症状:轻重不一。可有畏寒、发热、怠倦、食欲减退。小儿症状较成人严重,可有高热、惊厥,常伴有呕吐,腹泻等消化道症状。鼓膜穿孔后,体温逐渐下降,全身症状亦明显减轻。

3.辅助检查

(1)耳镜检查:可见鼓膜充血、肿胀,鼓膜穿孔后可见穿孔处有搏动亮点,为脓液从该处涌出。

(2)耳部触诊:乳突部可有轻压痛,鼓窦区较明显。

(3)听力检查:多为传导性聋。

(4)血常规检查:显示白细胞总数和多形核白细胞增加,鼓膜穿孔后血象恢复正常。

(5)乳突 X 线检查:乳突部呈云雾状模糊,但无骨质破坏。

4.心理-社会状况

注意评估患者的年龄、文化层次、生活习惯、心理状态及对疾病的认知程度。

(四)护理措施

1.用药护理

(1)遵医嘱给予足量广谱抗生素控制感染,同时观察药物的疗效及不良反应。

(2)耳痛剧烈者,遵医嘱酌情应用镇静、止痛药物。

(3)观察体温变化,高热者给予物理降温或遵医嘱使用退热药。

2.滴耳护理

正确使用滴耳药。禁止使用粉剂滴耳,以免其与脓液结块而影响引流。

3.滴鼻护理

并发上呼吸道感染或有鼻炎鼻窦炎者给予血管收缩药滴鼻,以利咽鼓管引流通畅。

4.病情观察

注意观察耳道分泌物性质、量和伴随症状,注意耳后是否有红肿、压痛。如出现恶心、呕吐、剧烈头痛、烦躁不安等症状时,应警惕并发症的发生。必要时配合医生做鼓膜切开术,以利排脓。

5.饮食护理

注意休息,多饮水,进食易消化营养丰富的软食,保持大便通畅。

6.健康教育

(1)告知正确的擤鼻方法,指导母亲采取正确的哺乳姿势。

(2)及时清理外耳道脓液,指导正确的滴耳药方法。嘱患者坚持治疗,按期随访。

(3)有鼓膜穿孔或鼓室置管者避免游泳等可能导致鼓室进水的活动。禁滴酚甘油。

(4)加强体育锻炼,增强抗病能力,作好各种传染病的预防接种工作。患上呼吸道感染等疾病时积极治疗。

三、急性坏死性中耳炎

急性坏死性中耳炎是中耳黏膜、鼓膜和听小骨急性的严重破坏,炎症深达骨质。

（一）病因

常为小儿流感、麻疹尤其是猩红热的并发症。

（二）治疗原则

全身应用大剂量抗生素控制感染，手术引流、清除病灶。

（三）护理评估

1.健康史

评估近期有无患流感或猩红热、麻疹等传染病等。

2.身体状况

与急性化脓性中耳炎类似，但程度更严重。听力下降明显，鼓膜穿孔较大，鼓室内常伴有肉芽形成，脓液稀，有臭味。

3.辅助检查

（1）耳镜检查：可见鼓膜穿孔较大，多呈肾形。

（2）听力检查：常为较严重的传导性耳聋。

（3）乳突 X 线或颞骨 CT 检查：显示听骨链、乳突气房、鼓室和乳突天盖及乙状窦骨质破坏。

4.心理-社会状况

评估患者的年龄、文化层次、生活习惯和心理状况及家属的支持情况等。

（四）护理措施

1.心理护理

耐心倾听患者主诉，向患者和家属讲解疾病发生的原因和治疗方法，消除其紧张焦虑情绪，鼓励患者积极配合治疗。

2.用药护理

遵医嘱给予大剂量广谱抗生素控制感染，注意药物的疗效及不良反应。

3.疼痛护理

评估患者疼痛程度，给予精神安慰，分散注意力，必要时按医嘱给予镇痛剂。

4.滴鼻、滴耳护理

正确使用滴鼻药和滴耳药。鼓膜穿孔、持续流脓者可局部滴用无耳毒性抗生素，如泰利必妥滴耳液，滴前先用 3% 过氧化氢溶液清洗外耳道脓液。

5.病情观察

注意观察病情变化，注意有无恶心、呕吐、头痛、表情淡漠或耳后红肿、明显压痛等症状，防止发生颅内、外并发症。

6.健康教育

（1）向患者及家属讲解疾病的危害，嘱患者积极治疗，按期随访，病情变化时及时就医。

（2）告知鼓膜穿孔或鼓室成形术后不宜游泳，洗头和沐浴时可用干棉球塞于外耳道口，谨防污水流入耳内。

（3）忌用氨基糖苷类抗生素滴耳液（如新霉素、庆大霉素等）滴耳，以防耳中毒。

(4)行鼓室成形术患者术后2～3个月内不要乘坐飞机,以防气压突然变化影响手术效果。并告知其术后3个月耳内会有少量渗出,此为正常现象,注意保持外耳道清洁,防止感染。

(5)加强锻炼,增强机体抵抗力,认真作好各种传染病的预防接种工作。

四、慢性化脓性中耳炎

急性化脓性中耳炎病程超过6～8周时,病变侵犯中耳黏膜、骨膜或深达骨质,造成不可逆损伤,常合并存在慢性乳突炎,此谓慢性化脓性中耳炎。

(一)病因

与急性化脓性中耳炎治疗不及时或用药不当,全身或局部抵抗力下降,致病菌毒力过强,鼻、咽部存在慢性病灶致中耳炎反复发作等有关。

(二)治疗原则

去除病因、控制感染、通畅引流、消除病灶、提高听力。

(三)护理评估

1.健康史

认真评估患者是否曾患急性化脓性中耳炎,是否有鼻咽部慢性疾患,是否有免疫力低下等情况。

2.身体状况

可分为三型,即单纯型、骨疡型、胆脂瘤型。

(1)单纯型:间歇性耳流脓,量多少不等。脓液呈黏液性或黏脓性,一般不臭,鼓膜穿孔常呈中央性。听觉损伤为轻度传导性耳聋。

(2)骨疡型:耳持续性流脓,脓液黏稠,常有臭味,可有血丝或耳内出血。鼓膜边缘性穿孔、紧张部大穿孔或完全缺失。患者多有较重的传导性耳聋。

(3)胆脂瘤型:长期耳流脓,脓量多少不等,有特殊臭味。鼓膜松弛部穿孔或紧张部后上方边缘性穿孔。听力检查一般为不同程度的传导性耳聋。

(4)颅内并发症:患者可有头痛、恶心、呕吐、发热等症状,示炎症已由骨质破坏向颅内扩散。胆脂瘤型慢性化脓性中耳炎最易出现颅内并发症。

3.辅助检查

(1)耳镜检查:可见鼓膜穿孔大小不等,可分为中央性和边缘性两种。穿孔处可见鼓室内壁黏膜充血、肿胀或有肉芽、息肉循穿孔伸展于外耳道。鼓室内或肉芽周围及外耳道有脓性分泌物。

(2)听力检查:显示传导性或混合性耳聋,程度轻重不一,少数可为重度感音性听力丧失。

(3)乳突X线或颞骨CT检查:单纯型无骨质破坏征。骨疡型有骨质破坏征象。胆脂瘤型可见圆形或椭圆形透亮区。

4.心理-社会状况

注意评估患者的文化层次、性格特征、对疾病的认知程度等。

(四)护理措施

1.滴耳、滴鼻护理

按医嘱指导患者正确使用滴耳液,用药前先用3%过氧化氢溶液彻底清洗外耳道内脓液,然后再滴用抗生素耳剂。正确使用1%麻黄碱液滴鼻,保持咽鼓管通畅。

2.病情观察

密切观察病情变化,注意有无头痛、恶心、呕吐、发热及耳后红肿、明显压痛等症状,防止发生颅内、外并发症。对疑有颅内并发症者,禁止使用止痛、镇静类药物,以免掩盖症状。应密切观察生命体征变化,及时、准确使用降压药物,全身使用足量抗生素,保持大便通畅,以防止发生脑疝。

3.健康教育

(1)向患者及家属讲解慢性化脓性中耳炎的危害,特别是引起颅内、外并发症的严重性,引起患者对疾病治疗的重视。嘱患者积极配合治疗,按期随访,病情变化时及时就医。

(2)教会患者正确的滴耳和洗耳方法及注意事项。忌用氨基糖苷类抗生素滴耳液(如新霉素、庆大霉素等)滴耳,以防耳中毒。脓液多或穿孔小者,忌用粉剂,以免影响引流。

(3)加强锻炼,增强机体抵抗力,积极治疗鼻咽部慢性疾患。

第二节　内耳疾病

一、耳硬化症

耳硬化症是内耳骨迷路发生反复的局灶性吸收并被富含血管和细胞的海绵状新骨所代替,继而血管减少,骨质沉着,形成骨质硬化病灶而产生的疾病。好发于前庭窗前区和圆窗边缘。好发年龄为20～40岁,女性多于男性。

(一)病因

尚无定论,可能与遗传、种族、代谢紊乱及内分泌障碍等因素有关。

(二)治疗原则

各期镫骨硬化患者以手术治疗为主,可采用镫骨部分或全部切除、人工镫骨术等。另可选配助听器和采用药物治疗。据报道氟化钠肠衣片、硫酸软骨素片等药物对本病有一定的防治作用。

(三)护理评估

1.健康史

仔细询问患者是否有代谢紊乱、内分泌障碍等疾病,家族中是否有类似病例,女性患者是否怀孕。

2.身体状况

(1)缓慢进行性听力下降:可因妊娠、分娩、外伤、过劳及烟酒过度等而致听力减退加剧。

(2)耳鸣:一般以"轰轰"或"嗡嗡"低音调为主,可为持续性或间歇性。

(3)韦氏错听(闹境返聪):在嘈杂环境中,患者的听觉反较在安静环境中为佳,此现象称为韦氏错听。

(4)眩晕:少数患者在头部活动时出现轻度短暂眩晕。

3.辅助检查

(1)耳镜检查:可见外耳道宽大,皮肤菲薄,鼓膜完整,标志清楚,可见 Schwartze 征。

(2)听力检查:可表现为单纯传导性聋或伴有不同程度耳蜗功能损失之混合性聋。

(3)声导抗测试:显示 A 型鼓室导抗图。

(4)颞骨 CT 扫描:明确病变部位。

4.心理-社会状况

注意评估患者的性别、年龄、文化层次、对疾病的认知程度以及压力应对方式等。

(四)护理措施

1.心理护理

多与患者接触,了解患者焦虑的原因、程度,让家人经常探望和陪伴患者。告知其治疗方法和目的,鼓励患者勇敢面对疾病,积极配合治疗。

2.安全护理

注意患者安全,避免车辆等物体的撞击。外出检查和活动要有人陪伴。在可能出现危险的地方安置警示牌。

3.佩戴助听器

不宜手术或不愿意接受手术的患者,可佩戴助听器。应告知患者助听器的类型、适配对象和佩戴效果,协助患者选配合适的助听器。

4.健康教育

(1)佩戴助听器的患者应每天清洗耳模和套管,耳部感染时不可佩戴。不用时关闭助听器,准备备用电池,夜间将电池盖打开,以免漏电。

(2)口服氟化钠肠衣片等药物者应注意饭后服用。

(3)手术后注意休息,避免剧烈活动,尤其是头部过度晃动和撞击。

(4)伤口未愈不可洗头,以防污水流入耳内。

(5)注意保暖,防止感冒,防止致病菌进入鼓室。

二、梅尼埃病

梅尼埃病是一种原因不明的以膜迷路积水为主要病理特征,以发作性眩晕、波动性耳聋、耳鸣、耳内胀满感为临床特征的内耳疾病。多见于 50 岁以下的中青年。

(一)病因

病因未明,主要学说有耳蜗微循环障碍,内淋巴液生成、吸收平衡障碍,变态反应与自身免疫异常,另外可能与遗传、病毒感染等有关。

(二)治疗原则

采用以调节自主神经功能、改善内耳微循环以及解除迷路积水为主的药物综合治疗或手术治疗。手术有保存听力的颈交感神经节普鲁卡因封闭术、内淋巴分流术、前庭神经切除术及非听力保存的迷路切除术等。

(三)护理评估

1.健康史

评估患者是否患过各种耳病,有无其他自身免疫性疾病,有无家族遗传史,有无反复发作的眩晕、耳鸣和听力障碍等情况。

2.身体状况

(1)眩晕:多为无先兆突发旋转性眩晕,伴有恶心、呕吐、面色苍白、出冷汗、脉迟缓、血压下降等症状。

(2)耳鸣:多出现在眩晕发作之前,眩晕发作时加剧,间歇期自然缓解,但常不消失。

(3)耳聋:一般为单侧,多次发作后明显。发作期加重,间歇期减轻,呈明显波动性听力下降,耳聋随发作次数增加而加重。

(4)耳胀满感:发作期患侧头部或耳内有胀满、沉重或压迫感,有时感耳内灼热或钝痛。

3.辅助检查

(1)耳镜检查:鼓膜多正常,咽鼓管功能良好。

(2)听力检查:呈感音性聋,多年长期发作者可能呈感音神经性聋。

(3)前庭功能试验:早期患者前庭功能正常或轻度减退。发作期可见自发性水平型或水平旋转型眼震,发作过后,眼震逐渐消失。多次发作后,可出现向健侧的优势偏向。晚期出现半规管轻瘫或功能丧失。

(4)甘油试验:阳性反应提示耳聋系膜迷路积水引起。

(5)颞骨 CT 扫描:偶显前庭导水管周围气化差,导水管短而直。

4.心理-社会状况

注意评估患者的年龄、文化层次、心理状况及对本病的认知程度。

(四)护理措施

1.心理护理

向患者讲解本病的有关知识,使其主动配合治疗和护理,消除其紧张、恐惧心理,使之心情愉快、精神放松。对久病、频繁发作、伴神经衰弱者要多作耐心解释,消除其思想负担。心理精神治疗的作用不容忽视。

2.病情观察

观察眩晕发作的次数、持续时间、患者的自我感觉以及神志、面色等情况。眩晕发作前,可有耳鸣为先发症状。

3.用药护理

按医嘱给予镇静药、改善微循环药及减轻膜迷路积水等药物,同时观察药物疗效和不良反应,如长期使用利尿剂者,应注意补钾。

4.饮食护理

给予高蛋白、高维生素、低脂肪、低盐饮食,适当减少饮水量。

5.休息护理

急性发作时应卧床休息,避免意外损伤。休养环境宜暗并保持安静舒适。对症状重或服用镇静药者,起床时动作要慢,下床活动时有人搀扶,防止跌倒。

6.手术护理

对发作频繁、症状重、保守治疗无效而选择手术治疗者,应告知其手术目的和注意事项,作好各项术前准备,围术期护理按耳科手术患者护理常规。

7.健康教育

(1)指导患者在治疗的同时配合适当的体育运动,如做呼吸操、散步、做静功等助气血运行的运动,增强体质。

(2)指导患者保持健康的心理状态和良好的生活习惯,起居规律、睡眠充足。戒除烟酒,禁用耳毒性药物。

(3)对眩晕发作频繁者,告知其不要骑车、登高等,以免发生危险。

(4)积极治疗因病毒引起的呼吸道感染及全身性疾病。

第三节　鼻　炎

一、急性鼻炎

急性鼻炎是由病毒感染引起的鼻黏膜急性炎症性疾病,俗称"伤风""感冒"。

(一)病因

主要为病毒感染,继之合并细菌感染。最常见的是鼻病毒,其次是流感和副流感病毒、腺病毒等。病毒主要经飞沫传播,其次是通过被污染的物体或食物进入鼻腔或咽部而传播。病毒常于人体处在某种不利的因素下侵犯鼻黏膜。

1.全身因素

受凉、过劳、烟酒过度、维生素缺乏、内分泌失调或其他全身性慢性疾病等。

2.局部因素

鼻中隔偏曲、慢性鼻炎等鼻腔慢性疾病,邻近的感染灶如慢性化脓性鼻窦炎、慢性扁桃体炎以及小儿腺样体肥大或腺样体炎等。

(二)治疗原则

以支持和对症治疗为主,同时注意预防并发症。全身应用抗生素和抗病毒药物,局部使用血管收缩剂滴鼻。

(三)护理评估

1.健康史

(1)评估患者有无与感冒患者密切接触史。

(2)了解患者最近有无受凉、过劳、烟酒过度等诱因。

(3)了解患者有无全身慢性病或鼻咽部慢性疾病。

2.身体状况

(1)发病初期鼻内有灼热感、喷嚏,接着出现鼻塞、水样鼻涕、嗅觉减退及闭塞性鼻音。

(2)继发细菌感染后鼻涕变为黏液性、黏脓性,进而脓性。

(3)大多有全身不适、倦怠、发热(37~38 ℃)和头痛等。小儿全身症状较成人重,多有高热(39 ℃以上),甚至惊厥,常出现消化道症状,如呕吐、腹泻等。

(4)鼻腔检查可见鼻黏膜充血、肿胀、总鼻道或鼻底有较多分泌物。

3.辅助检查

实验室检查可见合并细菌感染者可出现白细胞升高。

4.心理社会评估

评估患者(家属)对疾病的认知程度、文化层次、卫生习惯、饮食习惯、有无不良嗜好、情绪反应等。

(四)护理措施

1.饮食护理

嘱患者多饮水,清淡饮食,疏通大便,注意休息。可用生姜、红糖、葱白煎水热服。

2.用药护理

指导患者正确使用解热镇痛药、抗生素和抗病毒药物。

3.滴鼻护理

指导患者正确滴鼻,改善不适,也可按摩迎香、鼻通穴,减轻鼻塞。告知患者注意血管收缩剂的连续使用不宜超过 7～10 天。

4.健康指导

(1)告知患者急性鼻炎易传播给他人,指导其咳嗽、打喷嚏时用纸巾遮住口鼻,急性炎症期间食具与家人分开。室内经常通风换气,不与他人共用毛巾,不到人多的公共场合,与他人接触时尽量戴口罩等,防止传播给他人。

(2)嘱患者平时养成良好的生活习惯,注意保暖,不过度熬夜和烟酒,不挑食,保证营养均衡,适当锻炼身体,讲卫生,积极治疗局部和全身其他疾病,提高机体抵抗力。

(3)指导患者锻炼对寒冷的适应能力,提倡冷水洗脸,冬季增加户外活动。

二、慢性鼻炎

慢性鼻炎是发生在鼻腔黏膜和黏膜下层的慢性炎症。可分为慢性单纯性鼻炎和慢性肥厚性鼻炎。

(一)病因

1.局部因素

(1)急性鼻炎反复发作或未获彻底治愈。

(2)鼻腔解剖变异及鼻窦慢性疾病。

(3)邻近感染病灶如慢性扁桃体炎、腺样体肥大或腺样体炎。

(4)鼻腔用药不当或过久等。

2.职业及环境因素

长期或反复吸入粉尘(如水泥、石灰、煤尘、面粉等)或有害化学气体,生活或生产环境中温度和湿度的急剧等。

3.全身因素

全身因素包括全身慢性疾病如贫血、糖尿病、风湿病、慢性便秘等,营养不良如维生素 A、C 缺乏,内分泌疾病或失调等。

4.其他因素

烟酒嗜好、长期过度疲劳、先天或后天性免疫功能障碍。

（二）治疗原则

根除病因,合理应用鼻腔减充血剂,恢复鼻腔通气功能。慢性肥厚性鼻炎可行下鼻甲激光、射频消融术或部分切除术。

（三）护理评估

1.健康史

（1）评估患者有无鼻咽部的慢性炎症性疾病,有无鼻部长期不当用药等。

（2）了解患者有无贫血、风湿病、慢性便秘等慢性疾病。

（3）评估患者有无长期过劳等诱因。

2.身体状况

（1）慢性单纯性鼻炎表现为间歇性或交替性鼻塞,较多黏液性鼻涕,继发性感染时有脓涕。鼻黏膜充血、下鼻甲肿胀,表面光滑、柔软而富有弹性,探针轻压可现凹陷,但移开探针则凹陷很快复原,对血管收缩剂敏感。

（2）慢性肥厚性鼻炎呈单侧或双侧持续性鼻塞,通常无交替性。鼻涕呈黏液性或黏脓性,不易擤出。有闭塞性鼻音、耳鸣和耳堵塞感,并伴有头痛、头昏沉、咽干、咽痛。少数患者可能有嗅觉减退。下鼻甲黏膜肥厚、充血,严重者黏膜呈紫红色,黏膜表面不平,探针轻压凹陷不明显,触之有硬实感。对血管收缩剂不敏感。

3.心理社会评估

评估患者的性别、年龄、文化程度、对疾病的认知程度,患者的心理状况、职业、工作环境及生活习惯等。

（四）护理措施

（1）指导患者正确用药,改善鼻塞、头痛等不适。

（2）嘱患者及时治疗原发病,如全身慢性疾病、鼻窦炎、邻近感染病灶和鼻中隔偏曲等。

（3）增加营养、补充维生素,禁烟、酒,锻炼身体,增强机体的抵抗力。

（4）注意休息,勿过度劳累,远离粉尘或有害化学气体。

第四节　鼻窦炎

鼻窦炎是鼻窦黏膜的炎症性疾病,多与鼻炎同时存在,所以也称为鼻-鼻窦炎,发病率15%左右,是鼻科最常见的疾病之一。

一、急性鼻窦炎

（一）病因

1.局部因素

鼻腔疾病（如急或慢性鼻炎、鼻中隔偏曲、异物及肿瘤等）、邻近器官的感染病灶（如扁桃体炎、上列第2前磨牙和第1、2磨牙的根尖感染、拔牙损伤上颌窦等)、直接感染(鼻窦外伤骨折、异物进入窦腔、跳水不当或游泳后用力擤鼻导致污水进入窦腔)、鼻腔填塞物留置过久、气压骤变(航空性鼻窦炎)等。

2.全身因素

全身因素如过度疲劳、营养不良、维生素缺乏、变应性体质、贫血及糖尿病、内分泌疾病(甲状腺、脑垂体或性腺功能不足)等。

(二)治疗原则

消除病因,清除鼻腔、鼻窦分泌物,促进鼻腔和鼻窦的通气引流,控制感染,防止并发症或病变迁延成慢性鼻窦炎。

1.全身治疗

全身治疗包括对症处理、抗感染治疗、中医治疗等。

2.局部治疗

局部治疗包括鼻内用药、上颌窦穿刺冲洗、物理疗法等。

(三)护理评估

1.健康史

(1)评估患者有无上呼吸道感染史,有无鼻部疾病。

(2)了解患者以往健康状况,有无全身其他疾病。

(3)了解患者最近有无乘坐飞机、潜水或跳水等。

2.身体状况

(1)全身症状:畏寒、发热、食欲减退、周身不适等。儿童可出现咳嗽、呕吐、腹泻等。

(2)局部症状:①持续性鼻塞,常有闭塞性鼻音。②大量黏液脓性或脓性涕,牙源性上颌窦炎有恶臭脓涕。③涕中带血或自觉有腥臭味。④局部疼痛和头痛。不同鼻窦炎疼痛的程度、位置和规律不同。急性上颌窦炎疼痛部位在颌面部或上列牙,晨起时不明显,后逐渐加重,至午后最明显;急性额窦炎为前额部疼痛,晨起后明显,渐加重,中午最明显,午后渐减轻;筛窦炎为内眦或鼻根处疼痛,程度较轻,晨起明显,午后减轻;蝶窦炎表现为枕后痛或眼深部痛,晨起轻,午后重。

(3)体征:鼻镜检查可见鼻黏膜充血肿胀,中鼻道或嗅裂有脓性分泌物。局部压痛,额窦炎压痛点在眶内上壁,筛窦压痛点在内眦,上颌窦压痛点在犬齿窝。

3.辅助检查

(1)实验室检查。

(2)鼻内镜检查、鼻窦X线或CT检查了解炎症程度和范围。

4.心理社会评估

评估患者的年龄、性别、文化层次、对疾病认知程度、职业、情绪状态、生活方式、饮食习惯等。

(四)护理措施

1.用药护理

向患者解释疼痛的原因和缓解方法,遵医嘱指导患者正确用药,尤其是抗生素使用要及时、足量、足够时间,不可随意停药,并教会患者正确的点鼻和擤鼻的方法,同时告知患者不宜长期使用鼻内血管收缩剂类药物。

2.饮食护理

嘱患者注意休息,多饮水,多食柔软易消化、富含维生素的食物,避免辛辣刺激性食物。

3.健康指导

(1)嘱患者注意生活环境的卫生,保持适宜的温度和湿度,要多开窗通风。

(2)治疗期间要定期随访至痊愈。

(3)对于抵抗力低下或者年老、体弱、婴幼儿,应当注意预防上呼吸道感染,增强体质。

(4)养成良好的生活和饮食习惯,不熬夜,不过度疲劳,饮食均衡,保证营养全面摄入。

(5)对于有鼻部或全身疾病的患者,应嘱其积极治疗原发病。

(6)飞行员、乘务员、潜水员应指导其及时保持鼻窦内外压力平衡的方法。

二、慢性鼻窦炎

急性鼻窦炎反复发作或急性鼻窦炎、鼻炎治疗不当,病程超过 2～3 个月,即为慢性鼻窦炎,以筛窦和上颌窦最为多见。

(一)病因

主要发病因素有细菌感染、变态反应、鼻腔和鼻窦的解剖变异、全身抵抗力差、鼻外伤、异物、肿瘤等。

(二)治疗原则

控制感染和变态反应导致的鼻腔鼻窦黏膜炎症。改善鼻腔鼻窦的通气、引流。病变轻者及不伴有解剖畸形者,采用药物治疗(包括全身和局部药物治疗)即可取得较好疗效;否则应采取综合治疗手段,包括内科和外科治疗。

1.全身用药

抗生素、糖皮质激素、黏液稀释及改善黏膜纤毛活性药、抗组胺类药物。

2.局部用药

鼻腔减充血剂、局部糖皮质激素、生理盐水冲洗。

3.局部治疗

上颌窦穿刺冲洗、额窦环钻引流、鼻窦置换治疗、鼻内镜下吸引。

4.手术治疗

手术治疗以解除鼻腔鼻窦解剖学异常造成的机械性阻塞、结构重建、通畅鼻窦的通气和引流、黏膜保留为主要原则。

(三)护理评估

1.健康史

(1)了解患者有无急性鼻窦炎反复发作史,了解其治疗过程。

(2)了解患者有无鼻部其他疾病或全身病。

2.身体状况

(1)全身症状:可有头昏、易倦、精神抑郁、记忆力减退、注意力不集中等现象。

（2）局部症状：鼻塞；流脓涕，牙源性鼻窦炎时，脓涕多带腐臭味；嗅觉障碍；局部疼痛及头痛，多在低头、咳嗽、用力或情绪激动时症状加重。

（3）后组筛窦炎和蝶窦炎偶可引起视力减退、视野缺损或复视等。

（4）检查可见鼻黏膜充血、肿胀，中鼻道、嗅裂及鼻咽部有脓。

3.辅助检查

（1）鼻内镜检查和鼻窦 CT 扫描可帮助了解鼻腔解剖学结构异常、病变累积的位置和范围。

（2）细菌培养或免疫学检查可进一步确定鼻窦炎的主要致病因素和特征。

4.心理社会评估

评估患者年龄、性别、文化层次、对疾病的认知程度、职业、性格特点、生活方式、情绪反应等。

（四）护理措施

1.鼻腔冲洗指导

向患者解释鼻腔冲洗的目的及操作方法，协助并指导患者进行鼻腔冲洗，使患者熟练掌握正确的冲洗方法。

2.病情观察

注意观察患者体温变化，有无剧烈头痛、恶性、呕吐等，鼻腔内有无清水样分泌物流出，如发现应及时报告医生处理。

3.饮食护理

饮食要清淡易消化，禁烟酒，禁辛辣刺激性食物。

4.健康指导

（1）告知患者尽量克制打喷嚏，如果克制不住，打喷嚏时一定把嘴张大。

（2）告知患者不用手挖鼻，防止损伤鼻黏膜。

（3）防止感冒，避免与患感冒的人接触。冬春季外出时应戴口罩，减少花粉、冷空气对鼻黏膜的刺激。

（4）保持大便通畅，勿用力排便。

（5）定期门诊随访鼻腔黏膜情况，清理痂皮。

第五节 鼻息肉

鼻息肉是鼻、鼻窦黏膜的慢性炎性疾病，以极度水肿的鼻黏膜在中鼻道形成息肉为临床特征。

一、病因

尚未完全清楚。由鼻部黏膜长期水肿所致，以变态反应和慢性炎症为主要原因。

二、治疗原则

现多主张以手术为主的综合治疗，使用糖皮质激素及功能性鼻内镜手术。

三、护理评估

(一)健康史

评估患者以往健康状况,是否有过敏性鼻炎、慢性鼻炎、哮喘史。有无慢性炎症刺激及诱发因素。

(二)身体状况

(1)进行性鼻塞,逐渐转为持续性鼻塞、流涕。有鼻塞性鼻音。

(2)嗅觉障碍及头痛。

(3)外鼻可形成"蛙鼻"。

(4)前鼻镜检查可见鼻腔内有一个或多个表面光滑呈灰白色或淡红色、半透明的新生物,触之柔软,可移动,不易出血,不感疼痛。

(三)辅助检查

(1)鼻内镜检查。

(2)X线鼻窦摄片,明确病变的部位和范围。

(3)病理学检查。

(四)心理社会评估

评估患者的年龄、性别、对疾病的认知程度、文化层次、生活习惯、饮食习惯等。观察患者对疾病的情绪反应。

四、护理措施

(一)心理护理

向患者及家属介绍疾病的特点,治疗方法和一般预后情况,如何预防复发等,使患者增加对疾病的认识,树立战胜疾病的信心。

(二)用药护理

鼓励患者多喝水,口唇干燥时涂以润唇膏。根据医嘱使用糖皮质激素,减轻鼻塞症状,缓解不适。

(三)术前护理

1.一般准备

(1)术前检查各项检验报告是否正常,包括血尿常规、出凝血试验、肝肾功能、胸片、心电图等,了解患者是否有糖尿病、高血压、心脏病或其他全身疾病,有无手术禁忌证,以保证手术安全。

(2)准备好鼻部CT或X线片。

(3)根据需要完成药物皮肤敏感试验。

(4)预计术中可能输血者,应作好定血型和交叉配血试验。

(5)术前一日沐浴、剪指(趾)甲,作好个人卫生工作。

(6)术前晚可服镇静剂,以便安静休息。

(7)按医嘱予术前用药,并作好宣教工作。

(8)局麻患者术晨可进少量干食。全麻者术前6小时开始禁食、禁水。

(9)术前有上呼吸道感染者、女患者月经来潮者,暂缓手术。

(10)术前禁烟酒及刺激性食物。

2.鼻部准备

(1)剪去术侧鼻毛,男患者需理发,剃净胡须。如果息肉或肿块过大,已长至鼻前庭,则不宜再剪鼻毛。

(2)检查患者有无感冒、鼻黏膜肿胀等急性炎症,如有应待其消失后手术。

(四)术后护理

1.麻醉护理

局麻患者术后给予半卧位,利于鼻腔分泌物渗出物引流,同时减轻头部充血。全麻按全麻护理常规至患者清醒后,改为半卧位。

2.用药护理

按医嘱及时使用抗生素,预防感染。注意保暖,防止感冒。

3.病情观察

注意观察鼻腔渗血情况,嘱患者如后鼻孔有血液流下,一定要吐出,以便观察出血量,并防止血液进入胃内,刺激胃黏膜引起恶心呕吐。24小时内可用冰袋冷敷鼻部和额部。如出血较多,及时通知医生处理,必要时按医嘱使用止血药,床旁备好鼻止血包和插灯。

4.饮食护理

局麻患者术后2小时、全麻患者术后3小时可进温、凉的流质或半流质饮食,可少量多餐,保证营养,避免辛辣刺激性食物。

5.口腔护理

因鼻腔不能通气,患者需张口呼吸,口唇易干裂,所以要作好口腔护理,保持口腔清洁无异味,防止口腔感染,促进食欲。

6.病情指导

(1)因鼻腔内有填塞物,患者会感觉非常不舒适,如鼻部疼痛、头痛、头胀、流泪、咽痛、咽干等,向患者解释不舒适的原因、可能持续的时间、适当吸氧、雾花吸入等方法减轻不舒适症状。

(2)叮嘱患者不要用力咳嗽或打喷嚏,以免鼻腔内纱条松动或脱出而引起出血。教会患者如果想打喷嚏,可用手指按人中、作深呼吸或用舌尖抵住硬腭以制止。

(3)鼻腔填塞纱条者,第二天开始滴液状石蜡以润滑纱条,便于抽取。纱条抽尽后改用呋麻滴鼻液,防止出血并利于通气。

(五)健康指导

(1)保持良好的心理状态,避免情绪激动,适当参加锻炼。

(2)选择含有丰富维生素、蛋白质的饮食增强机体抵抗力,促进疾病康复。

(3)避免挤压、挖鼻、大力擤鼻等不良习惯。

(4)冬春季外出时可戴口罩,减少花粉、冷空气对鼻黏膜的刺激。

(5)遵医嘱按时正确做鼻腔冲洗,定时服药、滴鼻。

(6)尽量避免上呼吸道感染,减少对鼻腔的强烈刺激。

(7)术后定期进行窥镜检查。

(8)2个月内避免游泳。

第六节　鼻出血

鼻出血又称鼻衄,是临床常见症状之一,冬季好发。儿童及青壮年的出血部位大多在鼻中隔前下部的易出血区(Little 区);中老年人,尤其是伴有高血压和动脉硬化的男性,出血部位多见于鼻腔后部,位于下鼻甲后端附近的鼻咽静脉丛。

一、病因

(一)局部原因

局部原因包括外伤、解剖异常、鼻部炎性疾病、鼻腔异物、肿瘤、动脉瘤等。

(二)全身原因

1.心血管疾病

心血管疾病如高血压、动脉硬化等。

2.血液病

血液病如血小板减少性紫癜、白血病、再生障碍性贫血、血友病、大量应用抗凝血药物等。

3.其他

如滥用酒精、发热性传染病(流感、鼻白喉、麻疹、疟疾、猩红热、伤寒及传染性肝炎)、毒性药物(磷、汞、砷、苯)、内分泌失调、遗传性出血性毛细血管扩张症等。

二、治疗原则

(一)止血

首先止血,再对病因检查和治疗。临床上常用的止血方法包括烧灼法、电灼法、鼻腔填塞法、血管结扎法、血管栓塞法等。

(二)全身治疗

较严重的鼻出血可予以镇静剂、止血剂、维生素、抗生素全身用药。有贫血或休克者应纠正贫血或抗休克治疗。

三、护理评估

(一)健康史

(1)评估患者的既往史,有无出血的全身或局部诱因。

(2)了解患者出血的频率、量等情况。

(二)身体状况

(1)轻者可仅为涕中带血或仅少量从前鼻孔滴出;重者一侧或双侧鼻腔血流如注,同时经口涌出。

(2)可伴有病因本身的临床表现。如头鼻部创伤、医源性损伤、鼻-鼻窦肿瘤或鼻咽和鼻颅底肿瘤以及其他全身性疾病等。

(3)反复多次或大量出血表现为贫血、休克等。

(三)辅助检查

(1)鼻镜、间接鼻咽镜、纤维鼻咽镜的检查。

(2)鼻窦 X 线摄片或 CT 扫描可明确出血部位。

(3)实验室检查了解患者全身情况。

(四)心理社会评估

评估患者的年龄、性别、文化层次、对疾病的认知程度、情绪反应等,还应评估家属的心理状态和认知程度。

四、护理措施

(一)心理护理

医护人员应耐心安慰患者,消除恐惧,安定情绪,使其沉着镇静地配合治疗,防止因情绪波动加重出血,同时作好家属的解释工作,及时更换污染的衣服、被褥,避免对患者产生不良刺激。

(二)病情观察

严密观察血压、脉搏、呼吸、神志及出血情况,评估出血量。及时配合医生为患者采取合适的方法止血。外伤所致鼻出血要注意呼吸道通畅,及时解除呼吸道梗阻,必要时吸氧。

(三)一般护理

(1)鼻腔填塞后应避免打喷嚏,防止填塞物脱出而引起出血。

(2)鼻腔纱条应在 24～48 小时抽出,一般不超过 72 小时,严重者可用碘仿纱条填塞 5～7 天。

(3)鼻内镜下电灼止血者术后注意观察患者有无再次出血,按医嘱使用滴鼻药,注意卧床休息,进温凉半流质,教会患者避免打喷嚏的方法。

(4)行血管结扎术或血管栓塞术者,按照相应的手术前后护理措施,注意观察手术效果和术后有无并发症出现,及时通知医生处理。

(四)用药护理

建立静脉通道,遵医嘱输液或输血,补充血容量。高血压所致鼻出血,遵医嘱应用降压药、注意全身护理、预防合并症。按医嘱使用抗生素,作好口腔护理,防止感染。准备好抢救物品及药品,如吸引器、鼻内镜及光源、止血油纱条、止血药、升压药、备血等。

(五)体位护理

填塞止血后应取半坐位,如患者虚弱,为防止休克发生可给予平卧位,活动性出血时,应绝对卧床休息。

(六)饮食护理

鼻出血患者给予冷流食或温半流食,止血后给高蛋白、高维生素饮食,补充含铁食物,必要时给予铁剂。预防便秘,以免用力大便诱发鼻出血。

(七)休息环境

创造清洁、安静、舒适的环境,避免噪声刺激,病室应避光通风,温度适宜。

(八)健康指导

(1)嘱患者保持良好的心理状态,避免紧张激动的情绪,预防鼻出血再次发生。

(2)注意合理的饮食搭配,选择富含铁、蛋白质、维生素、纤维素的食物,保持大便通畅。避免辛辣刺激性食物。

(3)避免挤压碰撞鼻部,改掉挖鼻、用力擤鼻等不良习惯。指导正确滴鼻的方法。

(4)积极治疗原发病,定时监测血压。

(5)教会患者少量鼻出血的紧急处理方法手指捏紧两侧鼻翼 10～15 分钟,同时用冷水袋或湿毛巾敷前额和后颈,身体放松,口腔里有血液应吐出勿咽下;如果出血量多,不能止住,应及时来院急诊。

第七节 咽部炎症

一、急性咽炎

急性咽炎是咽黏膜、黏膜下组织及其淋巴组织的急性炎症。可为原发性,亦可继发于上呼吸道感染,春、秋与冬季交替之际多见。

(一)病因

病毒或细菌感染引起,以柯萨奇病毒、腺病毒、副流感病毒或链球菌、葡萄球菌及肺炎链球菌多见。理化刺激,如高温、粉尘、烟雾、刺激性气体等也可导致本病。

(二)治疗原则

感染较重,全身症状较明显者,选用抗病毒药和抗生素等治疗,并给予对症支持处理。全身症状较轻者,可采用漱口液含漱或口服含片等局部治疗。另外,可辅以中医中药治疗。

(三)护理评估

1.健康史

(1)询问患者发病前有无感冒、劳累或烟酒过度。

(2)了解有无与上呼吸道感染患者的接触史。

(3)询问咽痛的时间和程度,有无发热、头痛、食欲不振和四肢酸痛等全身症状。

2.身体状况

起病较急,起初患者有咽部干燥、灼热、粗糙感,继有咽痛,吞咽时加重,疼痛可放射至耳部。全身症状一般较轻,但因年龄、免疫力以及病毒、细菌毒力不同而表现不一,严重者可有发热、头痛、食欲不振和四肢酸痛等症状。

3.辅助检查

(1)鼻咽镜检查:可观察口咽及鼻咽黏膜的急性炎症反应。

(2)血常规检查:可见白细胞总数和中性粒细胞数增多。

(3)咽部细菌培养以及血抗体测定:可明确病因。

4.心理-社会状况

患者可能对该病危害性认识不足,不及时就医或治疗不彻底,因此,要注意评估患者对疾病的认知程度,另外,应注意评估患者的职业和生活环境。

(四)护理措施

1.饮食护理

嘱患者注意休息,多饮水。饮食以清淡易消化的流质或半流质为宜,并注意补充维生素,保持大便通畅。

2.口腔护理

保持口腔清洁,遵医嘱给予含漱剂漱口、超声雾化吸入以及含片含服,以利局部清洁消炎。

3.病情观察

观察患者体温的变化以及局部疼痛、红肿情况,注意有无关节疼痛、浮肿、蛋白尿等症状出现。体温升高者可给予物理降温。注意观察患者呼吸,必要时吸氧。对合并会厌炎呼吸困难者,应作好气管切开术的准备,以防发生窒息。

4.用药护理

遵医嘱给予抗病毒药和抗生素等治疗,并观察药物疗效及可能出现的不良反应。

5.健康教育

(1)指导患者正确的含漱方法,用含漱液含漱时头后仰、张口发"啊"音,使含漱液能清洁咽后壁,但注意勿将药液吞下。

(2)注意锻炼身体,增强体质。

(3)防止与有害气体接触,季节交替时注意预防上呼吸道感染。

(4)发病期间,注意适当隔离,戴口罩,勤洗手,防止传播给他人。

(5)告诫患者抗生素疗程要足够,不宜过早停药,以免产生并发症。

二、慢性咽炎

慢性咽炎为咽部黏膜、黏膜下及淋巴组织的慢性炎症,常为上呼吸道慢性炎症的一部分。按病理可分为慢性单纯性咽炎和慢性肥厚性咽炎。

(一)病因

大多由急性咽炎反复发作转为慢性,其他与上呼吸道慢性炎症刺激和烟酒、粉尘、有害气体刺激以及全身性慢性疾病所致的身体抵抗力下降有关。

(二)治疗原则

病因治疗为主,如戒烟酒,治疗鼻炎、气管支气管炎等其他慢性疾病,辅以局部治疗,如单纯性咽炎用漱口液含漱,肥厚性咽炎可用冷冻或激光治疗。

(三)护理评估

1.健康史

(1)询问患者发病前是否有反复的急性咽炎发作及各种慢性疾病史,如牙病、鼻病、全身慢性疾病等。

(2)了解有无烟酒嗜好。

2.身体状况

一般无明显全身症状,咽部可有异物感、痒感、灼热感、干燥感或微痛感等。常在晨起出现刺激性干咳,严重时伴恶心。用嗓过度、受凉或疲劳时加重。

3.辅助检查

以鼻咽镜检查为主。

4.心理-社会状况

若该病长期迁延不愈,容易造成患者心理上的压力,引起紧张、烦躁等,应注意评估患者的心理状况。另外,注意评估患者的职业、工作环境和职业防护等。

(四)护理措施

1.心理护理

耐心向患者介绍疾病的发生、发展及转归过程,帮助患者树立信心,坚持治疗,减轻烦躁焦虑心理,促进康复。

2.口腔护理

坚持局部用药,保持口腔清洁,遵医嘱给予含漱剂漱口、超声雾化吸入以及含片含服,以利局部清洁消炎。

3.用药护理

遵医嘱给予抗生素治疗,并注意观察药物的不良反应。

4.饮食护理

进食清淡、富含蛋白质、维生素的饮食,以补充营养。多饮水,适当休息。

5.健康教育

(1)积极治疗全身及邻近组织的慢性炎症,戒烟酒,少食辛辣、油煎等刺激性食物。

(2)改善生活环境,保持室内空气清新;注意职业防护,避免接触有害气体。

(3)坚持户外锻炼,以增强体质,提高抗病能力。

三、急性扁桃体炎

急性扁桃体炎为腭扁桃体的急性非特异性炎症,伴有程度不等的咽黏膜和淋巴组织炎症。临床将急性腭扁桃体炎分为两类,即急性卡他性扁桃体炎和急性化脓性扁桃体炎,后者包括急性滤泡性扁桃体炎和急性隐窝性扁桃体炎。

(一)病因

主要致病菌为乙型溶血性链球菌。受凉、潮湿、过度劳累、烟酒过度等可诱发本病。

(二)治疗原则

首选青霉素治疗,局部可用口泰漱口液或1∶5000呋喃西林液漱口。反复发作或伴有并发症者,应在急性炎症消退后行扁桃体切除术。

(三)护理评估

1.健康史

(1)询问患者发病前是否有上呼吸道感染史,有无受凉、劳累、过度烟酒、有害气体刺激等。

(2)询问咽痛的时间及程度,有无发热、头痛、食欲下降等全身症状。

2.身体状况

急性化脓性扁桃体炎起病急,全身可有畏寒、高热、头痛、食欲下降等不适,小儿可因高热而引起抽搐、呕吐及昏睡。局部咽痛剧烈,吞咽困难,通常放射至耳部。可有下颌角淋巴结肿大,转头不便。幼儿还可引起呼吸困难。急性卡他性扁桃体炎的全身及局部症状均较轻。

3.辅助检查

(1)咽部检查:可见腭扁桃体的急性炎症反应。

(2)触诊:下颌角淋巴结肿大。

(3)实验室检查:涂片多为链球菌,血液中白细胞明显增多。

4.心理-社会状况

注意评估患者年龄、职业、文化层次、对疾病的认知程度以及工作、居住环境。

(四)护理措施

1.咽部护理

局部可选用适当含漱液,教会正确方法,以保持咽部清洁,按医嘱全身使用抗生素,注意观察疗效。

2.疼痛护理

评估局部红肿及疼痛程度。注意倾听患者主诉,给予心理护理,尽量分散患者注意力以缓解疼痛。局部可选用各种含片含服,以消炎止痛。疼痛较重者可根据医嘱使用镇痛药。

3.饮食护理

注意休息,鼓励进食高营养、易消化的软食或冷流质饮食,少量多餐,进食前后漱口,多饮水,注意评估患者的摄入状况,若较差,及时通知医生给予液体补充。

4.体温护理

观察患者体温变化,体温过高者给予物理降温,如用 $25\% \sim 30\%$ 的酒精擦浴、冰袋冷敷等,必要时遵医嘱予退热剂或静脉补液。

5.病情观察

注意观察患者有无一侧咽痛加剧、言语含糊、张口受限、一侧软腭及腭舌弓红肿膨隆、腭垂偏向对侧等扁桃体周围脓肿表现,还应注意尿液的变化,发现异常及时与医生联系,给予相应处理。

6.健康教育

(1)该病容易传染,患者应适当隔离。对频繁发作或有并发症的患者,建议在急性炎症消退 2~3 周后行扁桃体摘除手术。

(2)加强身体锻炼,提高机体抗病能力,避免过度劳累,预防感冒,保持大便通畅,减少急性扁桃体炎的诱发因素。

(3)戒除烟酒,少食辛辣刺激性食物,保持口腔卫生。

四、慢性扁桃体炎

慢性扁桃体炎是腭扁桃体的慢性炎症,多由急性扁桃体炎反复发作或扁桃体隐窝引流不畅演变而来。

(一)病因

链球菌和葡萄球菌为本病的主要致病菌。急性扁桃体炎反复发作可导致本病的发生,也可继发于鼻腔鼻窦感染及猩红热、白喉、流感、麻疹等急性传染病。

(二)治疗原则

应用有效的抗生素,可结合免疫疗法或抗变应性措施,同时辅以局部涂药和体育锻炼。当出现以下情况时,可施行扁桃体切除术。①慢性扁桃体炎反复发作或多次并发扁桃体周围脓肿。②扁桃体过度肥大,影响吞咽、呼吸及发声功能。③慢性扁桃体炎已成为引起邻近器官或其他脏器病变的病灶。

(三)护理评估

1.健康史

(1)询问患者发病前是否有急性扁桃体炎、呼吸道炎症反复发作病史。

(2)了解是否有风湿热、急性肾炎等全身性疾病的表现。

2.身体状况

患者常有咽痛,易感冒及急性扁桃体炎发作史,平时自觉症状少,可有咽内发干、发痒、异物感、刺激性咳嗽等轻微症状。若扁桃体隐窝内潴留干酪样腐败物或有大量厌氧菌感染,则出现口臭。小儿扁桃体过度肥大,可能出现呼吸不畅、睡时打鼾、吞咽或言语共鸣的障碍。有时可伴有全身反应,如消化不良、头痛、乏力、低热等。

3.辅助检查

(1)咽部检查:可见腭扁桃体慢性炎症表现。

(2)触诊:下颌角淋巴结肿大。

(3)实验室检查:检查尿液、抗链球菌溶血素"O"、血沉等,以观察有无并发症发生。

4.心理-社会状况

应注意评估患者及家属对疾病的认知程度和情绪,了解患者的年龄、饮食习惯、生活及工作环境,有无理化因素的刺激。

(四)护理措施

1.用药护理

指导患者按医嘱正确用药,注意观察药物的疗效和不良反应。

2.病情观察

注意观察有无发热、关节酸痛、尿液变化等,警惕风湿热、急性肾炎等并发症的发生。

3.术前护理

(1)安慰患者作好心理护理,向患者解释手术的目的及注意事项,以减轻患者紧张心理,争取配合。主动关心患者,听取患者主诉,为患者创建舒适的休息环境,减轻患者焦虑。

(2)协助医生进行必要的术前检查。询问患者有无急性炎症、造血系统疾病、凝血机制障碍及严重的全身性疾病等,有无手术禁忌证,妇女经期、妊娠期不宜手术。

(3)保持口腔清洁,术前3天开始用漱口液含漱,每天4~6次;如有病灶感染,术前应用抗生素治疗3天。

(4)术日晨禁食,遵医嘱术前用药。

4.术后护理

(1)防止出血:术后嘱患者注意休息,少说话,避免咳嗽。密切观察口中分泌物的色、质、量,全麻未醒者,注意有无频繁吞咽动作,清醒后及局麻者取半卧位,嘱轻轻吐出口腔分泌物,不要咽下。如有活动性出血,立即通知医生并协助止血;术后观察患者的生命体征、神志及面色的变化等,若出现神志淡漠、血压下降、出冷汗及面色苍白等休克早期症状时,应怀疑出血量大,须通知医生紧急处理。

(2)疼痛护理:安慰患者切口疼痛为术后正常现象,教会患者分散注意力减轻疼痛的有效方法,如听音乐、看电视等。也可行颈部冷敷,必要时遵医嘱给予止痛剂。

(3)饮食护理:局麻患者术后 2 小时、全麻患者术后 3 小时可进冷流质饮食,次日改为半流质饮食,两周内禁忌硬食及粗糙食物。患者因切口疼痛常进食较少,应加强宣教,鼓励进食,并注意评估患者的摄入情况,必要时遵医嘱给予液体补充。

(4)预防感染:观察患者的体温变化情况,以发现早期感染征象。术后次日起给予漱口液漱口,并告知患者注意口腔卫生。向患者解释次日创面会形成一层白膜,具有保护作用,勿触动之,以免出血和感染。遵医嘱应用抗生素控制及预防感染。

5.健康教育

(1)术后两周内避免进食硬的、粗糙食物,应进营养丰富的清淡软食。

(2)进食前后漱口,保持口腔清洁。

(3)注意休息和适当的锻炼,劳逸结合,提高机体抵抗力。

(4)告知患者,有白膜从口中脱出属正常现象,不必惊慌。

(5)避免感冒咳嗽等;若出现体温升高、咽部疼痛、口中有血性分泌物吐出等症状及时就诊。

第八节　喉　炎

一、急性喉炎

急性喉炎是喉黏膜的急性卡他性炎症,好发于冬春季,是一种常见的急性呼吸道感染性疾病。

(一)病因

主要为感染,常发生于感冒之后,先由病毒入侵,再继发细菌感染;用声过度也可引起急性喉炎;吸入有害气体、粉尘或烟酒过度等;烟酒过度、受凉、疲劳也可诱发。

(二)治疗原则

全身应用抗生素和激素治疗;使声带休息;超声雾化吸入治疗;结合中医治疗。

(三)护理评估

1.健康史

了解患者最近有无感冒史,有无用声过度、吸入有害气体、机体抵抗力下降等诱因。

2.身体状况

声嘶是急性喉炎的主要症状,患者可出现咳嗽、咳痰但不严重,喉部不适或疼痛,不影响吞咽。喉镜下可见喉部黏膜呈弥漫性红肿。

3.辅助检查

间接喉镜检查。

4.心理-社会状况

评估患者的年龄、性别、职业、工作环境、文化层次、有无不良生活习惯,评估患者的心理状态以及对疾病的认知程度。

(四)护理措施

1.心理护理

向患者解释引起声音嘶哑和疼痛的原因、治疗方法和预后,使患者理解并坚持治疗。

2.用药护理

根据医嘱指导患者及时用药或应用超声雾化吸入。

3.健康指导

(1)告知患者多饮水,避免刺激性食物,禁烟酒,保持大便通畅。

(2)保持室内温湿度适中。

(3)养成良好的生活习惯,均衡营养,劳逸结合,不熬夜,避免过度劳累。

(4)嘱尽量少说话或噤声,使声带休息。避免发声不当和过度用声等。

二、慢性喉炎

慢性喉炎是指喉部黏膜慢性非特异性炎症。

(一)病因

(1)继发于鼻、鼻窦、咽部感染、下呼吸道感染和脓性分泌物刺激。

(2)急性喉炎反复发作或迁延不愈。

(3)用声过度,发声不当。

(4)长期吸入有害气体,烟酒刺激。

(5)胃食管咽反流。

(6)全身性疾病,如糖尿病、心脏病、肝硬化等使血管收缩功能紊乱,喉部长期处于充血状态,可继发本病。

(二)治疗原则

去除病因,积极治疗局部或全身疾病;避免过度用声,使用正确发声方法;避免在粉尘或有害气体环境中工作;局部用抗生素和糖皮质激素雾化吸入;中药治疗等。

(三)护理评估

1.健康史

(1)询问患者发病前是否有各种局部和全身慢性病史及长期接触有害气体等。

(2)了解喉部不适发生的时间。

2.身体状况

(1)声音嘶哑,喉部不适、干燥感或喉痛感。

(2)间接喉镜可见喉黏膜弥漫性充血,有黏稠分泌物附着。

3.辅助检查

喉镜检查。

4.心理-社会状况

评估患者的年龄、性别、性格特点,对疾病的认知程度,生活工作环境和职业,有无烟酒嗜好等情况。

(四)护理措施

1.心理护理

耐心向患者介绍疾病的发生、发展以及转归过程,坚持治疗,放松心情,促进康复。

2.用药护理

根据医嘱给予抗生素和糖皮质激素治疗,并注意观察患者的用药效果。

3.健康指导

(1)积极治疗全身及鼻、咽、喉部的慢性疾病,合理用声,避免疲劳。

(2)改善生活和工作环境,避免接触有害气体。

(3)避免辛辣饮食,禁烟酒,进食营养丰富的饮食,增强体质,提高免疫力。

三、小儿急性喉炎

小儿急性喉炎好发于 6 个月～3 岁的儿童,易发生喉阻塞,引起呼吸困难,诊断治疗不及时,会引起患儿死亡。

(一)病因

多继发于上呼吸道感染,如普通感冒,也可继发于某些急性传染病,如流行性感冒、百日咳等。

(二)治疗原则

及早使用足量抗生素和糖皮质激素;重度喉阻塞,药物治疗无好转,行气管切开术;补充液体,维持电解质平衡。

(三)护理评估

1.健康史

了解患儿最近有无上呼吸道感染,急性传染病史等。

2.身体状况

(1)声嘶,出现"空空"的犬吠样咳嗽。

(2)哭闹时出现吸气性喉喘鸣、吸气性呼吸困难和"四凹征"。

(3)全身症状,如发热、全身不适、乏力等。

3.心理-社会状况

患儿家长非常紧张和担心,评估患者的年龄、性格特点、家属的心情及对疾病的认知程度。

(四)护理措施

1.一般护理

(1)使患儿尽量卧床休息,保持安静,避免哭闹,减少体力消耗,减轻呼吸困难。

(2)及时准确按医嘱给予抗生素和激素治疗,密切观察呼吸变化,及时汇报医生。

（3）必要时吸氧,作好气管切开术的准备。如做气管切开术,按气管切开术护理。

（4）病室内保持适当的温度和湿度,采用超声雾化或蒸汽吸入。

（5）注意患儿水、电解质的变化,遵医嘱予补液支持。

（6）注意患儿的体温变化,给予物理降温或根据医嘱予药物降温。

2.健康指导

（1）指导家属学会观察患儿的呼吸及咳嗽情况,发现异常及时与医护人员沟通。

（2）气管切开的患儿应教会家属相关的知识和技能。

（3）督促幼儿平时不要过度喊叫,上呼吸道和传染病高峰季节不去公共场合,如有不适及早就医。

第十二章 传染科常见病的护理

第一节 流行性出血热

一、疾病概述

(一)概念和特点

流行性出血热亦称肾综合征出血热,是由流行性出血热病毒(EHFV)引起的急性、地方性、经鼠传播的自然疫源性传染病。临床上以发热、休克、充血、出血和急性肾功能损害为主要表现。

EHFV不耐热和不耐酸,37 ℃和pH 5.0以下易灭活,56 ℃高温30分钟和100 ℃高温1分钟可灭活。对紫外线、酒精和碘酒等消毒剂敏感。传染源在我国是鼠类,主要通过不同途径接触鼠类带有病毒的排泄物而感染。人群普遍易感。有明显高峰季节,主要与传染源的密度和带毒率改变有关。

(二)发病机制与相关病理生理

本病发病机制未完全清楚,多数研究认为是病毒直接作用与病毒感染诱发免疫损伤及细胞因子和介质共同作用的结果。以小血管和肾脏病变最明显。基本病变是全身小血管广泛受损,可见其内皮肿胀、变性和坏死,引起各脏器病变。

(三)临床特点

特征性临床表现为发热、出血和肾损害。典型病例病程中有发热期、低血压休克期、少尿期、多尿期和恢复期的五期经过。

1.发热期

除发热外主要表现有全身中毒症状,毛细血管损伤和肾损害征。毛细血管损伤,主要表现为充血、出血和渗出水肿征。患者面部、颈部及上胸部明显充血潮红(三红)。腋下、胸背部皮肤呈条索点状或搔抓样瘀点。肾损害主要表现为蛋白尿和尿镜检发现管型等。

2.低血压期

多数患者发热末期或热退同时出现血压下降,甚至休克,可出现烦躁、谵妄。休克持续过久,可出现DIC、休克肺、脑水肿、急性肾功能衰竭等。

3.少尿期

少尿期主要临床表现为尿毒症、酸中毒和水电解质紊乱。严重患者发生高血容量综合征和肺水肿。

4.多尿期

尿量逐渐增加,若水和电解质补充不足或继发感染,可发生继发性休克,也可发生低钠、低钾症状。

5.恢复期

尿量逐渐恢复至正常,精神及食欲恢复。

(四)辅助检查

1.血常规

白细胞计数逐渐升高,出现异常淋巴细胞,血小板下降。

2.尿常规

患者可出现尿蛋白,尿中还可有红细胞、管型或膜状物。

3.血液生化检查

血尿素氮及肌酐在低血压休克期开始升高,多尿后期开始下降。血钾在发热期和休克期处于低水平,少尿期升高,多尿期又降低。

4.凝血功能检查

高凝期凝血时间缩短,消耗性低凝血期则纤维蛋白原降低,凝血酶原时间延长和凝血酶时间延长,进入纤溶亢进期则出现纤维蛋白降解物(FDP)升高。

5.免疫学检查

早期患者的血清及尿沉渣细胞均可检出 EHF 病毒抗原,有助于病原诊断。特异性抗体检查:包括血清 IgM 和 IgG 抗体。IgM(1∶20)为阳性。IgG(1∶40)为阳性,双份血清滴度 4 倍以上有确诊价值。

(五)治疗原则

(1)抓好"三早一就近"(早诊断,早休息,早治疗,就近到有医疗条件的医疗机构救治)是本病治疗的关键。

(2)治疗中要注意防治休克、肾衰竭和出血。

(3)发热期应控制感染,减轻外渗,中毒症状重者可给予地塞米松 5～10 mg 静脉滴注。预防 DIC。

(4)低血压休克期应补充血容量,纠正酸中毒,应用血管活性药物与肾上腺皮质激素。

(5)少尿期应稳定内环境,促进利尿,可用甘露醇或呋塞米,也可使用导泻疗法或透析疗法。

(6)多尿期主要是维持水与电解质平衡,防治继发感染。

(7)恢复期应补充营养,逐步恢复工作。

二、护理评估

(一)流行病学史评估

评估患者居住地是否多老鼠,有无接触死鼠或鼠类排泄物,有无被鼠类咬伤史等。

(二)一般评估

1.生命体征

患者体温以稽留热和弛张热多见,心率加快或有心律不齐;呼吸急促。高血容量综合征血压升高、脉搏洪大、脉压增大和心率增快等。肺水肿时患者呼吸急促、呼吸困难、发绀等。

2.患者主诉

评估患者有无全身中毒症状,例如疲乏、全身酸痛等和消化道症状。

3.相关记录

记录患者神志、皮肤、出入量等结果。

(三)身体评估

1.头颈部

观察充血、渗出及出血的表现:有无"三红"的表现,皮肤瘀斑的分布、范围及有无破溃出血,颜面部有无水肿等。

2.肺部

听诊有无呼吸音粗,有无干湿啰音。

3.腹部

触诊患者腹部有无压痛、反跳痛。肾脏有无叩击痛。

(四)心理-社会评估

评估患者对疾病知识的了解情况,患者在疾病治疗过程中的心理反应与需求,家庭及社会支持情况。

(五)辅助检查结果评估

实验室检查有无血液浓缩,异型淋巴细胞,血小板减少和蛋白尿。血液和尿沉渣细胞中是否检出特异性抗原和血清中检出特异性抗体。有无水电解质酸碱平衡失调。

(六)常用药物治疗效果的评估

(1)低分子右旋糖酐偶可见过敏反应,例如发热、胸闷、呼吸困难、荨麻疹等。

(2)碳酸氢钠溶液剂量偏大或存在肾功能不全时,可出现水肿、精神症状、肌肉疼痛或抽搐、呼吸减慢、口内异味、异常疲倦虚弱等。

三、护理诊断/问题

(一)体温过高

体温过高与病原体感染有关。

(二)组织灌注量改变

组织灌注量改变与出血、感染、少尿和多尿等有关。

(三)疼痛

疼痛与全身中毒血症有关。

(四)潜在并发症

1.出血

出血与毛细血管损伤、凝血功能异常有关。

2.电解质紊乱

电解质紊乱与利尿、脱水、补液等有关。

3.肺水肿

肺水肿与少尿血容量增多有关。

4.感染

感染与抵抗力下降有关。

5.急性肾功能衰竭

急性肾功能衰竭与肾血流不足有关。

四、护理措施

(一)病情观察

观察生命体征,神志变化。注意有无出血、尿量及尿的颜色变化,记录24小时出入量。

(二)休息和饮食

急性期需绝对卧床休息,避免随意搬动患者,至恢复期逐渐增加活动量。发热期给予高热量、高维生素、富有营养的流质或半流质饮食,少量多餐。少尿期,严格控制入量,限制钠盐及钾盐的食物。

(三)疼痛的护理

患者有头痛、腰痛、眼眶痛等症状时,给予相应的解除疼痛的护理,创造舒适、安静的环境,减少噪声对患者的刺激,给予按摩止痛或按医嘱给予止痛药。

(四)发热的护理

观察发热的程度及热型、伴随症状并记录。每4小时测体温1次,体温>38.5℃时,可在体表大血管处进行冷敷,不宜用酒精擦浴、禁忌使用发汗退热药,以防大汗引起休克。遵医嘱补充液体。

(五)并发症的观察及护理

1.出血

观察出血的表现,有无咯血、呕血、便血、血尿、鼻衄以及注射部位有无渗血等。嘱患者勿用手挖鼻孔,以免损伤黏膜,引起出血。注意口腔清洁,刷牙尽量使用软毛牙刷,勿用牙签剔牙。勿用力搔抓皮肤。注射后针眼按压时间需延长,以防止出血及皮下血肿。遵医嘱应用药物。

2.心力衰竭、肺水肿

注意观察有无呼吸困难、烦躁、心率增快、咳粉红色泡沫痰、肺底啰音等。发现左心功能不全表现后应立即停止输液或控制输液速度,并报告医生按医嘱用药,给予20%～30%酒精湿化给氧。

(六)健康教育

(1)预防出血热的根本措施是灭鼠。搞好环境卫生和室内卫生,清除垃圾,消灭老鼠的栖息场所。严防鼠类污染食物;作好个人防护。

(2)患者出院后仍应休息1～3个月。生活要有规律,保证足够睡眠,安排力所能及的体力活动,以不感疲劳为度。

(3)预防接种:重点人群可行沙鼠肾细胞疫苗(Ⅰ型汉坦病毒)和地鼠肾细胞疫苗(Ⅱ型汉坦病毒)注射。

五、护理效果评估

(1)患者体温恢复正常。

（2）患者血压平稳。

（3）患者自觉疼痛减轻、疲乏好转、食欲好转。

（4）患者尿量恢复正常，渗出征减轻，皮肤黏膜出血好转。

（5）患者维持水电解质平衡。

第二节　传染性非典型肺炎

一、疾病概述

（一）概念和特点

传染性非典型肺炎又称严重急性呼吸综合征（severe acute respiratory syndromes，SARS）是一种因感染 SARS 相关冠状病毒而导致的急性传染病。以发热、干咳、胸闷为主要症状，严重者出现快速进展的呼吸功能衰竭。

SARS 相关冠状病毒在干燥塑料表面最长存活 4 天，腹泻患者的粪便中至少存活 4 天，在 0 ℃时可长期存活。对热敏感，56 ℃加热 90 分钟，75 ℃加热 30 分钟或紫外线照射 60 分钟可被灭活，暴露于常用消毒剂即失去感染性。

现症患者是重要的传染源。近距离飞沫传播是本病最主要的传播途径。人群普遍易感。本病首发于我国，迅速传至亚洲、北美、欧洲其他地区，以大中城市多见。发病季节为冬春季。

（二）发病机制与相关病理生理

病毒在侵入机体后，早期可出现病毒血症，引起机体细胞免疫受损，出现异常免疫反应，造成肺部损害。肺部的病理改变见弥漫性肺泡损伤、间质性肺炎病变为主，有肺水肿及透明膜形成。病程 3 周后有肺泡内机化及肺间质纤维化，造成肺泡纤维闭塞，出现急性呼吸窘迫综合征。

（三）临床特点

按病情的轻重分为普通型、轻型和重型。典型病例起病急，变化快。通常以发热为首发症状，体温常超过 38 ℃，热程为 1～2 周；可伴有畏寒、头痛、食欲不振、身体不适、皮疹和腹泻等感染中毒性症状。呼吸道症状表现为起病 3～7 天后出现频繁干咳、气短或呼吸急促、呼吸困难；常无流涕、咽痛等上呼吸道卡他症状。痰少，偶有痰中带血丝。轻型病例临床症状轻，病程短。多见于儿童或接触时间较短的病例。重型病例病情重，进展快，易出现急性呼吸窘迫综合征。

（四）辅助检查

1.实验室检查

血常规早期白细胞计数正常或降低，中性粒细胞可增多。并发细菌性感染时，白细胞计数可升高。多数重症患者白细胞计数减少，$CD4^+$ 和 $CD8^+$ T 淋巴细胞均明显减少。

2.血气分析

部分患者出现低氧血症和呼吸性碱中毒改变，重者出现Ⅰ型呼吸衰竭。

221

3.X 线检查

胸部 X 线、CT 检查见肺部以间质性肺炎为主要特征。肺部阴影与症状体征可不一致,临床症状还不严重时,X 线胸片中已显示肺部有絮状阴影,并呈快速发展趋势。

4.病原学检查

患者呼吸道分泌物、排泄物、血液等标本,进行病毒分离,阳性可明确诊断。

5.血清学检查

双份血清抗体有 4 倍或以上升高,可作为确诊的依据。阴性不能排除本病。

6.分子生物学检测

PCR 方法敏感度较高,特异性较强,可用于检查痰液、鼻咽分泌物、血液、活检标本等。单份或多份标本 2 次以上为阳性者可明确诊断。阴性者不能排除本病的诊断。

(五)治疗原则

(1)早发现、早诊断、及时治疗有助于控制病情发展。以对症支持治疗和针对并发症的治疗为主。

(2)在疗效不明确的情况下,应尽量避免多种抗生素、抗病毒药、免疫调节剂、糖皮质激素等长期、大剂量地联合应用。

(3)高热者可使用解热镇痛药。

(4)咳嗽、咳痰者给予镇咳、祛痰药。

(5)腹泻患者注意补液及纠正水、电解质失衡。

(6)并发或继发细菌感染,可选用大环内酯类、氟喹诺酮类等抗生素。

(7)有严重中毒症状可应用糖皮质激素治疗。

(8)抗病毒可试用蛋白酶抑制剂类药物洛匹那韦＋利托那韦等。

(9)重症患者可使用免疫增强药物,例如胸腺素和免疫球蛋白治疗。

二、护理评估

(一)流行病学史评估

评估患者发病前 2 周是否有同类患者接触史;是否生活在流行区或发病前 2 周到过流行区;是否发生在冬春季。

(二)一般评估

1.生命体征

患者大多有发热,心率加快,呼吸急促等症状,非典重症患者呼吸频率＞30 次/分,多器官功能衰竭者血压可下降。

2.患者主诉

患者主诉咳嗽、气促、呼吸困难、腹泻等。

(三)身体评估

1.头颈部

观察有无急性面容,有无呼吸急促、呼吸窘迫、口唇发绀,有无出汗。

2.胸部

肺炎体征表现为语音震颤增强,可闻及肺部湿啰音,严重者胸部叩诊呈实音。

(四)心理-社会评估

患者在疾病治疗过程中有无出现焦虑、抑郁、恐惧等不良情绪,监护病房隔离产生的孤独感,以及预后的社会支持。

(五)辅助检查结果评估

1.胸部 X 线

胸部 X 线早期呈斑片状或网状改变,部分患者进展迅速可呈大片阴影。

2.胸部 CT 检查

胸部 CT 检查可见局灶性实变,毛玻璃样改变。

(六)常用药物治疗效果的评估

(1)糖皮质激素可引起不良反应,例如上消化道出血、骨质疏松、继发性感染、低钾血症、低钙血症、高血糖、高血压等。

(2)干扰素等生物制品可引起发热、皮疹等过敏反应。

三、护理诊断/问题

(一)体温过高

体温过高与病毒感染有关。

(二)气体交换受损

气体交换受损与肺部病变有关。

(三)焦虑/恐惧

焦虑或恐惧与隔离、担心疾病的预后有关。

(四)营养失调

低于机体需要量与发热、食欲缺乏、摄入减少、腹泻有关。

四、护理措施

(一)隔离要求

按呼吸道传染病隔离。疑似病例与确诊病例分开收治,应住单人房间。避免使用中央空调。工作人员进入隔离病室必须作好个人防护,须戴 N95 口罩,戴好帽子、防护眼罩及手套、鞋套等,穿好隔离衣。

(二)休息与活动

卧床休息,协助作好患者的生活护理,减少患者机体的耗氧量,防止肺部症状的加重。

(三)饮食护理

给予高热量、高蛋白、高维生素、易消化饮食。不能进食者或高热者应静脉补充营养,注意维持水、电解质平衡。

(四)病情观察

密切监测患者体温、呼吸频率、有无呼吸困难;了解血气分析、血常规以及心、肝、肾功能等情况;记录 24 小时出入量;定期复查胸片。

(五)对症护理

(1)及时吸氧,保持呼吸道通畅。

（2）痰液黏稠者给予祛痰剂,鼓励患者咳出痰液,必要时给予雾化吸入。

（3）呼吸困难者应根据患者的病情及耐受情况,选择氧疗和无创伤正压机械通气。必要时,予以气管插管或切开,呼吸机给氧,但应注意医护人员的防护。

（六）心理护理

由于患者被严密隔离,往往有孤独无助感,对病情的恐惧可出现焦虑、抑郁、烦躁不安的心理。对此,医护人员应及时与患者沟通,关心安慰患者,了解其真实的思想动态,并鼓励其面对现实,树立战胜疾病的信心和勇气。

（七）健康教育

（1）患者出院后应定期检查肺、心、肝、肾及关节等功能,若发现异常,应及时治疗。出院后应注意均衡饮食,补充足够的营养素。患有抑郁症者应及时进行心理治疗。

（2）流行期间减少大型群众性集会或活动,避免去人多或相对密闭的地方;不随地吐痰,避免在人前打喷嚏、咳嗽,清洁鼻子后应洗手;勤洗手;保持公共场所空气流通;需外出时,应注意戴口罩;保持乐观稳定的心态,均衡饮食,避免疲劳,充足睡眠,适量的运动等,均有助于提高人体对传染性非典型肺炎的抵抗能力。

（3）告诉患者如果出现下列任何一种情况,请速到医院就诊:①发热。②频繁的咳嗽、胸闷、呼吸急促。

五、护理效果评估

（1）患者呼吸困难减轻、无发绀,血氧饱和度正常。

（2）患者体温下降。

（3）患者食欲增加,大便形态正常。

第三节　甲型 H1N1 流感

一、疾病概述

（一）概念

2009 年 3 月,墨西哥暴发"人感染猪流感"疫情,造成人员死亡。随后,全球范围内暴发此疫情。普通猪流感是一种人畜共患传染性疾病,指发生于猪群的流感,通常人很少感染,患者大多数与病猪有直接接触史。研究发现,此次疫情是由新型猪源性甲型 H1N1 流感病毒引起的一种急性呼吸道传染病,其病原为变异后的新型甲型 H1N1 流感病毒,该毒株包含猪流感、禽流感和人流感 3 种流感病毒的基因片段,主要通过直接或间接接触、呼吸道等途径在人间传播。临床主要表现为流感样症状,多数患者临床表现较轻,少数患者病情重,进展迅速,可出现病毒性肺炎,合并呼吸衰竭、多脏器功能损伤,严重者可以导致死亡。由于人群普遍对该病毒没有天然免疫力,导致 2009 年甲型 H1N1 流感在全球范围内传播。2009 年 4 月 30 日,中华人民共和国卫生部宣布将"甲型 H1N1 流感"纳入《中华人民共和国传染病防治法》规定的乙类传染病,依照甲类传染病采取预防、控制措施。

(二)病原学

引起流行性感冒的主要病原体是流感病毒,属于正黏病毒科,流感病毒属。流感病毒具有包膜和分节段的单股负链 RNA,自外而内分为包膜、基质蛋白及核心三部分。根据基质蛋白抗原、基因特性和病毒颗粒核蛋白的不同,分为甲(A)、乙(B)、丙(C)三型。甲型流感可导致部分地区季节性流行,甚至能引起世界性暴发性大流行。

甲型 H1N1 流感病毒属正黏病毒科甲型流感病毒属的单链 RNA 病毒,根据病毒表面的糖蛋白血凝素(hemagglutinin,HA)和神经氨酸酶(neuraminidase,NA)的不同抗原特性可将甲型流感病毒分为多个亚型。HA 的作用像一把钥匙,帮助病毒打开宿主细胞的大门;NA 的作用是破坏细胞的受体,使病毒在宿主体内自由传播。这两种酶有高度的变异性,迄今为止已确定的甲型流感病毒都是根据 16 种 HA(H1~16)和 9 种 NA(N1~9)的排列组合从而命名各种亚型,如 H1N1、H1N2、H5N1 等。其中 HA1~3 型能够导致人类流感的大流行。由于大多数 H1N1 病毒株普遍存在于猪这种宿主体内,因此疾病暴发前期曾一度被世界卫生组织命名为"猪流感"。

甲型流感病毒表面 H 抗原具有高度易变性,因此,人类无法对该流感获得持久免疫力。流感病毒抗原性变异有抗原转变、抗原漂移两种形式,前者只在甲型流感病毒中发生。不同种属动物甲型流感病毒或不同亚型甲型流感病毒的核酸序列发生基因重排,形成重排病毒,即出现新毒株。由于病毒的抗原发生转变,人群对该病毒普遍缺乏免疫力,导致流感暴发或大流行。

典型的甲型 H1N1 流感病毒颗粒呈球状,直径为 80~120 nm,有囊膜。脂质囊膜上有许多放射状排列的突起糖蛋白(刺突),刺突分别是红细胞血凝素(HA)、神经氨酸酶(NA)和基质蛋白 M2,长度约为 10~14 nm。基质蛋白(M1)位于病毒包膜内部。病毒颗粒内为核衣壳,呈螺旋状对称,直径为 10 nm,包含 RNA 片段、聚合酶蛋白(PB1、PB2、PA),一些酶(包括糖蛋白血凝素、神经氨酸酶、离子通道蛋白 M2 以及聚合酶蛋白)在病毒的整个生命周期中起着至关重要的作用。

甲型 H1N1 流感病毒为单股负链 RNA 病毒,基因组约为 13.6 kb,由大小不等的 8 个独立 RNA 片段组成,分别编码 10 种蛋白:NA、HA、PA(RNA 聚合酶亚基 PA)、PB1(RNA 聚合酶亚基 PB1)、PB2(RNA 聚合酶亚基 PB2)、M(基质蛋白,包括 M1 和 M2,由同一 RNA 片段编码)、NS(非结构蛋白,包括 N1 和 N2,由同一 RNA 片段编码)、NP(核蛋白)。甲型 H1N1 流感病毒由猪流感、禽流感和人流感 3 种流感病毒的基因片段组成,是猪流感病毒的一种新型变异株。

甲型 H1N1 流感病毒对热敏感,56 ℃条件下 30 分钟可灭活。对紫外线敏感,但用紫外线灭活猪流感病毒能引起病毒的多重复活。猪流感病毒为有囊膜病毒,对乙醇、碘伏、碘酊氯仿、丙酮等有机溶剂均敏感。

(三)流行病学

1.概述

全球历史上曾有多次流感大流行,发病率高,人群普遍对其易感,全球人群感染率为 5%~

20%,病死率 0.1%。20 世纪共发生 5 次流感大流行,分别于 1900 年、1918 年、1957 年、1968 年和 1977 年,其中以 1918 年西班牙的大流感(H1N1)最严重,全球约 5 亿人感染,病死率 2.5%。尽管在 2010 年 8 月份,世界卫生组织宣布甲型 H1N1 流感大流行期已经结束,但甲型 H1N1 流感在世界各地均存在随时卷土重来之势。

甲型 H1N1 流感的传播方式主要为呼吸道传播,其传播途径多,速度快,容易在人员密集、空气不流通的场所生存和传播,并随着人员的流动把流感病毒传播到四面八方而造成流行。当一种新的流感病毒在人类引起大规模流行后,感染过或注射过疫苗的人就对这种病毒有了一定的抵抗力,再次流行时传播和感染强度会大大减弱。同样,甲型 H1N1 流感已逐渐转变为季节性流感,并成为流感主导毒株。其流行特点是流行强度和流行范围较小,重症病例发生率较低。

2.传染源

传染源主要为甲型 H1N1 流感患者和无症状感染者。虽然猪体内已发现甲型 H1N1 流感病毒,但目前尚无证据表明动物为传染源。

甲型 H1N1 流感患者的传染期是出现症状前 1 天至发病后 7 天,或至症状消失后 24 小时(以两者之间较长者为准)。年幼儿童、免疫力低下者或者重患者的传染期可能更长。部分人虽携带病毒而自身可不发病,但仍可传染他人。

3.传播途径

甲型 H1N1 流感病毒主要通过感染者打喷嚏或咳嗽等飞沫或气溶胶经呼吸道传播,也可通过口腔、鼻腔、眼睛等处黏膜直接或间接接触传播。接触患者的呼吸道分泌物、体液和被病毒污染的物品亦可能造成传播。此外,要考虑到粪口传播,因为许多患者有腹泻症状,可能存在粪便排毒。人类不会通过接触猪肉类或者食用猪肉类产品感染甲型 H1N1 流感。

4.易感人群

人群普遍易感,无特异免疫力,9~19 岁年龄发病率高,短期内学校可发生聚集性病例。以下人群为感染甲型 H1N1 流感病毒的高危患者:①妊娠期妇女。②肥胖者(体重指数≥40 危险度高,体重指数在 30~39 可能是高危因素)。③年龄<5 岁的儿童(年龄<2 岁更易发生严重并发症)。④年龄>65 岁的老年人。⑤伴有以下疾病或状况者:慢性呼吸系统疾病、心血管系统疾病(高血压除外)、肾病、肝病、血液系统疾病、神经系统及神经肌肉疾病、代谢及内分泌系统疾病、免疫功能抑制(包括应用免疫抑制剂或 HIV 感染等致免疫功能低下)、19 岁以下长期服用阿司匹林者。以上人群如出现流感相关症状,较易发展为重症病例,应当给予高度重视,应尽早进行甲型 H1N1 流感病毒核酸检测及其他必要检查。

(四)发病机制与相关病理生理

甲型 H1N1 流感是一种流感病毒急性感染,发病机制既与病毒复制并直接造成细胞损伤和死亡有关,也与机体和病毒的免疫作用有关。病理发现主要来自尸体解剖,主要的病例改变为支气管和肺泡上皮细胞损伤,肺泡腔渗出、水肿,肺泡积血,中性粒细胞、淋巴细胞及单核样细胞浸润,部分肺组织形成以中性粒细胞浸润为主的脓肿灶。其他病理改变包括肺血栓形成和嗜血现象。

（五）临床特点

甲型 H1N1 流感是一种自限性的呼吸系统疾病,临床表现与季节性流感相似。大部分患者临床表现比较轻微,但具有高危因素的患者容易发展为重症甚至死亡。潜伏期一般为 1～7 天,多为 1～3 天,比普通流感、禽流感潜伏期长。

大多数病例有典型的流感样症状,表现为发热、咳嗽、咽痛和流鼻涕。大约 8％～32％病例不发热。全身症状多见,如乏力、肌肉酸痛、头痛。恶心、呕吐和腹泻等消化道症状比季节性流感多见。严重症状包括气短、呼吸困难、长时间发热、神志改变、咯血、脱水症状、呼吸道症状缓解后再次加重。重症病毒性肺炎急性进展很常见,多出现起病后 4～5 天,可导致严重低氧血症、急性呼吸窘迫综合征（ARDS）、休克、急性肾功能衰竭。合并 ARDS 的重症患者可以出现肺栓塞。14％～15％甲型 H1N1 流感表现为 COPD 或哮喘急性加重,或其他基础病急性加重。少见的临床综合征包括病毒性脑炎或脑病,出现意识不清、癫痫、躁动等神经系统症状;以及急性病毒性心肌炎。新生儿和婴儿典型流感样症状少见,但可表现为呼吸暂停、低热、呼吸急促、发绀、嗜睡、喂养困难和脱水。儿童病例易出现喘息,部分儿童病例出现中枢神经系统损害。妊娠中晚期妇女感染甲型 H1N1 流感后较多表现为气促,易发生肺炎、呼吸衰竭等。妊娠期妇女感染甲型 H1N1 流感后可导致流产、早产、胎儿宫内窘迫、胎死宫内等不良妊娠结局。

（六）辅助检查

1.血常规检查

白细胞总数一般正常,重症病例可表现为淋巴细胞降低。部分儿童重症病例可出现白细胞总数升高。

2.血生化检查

部分病例出现低钾血症,少数病例肌酸激酶、天门冬氨酸氨基转移酶、丙氨酸氨基转移酶、乳酸脱氢酶升高。

3.病原学检查

（1）病毒核酸检测:以 RT-PCR（最好采用 real-time RT-PCR）法检测呼吸道标本（咽拭子、鼻拭子、鼻咽或气管抽取物、痰）中的甲型 H1N1 流感病毒核酸,结果可呈阳性。

（2）病毒分离:呼吸道标本中可分离出甲型 H1N1 流感病毒。

（3）血清抗体检查:动态检测双份血清甲型 H1N1 流感病毒特异性抗体水平呈 4 倍或 4 倍以上升高。

4.胸部影像学检查

甲型 H1N1 流感肺炎在 X 线胸片和 CT 的基本影像表现为肺内片状影,为肺实变或磨玻璃密度,可合并网、线状和小结节影。片状影为局限性或多发、弥漫性分布,病变在双侧肺较多见。可合并胸腔积液。发生急性呼吸窘迫综合征时病变进展迅速,双肺有弥漫分布的片状影像。儿童病例肺炎出现较早,病变多为多发及弥漫分布,动态变化快,合并胸腔积液较多见。

（七）诊断

甲型 H1N1 流感的临床表现与季节性流感相同,因此,除流感病毒外,多种细菌、病毒、支原体、衣原体等亦可引起类似症状,包括呼吸道合胞病毒、副流感病毒、鼻病毒、腺病毒、冠状病毒,嗜肺军团菌感染等。临床表现均为不同程度的发热、咳嗽、咳痰、胸闷、气促、乏力、头痛和肌痛等,统称为流感样疾病。甲型 H1N1 流感病毒虽然是一种新型病毒,但是患者感染这种病毒后的症状表现却与上述疾病从临床表现上无法进行区分,很难从症状上判断是否感染了甲型 H1N1 流感。因此,最终确诊需要依据特异性的实验室检查,如血清学检查、核酸检测和病原体分离。

根据中华人民共和国卫生部甲型 H1N1 流感诊疗方案(2009 年第 3 版),本病的诊断主要结合流行病学史、临床表现和病原学检查,早发现、早诊断是防控与治疗的关键。

1.疑似病例

符合下列情况之一即可诊断为疑似病例。符合下述 3 种情况,在条件允许的情况下,可安排甲型 H1N1 流感病原学检查。

(1)发病前 7 天内与传染期的甲型 H1N1 流感疑似或确诊病例有密切接触,并出现流感样临床表现。密切接触是指在无有效防护的条件下照顾感染期甲型 H1N1 流感患者;与患者共同生活,暴露于同一环境;或直接接触过患者的气道分泌物、体液等。

(2)发病前 7 天内曾到过甲型 H1N1 流感流行(出现病毒的持续人间传播和基于社区水平的流行和暴发)的国家或地区,出现流感样临床表现。

(3)出现流感样临床表现,甲型 H1N1 流感病毒检测阳性,但未进一步排除既往已存在的亚型。

2.临床诊断病例

仅限于以下情况作出临床诊断:同一起甲型 H1N1 流感暴发疫情中,未经实验室确诊的流感样症状病例,在排除其他致流感样症状疾病时,可诊断为临床诊断病例。在条件允许的情况下,临床诊断病例可安排病原学检查。

甲型 H1N1 流感暴发是指一个地区或单位短时间内出现异常增多的流感样病例,经实验室检测确认为甲型 H1N1 流感疫情。

3.确诊病例

出现流感样临床表现,同时有以下一种或几种实验室检测结果即可确诊。

(1)甲型 H1N1 流感病毒核酸检测阳性(可采用 real-time RT-PCR 和 RT-PCR 方法)。

(2)血清甲型 H1N1 流感病毒的特异性中和抗体水平呈 4 倍或 4 倍以上升高。

(3)分离到甲型 H1N1 流感病毒。

4.重症与危重病例诊断

(1)重症病例:出现以下情况之一者为重症病例。①持续高热>3 天,伴有剧烈咳嗽,咳脓痰、血痰,或胸痛。②呼吸频率快,呼吸困难,口唇发绀。③神志改变,反应迟钝、嗜睡、躁动、惊厥等。④严重呕吐、腹泻,出现脱水表现。⑤影像学检查有肺炎征象。⑥肌酸激酶(CK)、肌酸激酶 M 同工酶(CK-MB)等心肌酶水平迅速增高。⑦原有基础疾病明显加重。

(2)危重病例:出现以下情况之一者为危重病例。①呼吸衰竭。②感染中毒性休克。③多脏器功能不全。④出现其他需进行监护治疗的严重临床情况。

(八)治疗原则

1.一般治疗

休息,多饮水,密切观察病情变化;对高热病例可给予退热治疗。

2.抗病毒治疗

此种甲型 H1N1 流感病毒目前对神经氨酸酶抑制剂奥司他韦、扎那米韦敏感,对金刚烷胺和金刚乙胺耐药。①奥司他韦:成人用量为 75 mg,每日 2 次,疗程为 5 天。对于危重或重症病例,奥司他韦剂量可酌情加至 150 mg,每日 2 次。对于病情迁延病例,可适当延长用药时间。1 岁及以上年龄的儿童患者应根据体重给药,体重不足 15 kg 者,予 30 mg,每日 2 次;体重 15～23 kg 者,予 45 mg,每日 2 次;体重 24～40 kg 者,予 60 mg,每日 2 次;体重大于 40 kg 者,予 75 mg,每日 2 次。对于儿童危重症病例,奥司他韦剂量可酌情加量。②扎那米韦:用于成人及 5 岁以上儿童。成人用量为 10 mg 吸入,每日 2 次,疗程为 5 天。5 岁及以上儿童用法同成人。

对于临床症状较轻且无合并症的甲型 H1N1 流感病例,无须积极应用神经氨酸酶抑制剂。感染甲型 H1N1 流感的高危人群应及时给予神经氨酸酶抑制剂进行抗病毒治疗。开始给药时间应尽可能在发病 48 小时以内(以 36 小时内为最佳),不一定等待病毒核酸检测结果,即可开始抗病毒治疗。孕妇在出现流感样症状之后,宜尽早给予神经氨酸酶抑制剂治疗。对于就诊时即病情严重、病情呈进行性加重的病例,须及时用药,即使发病已超过 48 小时,亦应使用。

3.其他治疗

(1)如出现低氧血症或呼吸衰竭,应及时给予相应的治疗措施,包括氧疗或机械通气等。

(2)合并休克时给予相应抗休克治疗。

(3)出现其他脏器功能损害时,给予相应支持治疗。

(4)出现继发感染时,给予相应抗感染治疗。

(5)妊娠期的甲型 H1N1 流感危重病例,应结合患者的病情严重程度、并发症和合并症发生情况、妊娠周数及患者和家属的意愿等因素,考虑终止妊娠的时机和分娩方式。

(6)对危重病例,也可以考虑使用甲型 H1N1 流感近期康复者恢复期血浆或疫苗接种者免疫血浆进行治疗。对发病 1 周内的危重病例,在保证医疗安全的前提下,宜早期使用。推荐用法:一般成人100～200 mL,儿童酌情减量,静脉输入。必要时可重复使用。使用过程中,注意过敏反应。

(九)预防

目前中国甲型 H1N1 流感虽处于低发期,但国外有些国家仍然处在高发状态,形势依然严峻,不能掉以轻心。控制人感染甲型 H1N1 流感病毒,其关键在于预防。

1.控制传染源

积极监测疫情变化。一旦监测发现甲型 H1N1 流感患者,立即按照有关规定对疫源地彻底消毒。对确诊病例、疑似病例进行住院观察、预防隔离治疗。对与患者有密切接触者进行登记,给予为期 7 天的医学观察和随访,并限制活动范围,做到早发现、早报告、早诊断、早治疗。

2.切断传播途径

消毒是切断传播途径控制甲型 H1N1 流感病毒感染的重要措施之一。

(1)彻底消毒感染者工作及居住环境,对病死者的废弃物应立即就地销毁或深埋。

(2)收治患者的门诊和病房按禽流感、SARS 标准作好隔离消毒:①医务人员要增强自我防护意识,进行标准防护。首先要勤洗手,养成良好的个人卫生习惯,用快速手消毒液消毒。进入污染区要穿隔离衣、戴口罩、帽子、手套,必要时戴上目镜,学会正确穿脱隔离衣。②用过的体温计用 75% 的酒精浸泡 15 分钟,干燥保存;血压器、听诊器每次使用前后用 75% 的酒精擦拭消毒;隔离衣、压舌板使用一次性用品,保证不被交叉感染。③保持室内空气清新流通,对诊室、病房、教室、宿舍等公共场合进行空气消毒,采用循环紫外线空气消毒器,用乳酸 2~4 mL/100 m² 或者过氧乙酸 2~4 g/m³ 熏蒸,或用 1%~2% 漂白粉或含氯消毒液喷洒。④防止患者排泄物及血液污染院内环境、医疗用品,一旦污染需用 0.2%~0.4% 的 84 消毒液擦拭消毒,清洗干净,干燥保管。⑤所用抹布、拖布清洁区、污染区分开使用,及时更换,经常用 0.2% 的 84 消毒液擦拭桌子表面、门把手等物体表面,感染性垃圾用黄色塑料袋分装,专人焚烧处理。

(3)患者的标本按照不明原因肺炎病例要求进行运送和处理。

3.保护健康人群

(1)保持室内空气流通,每天开窗通风 2 次,每次 30 分钟。注意家庭环境卫生,保持室内及周围环境清洁。

(2)避免接触生猪或前往有猪的场所;避免到人多拥挤或通风不良的公共场所,接触流感样症状(发热、咳嗽、流涕)或肺炎等呼吸道患者,特别是儿童、老年人、体弱者和慢性病患者。

(3)养成良好的个人卫生习惯,经常使用肥皂和清水洗手,尤其在咳嗽或打喷嚏时,应用使纸巾、手帕遮住口鼻,然后将纸巾丢进垃圾桶;打喷嚏、咳嗽和擦鼻子后要洗手,必要时应用乙醇类洗手液;接触呼吸道感染者及其呼吸道分泌物后要立即洗手,接触确诊或疑似患者时要戴口罩。

(4)保持良好的饮食习惯,注意多喝水,营养充分,不吸烟,不酗酒。保证充足睡眠,勤于锻炼,减少压力。

(5)如出现流感样症状(发热、咳嗽、流涕等),应及时到医院检查治疗,不要擅自购买和服用药物,并向当地卫生机构和检验部门说明。确诊为流感者应主动与健康人隔离,尽量不要去公共场所,防止传染他人。

(6)对健康人群进行甲型 H1N1 流感疫苗预防接种。疫苗能增加人群的免疫力和降低病毒的复制能力,减慢感染扩散,降低流行峰值的高度,是个人预防的重要措施。儿童免疫接种达到 70% 的覆盖率即能有效地减轻流感在儿童中的流行,并能降低与其接触的社区人群的感染率。灭活流感疫苗(TIV)和减毒活疫苗(LAIV)是目前批准使用的甲型 H1N1 流感疫苗。美国推荐用常规 TIV 预防接种 6~59 个月的儿童,鼻喷剂 LAIV 只推荐在 5 岁以上儿童中使用。人群大规模接种流感疫苗可能会发生严重不良反应,必须引起高度重视。

二、护理评估

(一)流行病学评估

1.可能的传播途径

甲型 H1N1 流感病毒可通过感染者咳嗽和打喷嚏等传播,接触受感染的生猪、接触被人感染甲型 H1N1 流感病毒污染的环境、与感染甲型 H1N1 流感病毒的人发生接触。

2.传染源

甲型 H1N1 流感患者为主要传染源。虽然猪体内已发现甲型 H1N1 流感病毒,但目前尚无证据表明动物为传染源。

3.易感人群

老人和儿童、从疫区归来人员、甲型 H1N1 流感病毒实验室研究人员、体弱多病者易感。

(二)健康史评估

(1)了解患者的年龄、性别、身高、体重、营养状况等。

(2)询问患者起病的时间,起病急缓程度,有无发热、咳嗽、喉痛、头痛等全身症状。有无腹泻、呕吐肌肉痛等;询问患者既往治疗史,效果如何,服用过何种药物,服药的时间、剂量、疗效如何,有无不良反应。

(3)询问患者是否与猪流感患者有过密切接触。

(三)身体评估

(1)评估患者的体温、血压、脉搏;监测并记录体温的变化;评估患者的全身状况,有无身体疼痛、头痛、疼痛持续时间、头痛的性质,有无呕吐、腹泻,眼睛是否发红;进行体格检查。

(2)评估患者有无潜在并发症,如严重肺炎、急性呼吸窘迫综合征、肺出血、胸腔积液、全血细胞减少、肾衰竭、败血症、休克及 Reye 综合征等。

(四)心理-社会评估

由于患者对疾病缺乏认识,对隔离制度的不理解,容易产生恐惧、焦虑的心理,评估患者的精神状态,心理状况;评估其家庭支持系统对患者的关心和态度,对消毒隔离的认识。

(五)辅助检查结果评估

1.外周血象

白细胞总数一般不高或降低。

2.病原学检查

(1)病毒核酸检测:以 RT-PCR 法检测呼吸道标本中的甲型 H1N1 流感病毒核酸,结果可呈阳性。

(2)病毒分离:呼吸道标本中可分离出甲型 H1N1 流感病毒。合并病毒性肺炎时肺组织中亦可分离出该病毒。

3.血清学检查

动态检测血清甲型 H1N1 流感病毒特异性中和抗体水平呈 4 倍或 4 倍以上升高。

4.影像学检查

可根据病情行胸部影像学等检查。合并肺炎时肺内可见斑片状炎性浸润影。

三、护理诊断/问题

(一)体温过高

体温过高与病毒血症有关。

(二)焦虑

焦虑与知识缺乏、隔离治疗等有关。

(三)潜在并发症

潜在并发症如肺炎、急性呼吸窘迫综合征、肺出血、胸腔积液等。

(四)有传播感染的危险

传播感染与病原体播散有关。

四、护理措施

(一)隔离要求

1.疑似病例

疑似病例安排单间病室隔离观察,不可多人同室。

2.确诊病例

确诊病例由定点医院收治。收入甲型 H1N1 流感病房,可多人同室。

3.孕产期妇女感染甲型 H1N1 流感

孕妇感染甲型 H1N1 流感进展较快,较易发展为重症病例,应密切监测病情,必要时住院诊治,由包括产科专家在内的多学科专家组会诊,对孕产妇的全身状况以及胎儿宫内安危状况进行综合评估,并进行相应的处理。如果孕妇在妇幼保健专科医院进行产前检查,建议转诊至综合医院处理。接受孕产期妇女甲型 H1N1 流感转诊病例的医院必须具备救治危重新生儿的能力。孕产期妇女辅助检查应根据孕产期情况进行产科常规项目检查。孕妇行胸部影像学检查时注意作好对胎儿的防护。

(1)待产期的甲型 H1N1 流感病例应在通风良好的房间单独隔离。

(2)分娩期的甲型 H1N1 流感病例应戴口罩,防止新生儿感染甲型 H1N1 流感。分娩过程中加强监护,并使患者保持乐观情绪。与患者有接触的医务人员和其他人员均应戴防护面罩和手套,穿隔离衣。使用隔离分娩室或专用手术间,术后终末消毒。在产后立即隔离患甲型 H1N1 流感的产妇和新生儿,可降低新生儿感染的风险。新生儿应立即转移至距离产妇 2 米外的辐射台上,体温稳定后立即洗澡。

(3)患甲型 H1N1 流感的产妇产后应与新生儿暂时隔离,直至满足以下全部条件:①服用抗病毒药物 48 小时后。②在不使用退烧药的情况下 24 小时没有发热症状。③无咳嗽、咳痰。满足上述条件的产妇,可直接进行母乳喂养。在哺乳前应先戴口罩,用清水和肥皂洗手,并采取其他防止飞沫传播的措施。在发病后 7 天之内,或症状好转 24 小时内都应采取上述措施。鼓励产后母乳喂养,母乳中的保护性抗体可帮助婴儿抵抗感染。为避免母乳喂养过程中母婴的密切接触,隔离期间可将母乳吸出,由他人代为喂养。

(4)甲型 H1N1 流感的患者分娩的新生儿属于高暴露人群,按高危儿处理,注意观察有无感染征象,并与其他新生儿隔离。

(5)曾患甲型 H1N1 流感的产妇出院时,应告知产妇、亲属和其他看护人预防甲型 H1N1 流感和其他病毒感染的方法,并指导如何监测产妇及婴儿的症状和体征。出院后加强产后访视和新生儿访视,鼓励产妇继续母乳喂养。

(二)常规护理

实行严密隔离制度,嘱患者多卧床休息,多饮水,进食清淡、易消化、富含营养的食物。

(三)病情观察

严密监测患者的生命体征,记录患者体温、血压、心率的变化,记录出入量;评估患者的精神状态,意识情况;观察患者有无呼吸困难、少尿等症状,若有,提示有并发症的发生,及时通知医生,配合治疗。

（四）用药护理

人类已研制出的所有流感疫苗对于猪流感都无效，但人感染猪流感是可防、可控、可治的。及早应用抗病毒药物，在进行常规抗病毒治疗的过程中，观察药物的疗效及不良反应，鼓励患者坚持治疗。为防止细菌感染的发生，可应用抗生素。

（五）心理护理

由于患者对甲型流感的认识不足，对隔离制度的不理解，容易产生焦虑、恐惧、孤独感；护理工作人员应热心的与患者交流，回答患者提出的问题，向患者及家属讲解此病的传播途径，隔离的意义，鼓励患者配合治疗，树立与疾病作斗争的信心，争取早日的康复。

（六）健康教育

(1)勤洗手，养成良好的个人卫生习惯。

(2)睡眠充足，多喝水，保持身体健康。

(3)应保持室内通风，少去人多不通风的场所。

(4)做饭时生熟分开很重要，猪肉烹饪至 71 ℃以上，以完全杀死猪流感病毒。

(5)避免接触生猪或前往有猪的场所。

(6)咳嗽或打喷嚏时用纸巾遮住口鼻，如无纸巾不宜用手，而是用肘部遮住口鼻。

(7)常备治疗感冒的药物，一旦出现流感样症状（发热、咳嗽、流涕等），应尽早服药对症治疗，并尽快就医，不要上班或上学，尽量减少与他人接触的机会。

(8)避免接触出现流感样症状的患者。

（七）出院标准

根据中国卫生部甲型 H1N1 流感诊疗方案，达到以下标准可以出院。

(1)体温正常 3 天，其他流感样症状基本消失，临床情况稳定，可以出院。

(2)因基础疾病或合并症较重，需较长时间住院治疗的甲型 H1N1 流感病例，在咽拭子甲型 H1N1 流感病毒核酸检测转为阴性后，可从隔离病房转至相应病房做进一步治疗。

五、护理效果评估

(1)患者体温逐渐恢复正常。

(2)患者能自我调节情绪，焦虑减轻。

(3)患者遵守隔离制度，坚持合理用药。

(4)患者无并发症的发生。

(5)住院期间没有新的感染病例。

第十三章 透析室护理

第一节 血液透析治疗技术及护理

一、对患者评估

(一)透析前评估

血液透析前对患者进行必要的评估,是防止透析中并发症的最重要的要素。透析前评估包括体重、血压和脉搏,对于静脉置管的患者还包括体温。

1.水负荷状况

查看患者前次透析记录,讨论以前透析中出现的问题,评估目前的水负荷状况并作出恰当的判断。需要记录患者的水肿、气短、高血压、体重、中心静脉压、病史、尿量、液体入量等情况。

2.血管通路

应认真评估、检查通路是否有感染和肿胀。

3.感染征象

检查穿刺部位有无感染,局部敷料清洁度等。如有感染征象,应做拭子培养;如有发生,应进行静脉血培养。更换敷料时必须执行无菌操作。

(二)透析后评估

(1)根据透析后体重、透析前体重和干体重来确定预定的超滤量是否实现,并调整干体重。

(2)通过观察患者全身情况和血压记录评估患者对超滤量的耐受情况。

(3)如实际超滤量与预定量不符,最可能原因有体重下降值计算错误、超滤控制错误、患者在透析过程中额外丢失液体、透析过程中静脉补液或进食水、透析前后称体重时的着装不一致及体重秤故障等。

二、血液透析技术规范

(一)超滤

1.确定超滤

患者确定超滤必须考虑超滤率和患者的生理状况及心血管并发症。如果透析过程中始终保持过高超滤率、耐受性差、透析期间容量增加较多的患者和血管再充盈差的患者,需个体化的超滤曲线。透析时体液的清除率可以是阶梯式或恒定式。

2.钠曲线

即为调钠血液透析,指透析液钠浓度从血液透析开始至结束呈从高到低或从低到高,或高低反复调整变化,而透析后血钠浓度恢复正常的透析方法。可以帮助达到超滤目标,但应注意钠超负荷的风险。

3.容量监测

通过超声或光电方式通过计算机反映患者血细胞比容和血红蛋白浓度,计算出相对血容量,防止超滤过多、过快引起的有效血容量减少,引起不良反应。协助医务人员为患者设定理想的干体重。

(二)透析液离子浓度的选择

应根据不同患者的个体差异或同一患者的病情变化选择合适的透析液成分。

(三)透析器的选择

(1)对慢性肾衰竭患者,透析器的选择应参考溶质分子清除、超滤率、透析时间、生物相容性、是否血液滤过和患者体重决定。

(2)对急性肾衰竭患者,透析器应根据患者的生化指标和体液平衡情况进行选择。

(四)血液透析机及管路的准备

(1)在治疗前彻底预冲透析器(按照不同透析器厂家说明进行预冲处理),并必须将所有的空气排出透析器,以避免治疗开始后回路中形成泡沫。

(2)预冲完毕,透析机即进入重复循环模式。

(3)在透析机上设定好目标脱水量、治疗时间、肝素剂量以及任何需修改的治疗内容。

(五)开始透析

有两种方式可供选择。

(1)连接动脉管路和静脉管路,开启血泵至 100 mL/min。

(2)只连接动脉管,开启血泵至 100 mL/min,当血流到静脉端时接通管路。

(3)逐渐增加泵速到预定速度。

(4)患者进入透析治疗阶段后应确保患者:①动脉和静脉管路安全;②患者舒适;③机器处于透析状态;④抗凝已经启动;⑤悬挂 500 mL 生理盐水与血管通路连接以备急需;⑥已经按照程序设定脱水量;⑦完成护理记录;⑧用过的敷料已经丢掉;⑨如果看不到护士,确定患者伸手即可触及呼叫器。

(5)在整个透析过程中,应巡视、观察、记录患者的一般情况、血压、脉搏、静脉压、动脉压、超滤量、超滤率、肝素剂量等,对首次透析和急诊透析的患者应予以监护。

(6)透析时工作人员应时刻注意个人卫生和无菌操作,每次进行操作都应确保洗手、手套和工作服清洁、戴防血液或化学物质的面罩,或对高危患者采取针对性预防措施等。

(六)结束透析

(1)透析结束时,透析机将发出听觉或视觉信号,提醒程序设定的治疗时间已经达到。为避免延迟下机,之前就应准备好下机所需物品,确定至少有 500 mL 的生理盐水可用于回输血液。

(2)血泵速度为 150 mL/min 时,要用 100~300 mL 的生理盐水才能使体外循环的血液回到患者循环中。

(3)测量患者血压,如血压无异常,当静脉管中的颜色呈现亮粉色时,即可以停止回输血液。因为有空气栓塞的风险,不推荐用空气回血。

(4)动静脉内瘘和人工血管瘘患者下机处理:①在患者带瘘上肢下垫一块治疗巾作为无菌

区,暂停血泵。②拔除动脉针,封闭动脉管。③无菌操作将动脉管与回水管连接,开启血泵,回输血液。④当血液完全回输到患者体内后,关闭血泵。⑤拔除针头,纱布加压穿刺点止血。⑥当出血停止,用纱布和敷料覆盖过夜。

(5)静脉置管患者下机处理:①在患者的置管上肢下垫一块治疗巾作为无菌区,戴无菌手套,采用非接触技术断开血管通路。②提前消毒导管接头,断开后用至少 10 mL 生理盐水冲洗导管,肝素封管(1000~5000 U/mL,用量恰好充满而不溢出管腔),立即接上无菌帽。

(七)抗凝方法

(1)应个体化并且经常回顾性分析。其方法和剂量应参考活化凝血时间值、通路情况及透析后透析器和管路的清洁程度等。

(2)肝素是最常使用的抗凝剂,可以采取初始注射剂量、初始注射剂量+维持量、仅给维持量、间断给药等方式给药。还可以选择低分子肝素、局部用枸橼酸盐、前列环素或无肝素透析。

(3)急性肾衰竭患者肝素的用法应该参照患者整体状况和每次透析情况而定。

(4)尿毒症的患者可能有血小板功能异常和活动性出血,合并有创操作的患者应使用小剂量肝素或无肝素透析。

(5)在无肝素透析时,应保持较高血流速,每隔15~30分钟用盐水冲洗管路和透析器以防止血栓形成。冲洗盐水的量应在超滤量中去除。但目前很少使用无肝素透析,因为血栓形成将会引起整个管路血液损失。

(八)血标本采集方法

1.透析前

进针后立即从瘘管针采血样本,针不要预冲,如瘘管针预冲或通过留置导管透析先抽出 10 mL 血,再收集样本,以免污染。

2.透析后

考虑到电解质的反跳,样本再循环或回血生理盐水污染等,应在透析结束时,超滤量设置为零,减慢血流速至 50~100 mL/min。约 10 秒后,从动脉瘘管处采血留取标本。通常电解质反跳发生在透析结束后 2~30 分钟。

三、透析机报警原因及处理

(一)血路部分

1.动脉压(血泵前)

通常动脉压(血泵前)为 $-200 \sim -80$ mmHg($-26.6 \sim -10.6$ kPa),超过 -250 mmHg(-33.3 kPa)将发生溶血。如果血管通路无法提供足够的血流,动脉负压增大,产生报警,关闭血泵。血泵关闭后,动脉负压缓解,报警消除,血泵恢复运转直到再次产生负压报警,如此反复循环。

(1)负压过大的原因:①动脉针位置不当(针不在血管内或紧贴血管壁);②患者血压降低(累及通路血流);③通路血管痉挛(仅见于动静脉内瘘);④吻合口狭窄(动静脉内瘘吻合口或移植血管动脉吻合口);⑤动脉针或通路凝血;⑥动脉管道打结;⑦抬高手臂后通路塌陷(如怀疑,可让患者坐起,使通路低于心脏水平);⑧穿刺针口径太小,血流量太大;⑨深静脉导管尖端位置不当、活瓣栓子形成或纤维阻塞。

（2）处理：①减少血流量，动脉负压减低，使报警消除；②确认动脉针或通路无凝血，动脉管道无打结；③测定患者血压，如降低，给予补液、减少超滤率；④如压力不降低则松开动脉针胶布，稍做前后移动或转动；⑤提高血流量到原先水平，如动脉压仍低，重复前一步骤；⑥若仍未改善，在低血流量下继续透析，延长透析时间，或另外打开动脉针透析（原针保留，肝素盐水冲洗，透析结束时才拔除）。如血流量需要大于 350 mL/min，一般需用 15G 针；⑦如换针后动脉低负压仍持续存在，则血管通路可能有狭窄。用两手指短暂加压阻断动脉针和静脉针之间的血流，如泵前负压明显加大，说明动脉血流部分来自下游，而上游通道的血流量不足；⑧检查深静脉导管是否扭结；改变颈或臂位置，或稍微移动导管；转换导管口。如无效，注射尿激酶或组织血浆酶原激活剂；放射学检查导管位置。

2.静脉压监测

通常压力为 50～250 mmHg（6.6～33.3 kPa），随针的大小、血流量和血细胞比容变化。

（1）静脉压增高的原因：①移植血管的静脉压可高达 200 mmHg（26.6 kPa），因移植血管的高动脉压会传到静脉血管；②小静脉针（16G），高血流量；③静脉血路上的滤器凝血，这是肝素化不充分的最早表现，也是透析器早期凝血的表现；④血管通路静脉端狭窄（或痉挛）；⑤静脉针位置不当或静脉血路扭结；⑥静脉针或血管通路静脉端凝血。

（2）静脉压增高的处理：①用生理盐水冲洗透析器和静脉滤器。如果静脉滤器凝血，而透析器无凝血（冲洗时透析器纤维干净），立即更换凝血的静脉管道，调整肝素剂量后重新开始透析；②静脉针或血管通路静脉端是否阻塞可以采用关闭血泵，迅速夹闭静脉血路，与静脉针断开，用生理盐水注入静脉针，观察阻力大小的方法判定；③用两手指轻轻加压阻断动脉针和静脉针之间的血流，如为下流狭窄引起静脉流出道梗阻，静脉压会因上流受阻而进一步增高。

3.空气探测

最容易发生空气进入血液循环的部位在动脉针和血泵之间，因为这部分为负压。常见于动脉针周围（特别是负压很大时）、管道连接处、泵段血管破裂以及输液管。透析结束时用空气回血操作不当也会引起空气进入体内。许多空气栓塞是在因假报警而关闭空气探测器后发生的，应注意避免。因空气栓塞可能致命。处理方法见本节血液透析治疗常见急性并发症及处理之（五）空气栓塞。

4.血管路扭结和溶血

血泵和透析器之间的血管路扭结会造成严重溶血，这一段的高压通常测不出，因为动脉压监测器通常设在泵前，即使泵后有动脉压力监测器，如果扭结发生在探测器之前，此处的高压也无法被测出。处理方法见本节血液透析治疗常见急性并发症及处理之（六）溶血。

（二）透析液路

1.电导度

电导度增高最常见的原因是净化水进入透析机的管道扭结或低水压造成供水不足；电导度降低最常见的原因是浓缩液桶空；比例泵故障也可导致电导度增高或降低。当电导度异常时，将透析液旁路阀打开，使异常透析液不经过透析器而直接排出。

2.温度

温度异常通常是由加热器故障引起，但旁路阀可以对患者进行保护。

3.漏血

气泡、黄疸患者的胆红素或污物进入透析液均会引起假漏血报警。当透析液可能不出现肉眼可见的颜色改变时,需用测定血红蛋白尿的试纸检测流出透析器的透析液来判断漏血报警的真伪。如果确定漏血,透析液室压力应设置在－50 mmHg(6.6 kPa)以下,以免细菌或细菌产物从透析液侧进入血液。空心纤维型透析器轻微漏血有时会自行封闭,可继续透析,但一般情况下应回血,更换透析器或停止透析。预防:①预冲时进行透析器漏血检测;②透析中避免跨膜压过高,如有凝血、静脉回路管弯曲打折等发生立即处理;③透析中跨膜压不能超过透析器的承受力。

四、血液透析治疗常见急性并发症及处理

(一)低血压

为最常见,发生率可达 50%～70%。

1.原因

有效血容量减少、血管收缩力降低、心源性及透析膜生物相容性差、严重贫血及感染等。

2.临床表现

典型症状为出冷汗、恶心、呕吐,重者表现为面色苍白、呼吸困难、心率加快、一过性意识丧失,甚至昏迷。

3.处理

取头低足高位,停止超滤,给予吸氧,必要时快速补充生理盐水 100～200 mL 或葡萄糖溶液 20 mL,输血浆和清蛋白,并结合病因,及时处理。

4.预防

(1)用容量控制的透析机,使用血容量监测器。

(2)教育指导患者限制盐的摄入,控制饮水量。

(3)避免过度超滤。

(4)透析前停用降压药,对症治疗纠正贫血。

(5)改变透析方法如采用碳酸氢盐透析、血液透析滤过、钠曲线和超滤曲线、低温透析等。

(6)有低血压倾向的患者避免透析期间进食。

(二)失衡综合征

发生率为 3.4%～20%。

1.原因

血液透析时血液中的毒素迅速下降,血浆渗透压下降,而由于血脑屏障使脑脊液中的尿素等溶质下降较慢,以至脑脊液的渗透压大于血液渗透压,水分由血液进入脑脊液形成脑水肿。这也与透析后脑脊液与血液之间的 pH 梯度增大,即脑脊液中的 pH 相对较低有关。

2.临床表现

轻者头痛、恶心、呕吐、困倦、烦躁不安、肌肉疼挛、视力模糊、血压升高;重者表现为癫痫发作、惊厥、木僵甚至昏迷。

3.处理

轻者不必处理;重者可减慢透析血流量,以降低溶质清除率和 pH 改变,但透析有时需终

止。可给予 50％葡萄糖溶液或 3％氯化钠 10 mL 静脉推注,或静脉滴注清蛋白,必要时给予镇静剂及其他对症治疗。

4.预防

(1)开始血液透析时采用诱导透析方法,透析强度不能过大,避免使用大面积高效透析器,逐步增加透析时间,避免过快清除溶质。

(2)长期透析患者则适当提高透析液钠浓度。

(三)肌肉痉挛

发生率为 10％～15％,主要部位为腓肠肌和足部。

1.原因

常与低血压同时发生,可能与透析时超滤过多、过快,低钠透析等有关。

2.临床表现

多发生在透析的中后期,老年人多见。以肌肉痉挛性疼痛为主,一般持续约 10 分钟。

3.处理

减慢超滤速度,静脉输注生理盐水 100～200 mL、高渗糖水或高渗盐水。

4.预防

(1)避免过度超滤。

(2)改变透析方法,如采用钠曲线和超滤曲线等。

(3)维生素 E 或奎宁睡前口服。

(4)左旋卡尼汀透析后静脉注射。

(四)发热

常发生在透析中或透析后。

1.原因

感染、致热源反应及输血反应等。

2.临床表现

若为致热源反应通常发生在透析后 1 小时,主要症状有寒战、高热、肌痛、恶心、呕吐、痉挛和低血压。

3.处理

静脉注射地塞米松 5 mg,通常症状在几小时内自然消失,24 小时内完全恢复;若有感染存在应及时与医生沟通,应用抗生素。

4.预防

(1)严格执行无菌操作。

(2)严格消毒水处理设备和管道。

(五)空气栓塞

1.原因

血液透析过程中,各管路连接不紧密、血液管路破裂、透析器膜破损及透析液内空气弥散入血,回血时不慎等。

2.临床表现

少量无反应,如血液内进入空气 5 mL 以上可出现呼吸困难、咳嗽、发绀、胸部紧迫感、烦躁、痉挛、意识丧失甚至死亡。

3.处理

一旦发生空气栓塞应立即夹闭静脉通路,并关闭血泵。患者取头低左侧位,通过面罩或气管吸入 100％氧气,必要时做右心房穿刺抽气,同时注射地塞米松,严重者要立即送高压氧舱治疗。

4.预防

(1)透析前严格检查管道有无破损,连接是否紧密。

(2)回血时注意力集中,气体近静脉端时要及时停止血泵转动。

(3)避免在血液回路上输液,尤其泵前负压部分。

(4)定期检修透析机,确保空气探测器工作正常。

(六)溶血

1.原因

透析液低渗、温度过高;透析用水中的氧化剂和还原剂(氯胺、酮、硝酸盐)含量过高;消毒剂残留;血泵和管道内红细胞的机械损伤及血液透析中异型输血等。

2.临床表现

急性溶血时,患者有胸部紧迫感、心悸、心绞痛、腹背痛、气急、烦躁,可伴畏寒、血压下降、血红蛋白尿甚至昏迷;大量溶血时患者可出现高钾血症,静脉回路血液呈淡红色。

3.处理

立即关闭血泵,停止透析,丢弃体外循环血液;给予高流量吸氧,明确溶血原因后应尽快开始透析;贫血严重者应输入新鲜全血。

4.预防

(1)透析中防止凝血。

(2)保证透析液质量。

(3)定期检修透析机和水处理设备。

(4)患者输血时,认真执行查对制度,严格遵守操作规程。

五、透析器首次使用综合征

在透析时因使用新的透析器发生的临床症候群,称为首次使用综合征。分为 A 型首次使用综合征和 B 型首次使用综合征。

(一)A 型首次使用综合征

又称超敏反应型。多发生于血液透析开始后 5～30 分钟内。主要表现为呼吸困难、全身发热感、皮肤瘙痒、麻疹、咳嗽、流泪、流涕、打喷嚏、腹部绞痛、腹部痉挛,严重者可心跳骤停甚至死亡。

(1)原因:主要是患者对环氧乙烷、甲醛等消毒液过敏或透析器膜的生物相容性差或对透析器的黏合剂过敏等,使补体系统激活和白细胞介素释放。

(2)处理原则:①立即停止透析,勿将透析器内血液回输体内;②按抗过敏反应常规处理,如应用肾上腺素、抗组胺药和激素等。

(3)预防措施:①透析前将透析器充分冲洗(不同的透析器有不同的冲洗要求),使用新透析器前要仔细阅读操作说明书;②认真查看透析器环氧乙烷消毒日期;③部分透析器反应与合并应用 ACEI(血管紧张素转换酶抑制剂)有关,应停用;④对使用环氧乙烷消毒透析器过敏者,可改用 γ 射线或蒸气消毒的透析器。

(二)B 型首次使用综合征

又称非特异型。多发生于透析开始后数分钟至 1 小时,主要表现为胸痛,伴有或不伴有背部疼痛。

(1)原因:目前尚不清楚。

(2)处理原则:①加强观察,症状不明显者可继续透析;②症状明显者可予以吸氧和对症治疗。

(3)预防措施:①试用不同的透析器;②充分冲洗透析器。

六、血液透析突发事件应急预案

(一)透析中失血

1.原因

管路开裂、破损,接管松脱和静脉针脱落等。

2.症状

出血、血压下降,甚至发生休克。

3.应急预案

(1)停血泵,查找原因,尽快恢复透析通路。

(2)必要时回血,给予输液或输血。

(3)心电监护,对症处理。

4.预防

(1)透析前将透析器管路、管路针等各个接头连接好,预冲时要检查是否有渗漏。

(2)固定管路时,应给患者留有活动的余地。

(二)电源中断

1.应急预案

(1)通知工程师检查稳压器和线路,电话通知医院供电部门。

(2)配备后备电源的透析机,停电后还可运行 20～30 分钟。

(3)若没有后备电源的透析机,停电后应立即将动静脉夹打开,手摇血泵,速度每分钟100 mL 左右。

(4)若 15～30 分钟内恢复供电可不回血。若暂时仍不能恢复供电可回血结束透析,并尽可能记录机器上的各项参数。

2.预防

(1)保证透析中心为双向供电。

(2)停电后 15 分钟内可用发电机供电。

(3)给透析机配备后备电源,停电后可运行 20～30 分钟。

(三)水源中断

1. 应急预案

(1)机器报警并自动改为旁路。

(2)通知工程师检查水处理设备和管路。电话通知医院供水部门。

(3)1～2 小时不能解除,终止透析,记录机器上的各项参数。

2. 预防

(1)保证透析中心为专路供水。

(2)在水处理设备前设有水箱,并定期检修水处理设备。

第二节　血浆置换治疗技术及护理

一、概述

(一)血浆置换(plasma exchange,PE)

血浆置换是一种用来清除血液中大分子物质的体外血液净化疗法,指将患者的血液引出体外,经离心法或膜分离法分离血浆和细胞成分,迅速地选择性地从循环血液中去除病理血浆或血浆中的病理成分(如自身抗体、免疫复合物、副蛋白、高黏度物质和蛋白质结合的毒物等),而将细胞成分以及补充的等量的平衡液、血浆、清蛋白溶液回输入体内,达到清除致病物质的目的。从而治疗一般疗法无效的多种疾病。

(二)每次血浆交换量

尚未标准化。每次交换 2～4 L。一般来说,若该物质仅分布于血管内,则置换第 1 个血浆容量可清除总量的 55%,如继续置换第 2 个血浆容量,却只能使其浓度再下降 15%。因此每次血浆置换通常仅需要置换 1 个血浆容量,最多不超过 2 个。

(三)置换频度

要根据基础疾病和临床反应来决定。每次血浆交换后,未置换的蛋白浓度重新升高,通过从血管外返回血管内和再合成这 2 个途径。血浆置换后血管内外蛋白浓度达到平衡约需 1～2 天。因此,绝大多数血浆置换疗法的频度是间隔 1～2 天,连续 3～5 次。

(四)置换液

为了保持机体内环境的稳定,维持有效血容量和胶体渗透压。

1. 置换液种类

(1)晶体液,如生理盐水、葡萄糖生理盐水、林格液,用于补充血浆中各种电解质的丢失。

(2)胶体液,如:①血浆代用品,主要有中分子右旋糖酐、低分子右旋糖酐、羟乙基淀粉,三者均为多糖,能短时有效的扩充和维持血容量;②血浆制品:最常用的有 5% 清蛋白、新鲜冰冻血浆,后者是唯一含枸橼酸盐的置换液。

2. 置换液的补充原则

①等量置换;②保持血浆胶体渗透压正常;③维持水、电解质平衡;④适当补充凝血因子和免疫球蛋白;⑤减少病毒污染机会;⑥无毒性,没有组织蓄积。

二、血浆置换的并发症及应对

(一)过敏反应

1.原因

在血浆置换治疗过程中,由于弃去了含有致病因子的血浆,为了保持血浆渗透压稳定和防止发生威胁生命的体液平衡紊乱,在分离血浆后要补充等容量液体。新鲜冰冻血浆含有凝血因子、补体和清蛋白,其成分复杂,常可诱发过敏反应。据文献报道,过敏反应的发生率<12%。

2.预防

在应用血浆前静脉给予地塞米松 5～10 mg 或 10% 葡萄糖酸钙 20 mL;应用血浆时减慢置换速度,逐渐增加置换量。同时应选择合适的置换液。

3.护理措施

治疗过程中要严密观察,如出现皮肤瘙痒、皮疹、寒战、高热时,不可让患者随意搔抓皮肤,应及时给予激素、抗组胺药或钙剂,可为患者摩擦皮肤缓解瘙痒。另外,治疗前认真执行三查七对,核对血型,血浆输注速度不宜过快。

(二)低血压

1.原因

置换与滤出速度不一,滤出过快、置换液补充过缓;体外循环血量多,有效血容量减少;疾病原因引起,如应用血制品引起过敏反应;补充晶体液时,血渗透压下降。

2.预防

血浆置换术中血浆交换应等量,即血浆出量应与置换液入量保持平衡,当患者血压下降时可先置入胶体,血压稳定时再置入晶体,避免血容量的波动。其次,要维持水、电解质的平衡,保持血浆胶体渗透压稳定。

3.护理措施

密切观察患者生命体征,每 30 分钟监测生命体征一次。出现头晕、出汗、恶心、脉速、血压下降时,立即补充清蛋白,加快输液速度,减慢血浆出量,延长血浆置换时间。一般血流量应控制在 50～80 mL/min,血浆流速为 25～40 mL/min,平均置换血浆 1000～1500 mL/h,血浆出量与输入血浆和液体量平衡。

(三)低钙血症

1.原因

新鲜血浆含有枸橼酸钠,输入新鲜血过多、过快容易导致低钙血症,患者出现口麻、腿麻及小腿肌肉抽搐等低钙血症表现,严重时发生心律失常。

2.预防

治疗中常规静脉注射 10% 葡萄糖酸钙 10 mL。

3.护理措施

严密观察患者有无低钙血症表现及血液生化改变,如出现低钙血症表现可给予热敷、按摩或补充钙剂等对症处理。

(四)出血

1.原因

血浆置换过程中血小板破坏、抗凝剂输入过多以及疾病本身导致。

2.预防

治疗前常规检测患者的凝血功能,根据情况确定抗凝剂剂量及用法。

3.护理措施

治疗中严密观察皮肤及黏膜有无出血点;进行医疗护理操作时,动作轻柔、娴熟,熟练掌握静脉穿刺技巧,尽量避免反复穿刺;一旦发生出血,立即通知医生采取措施,治疗结束时用鱼精蛋白中和肝素,用无菌纱布加压包扎穿刺点,术后 6 小时注意观察穿刺部位有无渗血。

(五)感染

1.原因

置换液含有致热源;血管通路感染;疾病原因引起的感染。

2.预防

严格无菌操作。

3.护理措施

血浆置换是一种特殊的血液净化疗法,必须严格无菌操作;患者必须置于单间进行治疗,治疗室要求清洁,操作前紫外线照射 30 分钟,家属及无关人员不得进入治疗场所;操作人员必须认真洗手、戴口罩和帽子,配置置换液时需认真核对、检查、消毒,同时做到现配现用。

(六)破膜

血浆分离的滤器因为制作工艺而受到血流量及跨膜压的限制,如置换时血流量过大或置换量增大,往往会导致破膜,故血流量应为 100~150 mL/min,每小时分离血浆 1000 mL 左右,跨膜压控制于375 mmHg(50 kPa)。预冲分离器时注意不要用血管钳敲打排气,防止破膜的发生。

第三节 连续性肾脏替代治疗技术及护理

连续性肾脏代替治疗(CRRT)是指每天持续 24 小时或接近 24 小时进行的一种连续性的体外血液净化疗法,目前已在 ICU 危重患者中广泛使用。

一、分类

(一)连续性动脉-静脉血液滤过(CAVH)

CAVH 利用人体动静脉之间的压力差,以对流的原理清除体内大中小分子物质、水和电解质。CAVH 是连续滤过,故比血液滤过更接近于肾小球滤过生理。CAVH 具有自限超滤、持续性、稳定性和简便性的特点。

(二)连续性静脉-静脉血液滤过(CVVH)

CVVH 清除溶质的原理与 CAVH 相同,不同之处是采用中心静脉留置单针双腔导管建立血管通路。深静脉留置导管安全性高,同时应用两条血管通路,不造成再循环。CVVH 已经逐渐取代 CAVH,成为标准的治疗模式。目前主张应用高通量的 CVVH,血流量可达 200~300 mL/min,应用前稀释置换液6~9L/h,应用后稀释置换液 3~5L/h。

(三)连续性动脉-静脉及静脉-静脉血液透析(CAVHD 及 CVVHD)

CAVHD 及 CVVHD 溶质转运主要依赖于弥散及少量对流。当透析液流量为100~

150 mL/min(此量小于血流量)时,可使透析液中全部小分子溶质呈饱和状态,从而使血浆中的溶质经过弥散机制清除。

CVVHD 的原理与 CAVHD 的原理的区别在于 CVVHD 采用静脉-静脉建立血管通路。

(四)连续性动脉-静脉及静脉-静脉血液透析滤过(CAVHDF 及 CVVHDF)

CAVHDF 与 CVVHDF 也是在 CAVH 的基础上发展起来的,它们加做透析以弥补 CAVH 对氮质清除不足的缺点。CAVHDF 的溶质转运机制已非单纯对流,而是对流加弥散,不仅增加了小分子物质的清除率,还能有效清除中大分子物质。CAVHDF 时应用高通量滤器,透析液逆向输入。

(五)缓慢连续性超滤(SCUF)

SCUF 主要原理是以对流的方式清除溶质和水分,也是 CRRT 中的一种类型,不同点是它不补充置换液,也不用透析液,对溶质清除不理想,不能保持肌酐在可以接受的水平,有时需要加用透析治疗。

(六)连续性高流量透析(CHFD)

CHFD 应用合成膜血滤器进行无置换液血液透析滤过。这个系统包括连续性血液透析和一个透析液容量控制系统,用高通量血滤器 10 L 碳酸氢盐透析液以 100 mL/min 的速度再循环。超滤过程由速度不同的两个泵控制,一个泵输送已加温的透析液,另一个泵调节透析液流出量和控制超滤。当透析 4 小时透析液中尿素和肌酐浓度与血浆中浓度达到平衡后予以更换。接近零超滤时,透析器内同时存在超滤和反超滤现象,不仅存在弥散清除,也有对流清除,对中大分子物质的清除量增多。

(七)高容量血液滤过(HVHF)

持续进行 CVVH,每日输入置换液 50 L,应用高通量滤器,面积 1.6～2.2 m²,则称为 HVHF。标准 HVHF 有两种方法:①标准 CVVH,超滤量维持在 3～4 L/h;②夜间标准 CVVH维持,白天开始超滤量为 6 L/h,超滤总量>60 L/d。

(八)日间连续性肾脏替代治疗(CRRT)

日间 CRRT 主要在日间进行,各种药物及营养液也主要集中在日间输入,在日间清除过多水分,使患者在夜间可获得足够休息,并减少人力消耗。

二、特点

(一)血流动力学稳定

CRRT 的特点就是容量波动小,胶体渗透压变化程度小,基本无输液限制,能随时调整液体平衡,因而对血流动力学影响较小。CRRT 也可能导致溶液大量丢失,故在治疗中要严密监测出入量。

(二)溶质清除率高

CRRT 与血液透析相比,其优点为连续性治疗,可缓慢、等渗地清除水和溶质,溶质的清除量在于超滤液中该溶质的浓度乘以超滤液量,与常规血液透析相比,CRRT 有更高的尿毒症毒素清除率,但置换液量必须加大,时间必须延长,频率必须增加。

(三)补充液体和胃肠外营养不受限制

行常规血液透析或腹膜透析的急性肾衰竭患者,由于少尿、补液量受限,限制了营养的补充,出现负氮平衡和热量摄入不足。CRRT 能根据患者营养需求补充大量液体,为营养支持治疗提供保障。

(四)清除炎症介质和细胞因子

临床证明,连续性血液滤过还可用于治疗败血症和多器官功能衰竭,可以清除肿瘤坏死因子(TNF-α)、炎症介质(白细胞介素-1、白细胞介素-6、白细胞介素-8)等。主要机制是通过对流和吸附清除溶质。

三、护理措施

(一)心理护理

接受连续性肾脏替代治疗的患者大多数是第一次透析,治疗时间长,一般可持续72小时,患者往往存在紧张、恐惧的心理。因此,在治疗前要作好耐心细致的解释工作,让患者了解连续性肾脏替代治疗的过程,并在严密的监测系统下完成,以减轻患者的思想负担,积极配合治疗。

(二)严密观察病情变化

(1)采用24小时心电监护监测患者的血压、脉搏、呼吸、心率,每小时记录一次。观察患者有无发热、乏力、眩晕、出汗、呕吐等低血压症状。

(2)准确记录动脉压、静脉压、滤器压、跨膜压(TMP)和滤液测压等。

(3)监测治疗后24小时、48小时、72小时的肾功能、电解质、动脉血气值等。

(4)防止连接管路的脱落、扭曲而造成不必要的大出血或凝血。一般连接管路采用两道固定,即穿刺部位固定及床边固定。

(三)血管通路的护理

通常用双腔导管,血管通路护理同血液透析。

(四)置换液补充方法

1.前稀释法

置换液在滤器前输入,称为前稀释法(由动脉端输入)。其优点是血流阻力小、滤过率稳定、残余血量少、不易形成蛋白质覆盖层,同时因为置换液量大,又可降低血液黏稠度,减少滤器内凝血。其缺点是清除率低、所需的置换液量大(6~9 L/h),价格昂贵。

2.后稀释法

置换液在滤器后输入,称为后稀释法(由静脉端输入)。用量少(4~6 L/h),等量滤液内含溶质量比前稀释法多,增加了清除率,因为后稀释法血液未被稀释,滤液中溶质的浓度与血浆水平相同。

(五)配置置换液注意事项

CRRT时应用大量的置换液,如配置不当,会造成渗透压的改变,或被污染后引起毒血症,故配置置换液时必须遵循以下制度。

(1)严格无菌操作,配置前先洗手,戴帽子、口罩。

(2)配置前核对药物,配置时注意各种药物剂量的准确性。

(3)碳酸氢钠置换液应现用现配。

(4)将每一组置换液利用无菌技术注入静脉高营养袋中,形成密闭状态。

(5)必要时可检测置换液的电解质浓度。

第四节　血液灌流治疗技术及护理

一、概述

(一)血液灌流

血液灌流是指将患者的血液引出体外并经过具有光谱解毒效应的血液灌流器,通过吸附的方法来清除体内有害的代谢产物或外源性毒物,最后将净化后的血液回输患者体内的一种血液净化疗法。在临床上被广泛地用于药物和化学毒物的解毒,尿毒症、肝性脑病及某些自身免疫性疾病等的治疗。

(二)吸附剂

经典的吸附剂包括活性炭和树脂。

1.活性炭

活性炭是一种非常疏松多孔的物质,其来源相当多样,包括植物、果壳、动物骨骼、木材、石油等,经蒸馏、炭化、酸洗及高温、高压等处理后变得疏松多孔。活性炭吸附力强的主要原因就在于多孔性,无数的微孔形成了巨大的比表面积。活性炭的特点是大面积(1000 m/g 以上)、高孔隙和孔径分布宽,它能吸附多种化合物,特别是极难溶于水的化合物,对肌酐、尿酸和巴比妥类药物具有良好的吸附性能。

2.树脂

树脂是一类具有网状立体结构的高分子聚合物,根据合成的单体及交联剂的不同分为不同的种类。血液净化吸附剂采用吸附树脂,吸附树脂又分为极性吸附树脂和非极性吸附树脂。XAD-4、XAD-7 等对有机毒物、脂溶性毒物的吸附作用大;XAD-2 树脂,对疏水集团毒素(如有机磷农药、地西泮等)的吸附力大;XAD 系列树脂的解毒作用优于活性炭,其吸附的毒物分子量为 500～20 000 D。一般认为血液灌流的吸附解毒作用优于血液透析。如对苯巴比妥钠等镇静安眠药、解热镇静剂、三环类抗忧郁药、洋地黄、地高辛、茶碱、卡马地平、有机氯、百草枯等的解毒作用优于血液透析。对脂溶性高、分布容积大、易与蛋白结合的毒物解毒作用也优于血液透析。

(三)理想的血液灌流吸附必须符合以下标准

(1)与血液接触无毒无过敏反应。

(2)在血液灌流过程中不发生任何化学反应和物理反应。

(3)具有良好的机械强度,耐磨损,不发生微粒脱落,不发生变形。

(4)具有较高的血液相容性。

(5)易消毒清洗。

二、血液灌流的方法、观察及护理

(一)方法

进行血液灌流时,应将吸附罐的动脉端向下,垂直立位,位置高度相当于患者右心房水平,用 5% 葡萄糖溶液 500 mL 冲洗后,再用肝素盐水(2500 U/L 盐水)2000 mL 冲洗,将血泵速度升至 200～300 mL/min 冲洗灌流器,清除脱落的微粒,并使碳颗粒吸水膨胀,同时排尽气泡。

冲洗过程中,可在静脉端用止血钳反复钳夹血路以增加血流阻力,使冲洗液在灌流器内分布更均匀。灌流时初始肝素量为4000 U左右,由动脉端注入,维持量高,总肝素量为每次6000～8000 U,较常规血液透析量大,因活性炭可吸附肝素,要求部分凝血活酶时间、凝血酶时间及活化凝血时间达正常的1.5～2.0倍。

(二)血管通路

应用临时血管通路。首选股静脉、颈内静脉及锁骨下静脉。也可采用桡动脉-贵要静脉,足背动脉-大隐静脉。个别情况下也可使用内瘘或外瘘。血流量以50 mL/min开始,若血压、脉搏和心率稳定可提高至150～200 mL/min。

(三)观察

每次血液灌流2小时,足以有效地清除毒物。如果长于2小时吸附剂已被毒物饱和而失效。如果1次灌流后又出现反跳时(组织内毒物又释放入血液),可再进行第2次灌流,但1次灌流时间不能超过2小时。血液灌流如与血液透析联合治疗,则灌流器应装于透析器之前;结束时把灌流器倒过来,动脉端在上,静脉端在下,用空气回血,不能用生理盐水,以免被吸附的物质重新释放入血。

(四)不良反应

(1)血小板减少:临床上较多见。另外活性炭也可吸附纤维蛋白原,这是造成出血倾向的原因之一。

(2)对氨基酸等生理性物质的影响:血液灌流能吸附氨基酸,尤其对色氨酸、蛋氨酸等芳香族氨基酸吸附量最大,但一般机体有代偿功能,若长期使用,应引起警惕。

(3)对药物的影响:因能清除许多药物,如抗生素、升压药等,药物治疗时应注意剂量调整。

(4)低体温:常发生于冬天使用简易无加温装置血液灌流时。

(五)护理措施及注意事项

(1)密切观察患者的生命体征、神志变化、瞳孔反应等,保持呼吸道通畅。呼吸道分泌物过多的昏迷患者,应将头侧向一边,并及时减慢血流速度,去枕平卧。使用升压药,扩充血容量,如补液及输血、清蛋白、血浆等。但药物应在血路管的静脉端注入,或经另外的补液途径注入,否则药物被灌流器吸附,达不到有效浓度。若患者在灌流之前血压已很低,则可将充满预冲液的管路直接与患者的动静脉端相连接。

(2)血液灌流前大多患者由于药物影响处于昏迷状态,随着血液灌流的作用,药物被灌流器逐渐吸附,1～1.5小时后患者逐渐出现躁动、不安,需用床档加以保护,以防坠床;四肢和胸部可用约束带进行约束,但不能强按患者的肢体,防止发生肌肉撕裂、骨折或关节脱位;背部应垫上软垫防止背部擦伤和椎骨骨折;必要时用包有纱布的压舌板垫在患者的上下齿之间,防止咬伤舌头,并注意防止舌后坠。

(3)保持体外循环通畅。导管应加以固定,对躁动不安的患者适当给予约束,必要时给予镇静剂。防止因剧烈活动而使留置导管受挤压变形、折断、脱出,管道的各个接头须紧密连接,防止滑脱出血或空气进入导管引起空气栓塞。

(4)严密观察肝素抗凝情况,若发现灌流器内血色变暗、动脉和静脉壶内有血凝块,则应调整肝素剂量,必要时更换灌流器及管路。

(5)如用简易的血泵做血液灌流,没有监护装置,则必须严密观察是否有凝血、血流量不足和空气栓塞等情况。如出现动脉除泡器凹陷,则提示血流量不足,应考虑动脉穿刺针是否位置不当、动脉管道是否扭曲折叠、血压是否下降;若动脉除泡器变硬、膨胀,血液溢入除泡器的侧管,提示动脉压过高,灌流器凝血;若同时伴有静脉除泡器液面下降,则应适当增加肝素的用量;在无空气监测的情况下,一旦空气进入体内将会发生严重的空气栓塞,因此要密切注意各管道的连接,严防松脱,注意动静脉除泡器和灌流器的安全固定。

(6)维持性血液透析患者合并急性药物或毒物中毒需要联合应用血液透析和血液灌流时,灌流器应置于透析器之前,有利于血液的加温,以免经透析器脱水后血液浓缩,使血液阻力增大,导致灌流器凝血。

(7)患者有出血倾向时,应注意肝素的用法,如有需要,可遵医嘱输新鲜血或浓缩血小板。

(8)若患者在灌流1小时左右出现寒战、发热、胸闷、呼吸困难等反应,可能是灌流器生物相容性差所致,可静脉注射地塞米松,给予吸氧,但不要盲目终止灌流,以免延误抢救。

(9)观察反跳现象:血液灌流只是清除了血中的毒物,而脂肪、肌肉等组织已吸收的毒物的不断释放、肠道中残留毒物的再吸收等,都会使血中毒物浓度再次升高而再度引起昏迷,会出现昏迷-灌流-清醒-再昏迷-再灌流-再清醒的情况。因此,对脂溶性药物如有需要,应继续多次灌流,直至病情稳定为止。如有条件,应在灌流前后采血做毒物、药物浓度测定。

(10)血液灌流只能清除毒物本身,不能纠正毒物已经引起的病理生理的改变,故中毒时一定要使用特异性的解毒药。如有机磷农药中毒时,血液灌流不能恢复胆碱酯酶的活性,必须使用解磷定、阿托品治疗。

(11)应根据病情采取相应的治疗措施,如洗胃、导泻、吸氧、呼吸兴奋剂、强心、升压、纠正酸中毒、抗感染等。

(12)作好心理护理。多数药物中毒患者都是因对生活失去信心或与家庭成员、同事发生矛盾而服药,故当患者神志逐渐清楚时,护士要耐心劝解、开导、化解矛盾,使患者情绪稳定,从而积极配合治疗。

第十四章　社区护理

第一节　社区护理的概念及发展现状

一、社区护理的概念

社区护理是护理学和公共卫生学相结合的综合学科,在 20 世纪 70 年代首次由美国的露丝·依思曼提出。目前我国多采用美国护士协会赋予社区护理的定义:社区护理是综合应用护理学和公共卫生学的理论与技术,用以促进和维护社区人群健康的一门综合学科。以社区为基础,以人群为对象,以健康为中心,以社区居民需求为导向,利用护理学和公共卫生学的理论与技术,为个人、家庭和全社区提供持续、综合的护理服务,维持和促进社区健康,提高社区人群的健康水平和生活质量。

二、国外社区护理发展现状

(一)英国社区护理

英国是社区护理的发源地,在发展过程中先后出现了地段护士、全科护士、健康访视护士、学校保健护士、职业保健护士等不同分科的社区护士。英国对社区护士要求较高,需要具有本科及以上学历,其对社区护士的培养也比医院护士要求更高,一般为 3 年基础教育,毕业后还要进行 1 年社区护理技能培训,以适应社区护理工作需要。社区护理发展至今,建立有一套组织健全、合理人才储备、经费充足、服务内涵丰富、体制完善的体系。社区护理服务形式主要有教区护理、健康访视和学校护理 3 种形式。

(二)美国社区护理

在美国,社区护理有悠久的历史,完善的管理体系。在 20 世纪 70 年代,社区护理就发展成为独立的专业。社区护理工作全部由具有丰富临床经验及本科以上学历的注册护士担任。社区护理工作包括公共卫生护理和家庭护理。其服务模式有 4 种:社区护理服务中心、老年服务中心、临终关怀中心、社区诊所。

(三)德国社区护理

有较完善的社区护理管理机构和管理制度,医疗护理网络健全。社区护理从业人员包括:家政人员、护理员、护士;其从业条件要求:需要完成 3~4 年的本专业课程,临床学习 1 年家庭护理,护士及护理员必须有 2 年以上的医院医护工作经验,取得社区护士资格证书;服务对象:社区老年人、儿童、术后恢复期患者、慢性病患者和伤残人等。社区服务机构有公立、教会、红十字等团体开办的,也有私人开设的,各州护理技术监测协会,定期对社区服务机构护理质量进行考核。

(四)日本社区护理

有比较完善的组织机构,社区护士需要通过国家的社区护士执业资格考试,获得社区护士执照后才能从事社区护理工作。服务形式主要有公共卫生护理服务和居家护理服务两种;从业要求:大学学历或专科学历,有丰富临床经验的专业护理人员;服务对象包括老人、儿童、孕妇、精神障碍者、身体残疾者、成年人、临终者以及出院未完全恢复者。

(五)新加坡社区护理

政府主张减少医疗消费,70％的住院患者是急诊入院;大量慢性患者集中在社区内治疗和康复;社区康复和家庭护理多由护士承担;社区中逐渐形成医院－社区护理中心－护理之家－白日护理双向转诊服务网络,方便患者就诊。

三、我国社区护理发展现状与趋势

(一)我国社区护理发展历史

1925 年,在北京协和医学院由教授格兰特先生(Mr.Grant)创立"卫生事务所",开展公共卫生护理教育和服务;1936 年,创办包括公共卫生护士在内的"公共卫生人员训练班"。1945 年,北京协和医学院成立公共卫生护理系,王秀瑛任系主任。20 世纪 50 年代,中断了公共卫生护士的培养,城市、农村的社区卫生工作主要通过在全国范围内建立三级卫生保健网来开展。1996 年5 月,中华护理学会在北京举办了"全国首届社区护理学术会议",会议倡导发展及完善我国的社区护理工作。1997 年,原卫生部《关于进一步加强护理管理工作的通知》强调大力发展社区护理,随后国家先后制订了与卫生服务有关的政策法规,社区护理随着社区卫生服务的发展而逐步发展,社区护理逐渐形成一门独立的学科。一些大城市,如北京、天津、上海、广州等先后成立社区卫生服务机构,社区护理工作在全国逐步开展。2006 年以后,国家相关部委又陆续出台一系列社区卫生服务政策,一些大城市也初步建立了以社区为基础,以人群为对象,融预防、医疗、保健、护理和健康教育为一体的连续、综合的社区卫生服务模式。

社区护理教育也随着高等护理教育的恢复而发展,1990 年以后,各高等医药院校护理教育相继开设社区护理理论和实践课程。如今社区护理理论课程教育已涵盖护理专业各个学历层次的学生,国内许多医药院校已经开始尝试开设社区护理专业。

(二)我国社区护理发展现状

社区护理是社区卫生服务的重要组成部分,在中共中央、国务院及卫生行政主管部门的支持与关心下,正处于飞速发展阶段,相应的配套与管理政策、措施先后出台,一些经济较发达地区如北京、上海、天津、广州等城市,基本建立了以社区人群健康为中心、家庭为单位,融预防、医疗、保健、康复、健康教育、计划生育技术指导六位一体的社区卫生服务模式。因社区护理在我国起步较晚,发展还不平衡,各地社区护理组织体系不健全、政府经费投入不足、提供的社区护理服务内容有限及服务模式单一、缺乏社区护理人才及针对社区护理的法规与护理质量控制标准。

(三)我国社区护理发展趋势

为实现全民健康目标,全面推进社区护理,未来我国的社区护理工作将呈现出进一步推广和不断完善体制建设的过程;政府的宏观调控管理不断加强并得以落实;社区护理服务网络逐步发展,实现"家庭-社区-医院-社区-家庭"的无缝式管理,让全程护理成为可能;社区护理管理步入正轨,配套政策、法规及管理标准逐步建立与完善;精神心理护理成为重要护理内容;居家与老年护理不断发展、完善及提高;社区护理教育体制更加完善,根据社区所需培养不同层次的社区护士,以适应社区护理发展要求。

第二节　社区护理的特点与工作内容

一、社区护理的特点

社区护理是将公共卫生学与护理学有效地结合在一起的一门学科,既强调疾病预防,又强调疾病护理,最终达到预防疾病、维护健康的目的,具有以下特点。

(一)以预防为主,促进和维护健康为中心

社区护理的服务目标是提高社区人群健康,以预防保健为重点,为社区居民提供健康服务,减少社区居民的发病率。

(二)服务对象以社区人群为主体

包括健康人群和患病人群。收集和分析全社区人群的健康状况,运用护理程序的方法,解决社区存在的健康问题,而并不是只单纯照顾一个人或一个家庭。

(三)工作范围的分散性

社区居民居住分散,社区护理工作范围大,需要一定交通工作辅佐其工作的开展。

(四)服务方式的长期性、连续性及可及性

社区护理属于初级卫生保健范畴,在不同的时间、空间范围提供连续的、一系列的整体护理;其基本要求所提供的服务应是所有社区人群在需要时能得到相应的服务。

(五)与多部门合作提供综合服务

由于影响人群健康的因素是多方面的,要求社区护士的服务除了预防疾病、促进健康、维护健康等基本内容外,还要从整体全面的观点出发,从卫生管理、社会支持、家庭和个人保护、咨询等方面,对社区人群、家庭、个人进行综合服务。

(六)有较高的自主权和独立性

社区护士的工作范围广,而且要运用流行病学的方法来预测和发现人群中容易出现健康问题的高危人群。在许多情况下,社区护士需要单独解决面临的健康问题,需要具备较强的独立工作能力和自主解决问题的能力。

二、社区护理的工作内容

(一)社区环境卫生与健康维护

包括社区健康信息收集、居民健康档案建立与管理、社区卫生诊断,环境污染治理,培养社区人群的环保意识,保护和促进社区人群健康。

(二)提供个人及家庭医疗护理

通过家庭访视和居家护理等方式,为需要的社区人群提供护理措施和保健指导,以满足慢性疾病和老年、体弱、行动不方便等去医院就诊有困难患者的需要。

（三）提供预防保健服务

为社区不同年龄阶段的人群提供预防保健服务，其中以老年人、婴幼儿、妇女为重点服务对象。

（四）实施社区健康教育

通过对居住环境、个人卫生、生活习惯的干预性教育，达到预防疾病、控制感染、自我保健，最终建立和形成有益于健康的行为和生活方式的目的。

（五）常见病、多发病、慢性病的防治管理及康复训练

社区护士不仅要对常见病、多发病、慢性病进行预防和促进健康服务，同时还给予治疗、护理，并且提供咨询、转诊、护送出入院、家庭和社区中心的康复训练服务，减轻社区居民的经济负担，提高其生活质量。

（六）开展计划免疫与预防接种

参与社区儿童计划免疫接种任务及管理。

（七）参与社区传染病的控制

包括疫情报告、监测，参与预防传染病的知识培训，提供一般消毒、隔离技术等护理技术指导与咨询。按照隔离原则对患者和病源进行隔离，防止疫情扩散。

（八）实施院前急救

对社区急危重症患者实施急救措施，为救治患者赢得时间，降低患者和意外伤害者的死亡率、致残率。

（九）提供社区临终关怀服务

对社区终末期患者及家属提供需要的综合护理服务。

三、社区护理的工作方法与常用技术

（一）主要工作方法

常用的工作方法有护理程序、健康教育、健康普查、家庭访视、居家护理、社区流行病学调查、组织社区健康教育活动等。

（二）常用的护理技术

主要有基础护理技术和专科护理技术。基础护理技术包括生命体征监测和记录、各种给药方法、各种引流管护理、口腔护理、皮肤护理、饮食指导、雾化吸入等操作。专科护理技术主要有中医护理技术、康复锻炼指导、产科与儿科护理技术、PICC 导管维护、伤口/造口护理、慢性病患者的居家护理等。

第三节　社区护理管理

一、社区护理的组织管理

社区卫生服务中心和社区卫生服务站的护理组织机构按照 2002 年《社区护理管理的指导意见（试行）》的规定设置。社区卫生服务中心应根据规模、服务范围和工作量设总护士长或护士长（超过 3 个护理单元的设总护士长），负责中心内部及社区的护理管理工作。护士数量根据开展业务的工作量合理配备。由医疗机构派出设置的社区卫生服务站,护理工作受所属医疗机构护理部门管理、监督和考核。承担社区卫生服务的其他医疗机构,应根据社区护理工作的需要,配备护理人员并设置护理管理人员。

二、社区护理人员管理

(一)我国社区护士的任职条件

(1)有国家护士执业资格并经注册。

(2)通过地(市)以上卫生行政部门规定的社区护士岗位培训。

(3)从事家庭访视或居家护理的护士,应具有从事临床护理 5 年以上的工作经验。

(4)知识与技能要求:具有一定的基础医学知识,丰富的临床护理经验,娴熟的临床护理操作技能,能正确评估服务对象的情况,熟练操作计算机处理各种数据,良好的沟通能力,熟悉流行病学、统计学、心理学与管理学知识,能与服务对象进行良好沟通。

(二)社区护士素质要求

社区护士要运用自己的专业知识和技能为社区人群提供疾病治疗、护理、康复及预防保健知识指导,其工作范围大,覆盖面广,因此对社区护士素质提出了更高的要求。

(1)具有良好的职业道德及服务态度,有良好的依法执业意识。

(2)有丰富的学识和经验、熟练的护理操作技能。

(3)受过严格的社区护理培训及公共卫生护理教育。

(4)具有较强的人际沟通和预见能力。

(5)有敏锐的观察能力和护理评估能力,能够及时发现并独立分析和解决问题。

(6)具有慎独精神。

(7)良好的身体素质和健康的身心。

(8)良好的教育教学和科研能力。

(三)社区护士的核心能力

社区护理工作范围广,除遵照国际护士协会(2003 年)提出的护士核心能力框架外,社区护士工作职责赋予社区护士的“核心能力”主要包括以下几点。

1.人际交往、沟通能力

社区护士的服务对象是面对不同年龄、家庭、文化与社会背景的全社区居民,需要服务对象的理解、配合。同时社区护士还需要合作者包括社区管理者及其他卫生工作人员的支持与协作,才能更好地开展工作。

2.综合护理能力

社区护士应具备各专科护理技能及中西医结合的护理技能,才能满足社区人群的健康需求。

3.敏锐的观察力及评估能力

社区护士收集、分析服务对象资料,了解其身心状况,预测及判断服务对象的需要,及时解决服务对象的健康问题。

4.独立判断、解决问题能力

社区护士不同于医院护士,常常处于独立工作状态,许多时候需要独立地进行各种护理操作、开展健康宣教及进行咨询或指导。及时发现各种潜在危险因素并及时解决,避免或减少问题的发生。

5.良好的自我控制能力

善于调节和控制自己的情绪,杜绝将负性情绪带入工作。

6.组织、管理能力

社区护士只有充分调动社区的一切积极因素,才能有效地为社区居民提供直接护理服务及应对各项突发卫生事件,是社区护士必备的能力之一。

7.自我防护能力

主要包括法律的自我防护及人身的自我防护。首先,社区护士在提供一些医疗护理服务前与患者或家属签订有关协议书,依法从事社区护理工作,正确履行工作职责。其次,社区护士在非医疗机构场所提供护理服务时,应避免携带贵重物品,注意自身的防护。

8.科研能力

社区护士应不断地充实自己,通过多途径掌握本学科的发展动态,学习新知识,进行社区护理科研活动,探索适合我国国情的社区护理人才培养与工作模式,推动我国社区护理事业的发展。

9.团队协作能力

社区护理需要与多方交流、合作,才能作好社区卫生保健服务工作。

(四)社区护士的工作职责

(1)承担社区卫生服务工作中的社区护理服务工作,书写社区护理记录,提供上门护理和家庭临终关怀服务,实施社区卫生服务护理管理工作。

(2)开展与护理内容相关的社区居民健康教育,包括健康教育讲座、入户宣教、社区卫生服务站健康宣教等,指导社区居民科学健身。

(3)参与社区康复、社区精神卫生、社区慢性病防治、社区传染病的预防与控制、社区居民生殖健康保健服务。

(4)完成社区科研工作,参与其他社区科研卫生服务。

(5)承担各层次护理教育临床实习指导及进修生工作。

(6)参与社区居民健康档案的建立并协助管理,配合全科医师开展工作,参与社区卫生服务预防保健工作。

(7)填报社区卫生服务管理统计报表。

三、社区护理管理与考核

推进社区护理规范发展,将其工作制度化是重要环节,有利于社区护理质量的提高,确保社区护理服务的安全性和有效性。

(一)设备管理

护理设备按要求配备齐全,保证正常运转,进行规范管理。实施定人、定期检查,对使用者进行操作培训,按操作规程使用。

(二)社区护理管理制度

主要包括社区抢救规章制度、家庭护理管理制度、社区护理人员岗位责任制度、护理查对与执行制度、社区护理交接班制度、消毒隔离制度、无菌物品管理制度、各项技术操作考核制度、差错事故报告处理制度、投诉管理制度、药品使用与保管管理制度、护理风险管理制度、社区健康教育与康复工作制度、慢性病防治管理制度、预防接种工作制度、疫情报告与管理制度、双向转诊制度等。

(三)社区护士礼仪规范

为树立社区护士良好的职业形象,其仪表应整洁美观,庄重自然,挂牌服务,与岗位匹配。如社区护士需进行家庭访视时,仪表端庄,服装整洁统一,佩戴工作牌,携带出诊箱,自带鞋套。入户时轻轻敲门,通报身份,说明来意,与患者或家属交谈时要用尊敬、礼貌、商量的语言,选择恰当的谈话距离,耐心倾听,表述清楚,语言通俗易懂,利于患者理解和接受,周到、细致地解决居民的健康问题。

(四)社区护理管理考核

通过社区卫生服务三级质量管理网络评价、考核,考核与监督评价指标包括以下几点。

(1)社区护士配备是否达标。

(2)居民对社区护理服务的满意率。

(3)各项规章制度执行情况。

(4)空巢老年慢性病居家访视及居家护理率。

(5)家庭护理病历建档率。

(6)居民对社区护理服务的投诉率。

(7)社区护理服务的纠纷、差错事故发生率。

(8)社区护士培训率。

参考文献

[1] 陈若冰.内科护理[M].北京:高等教育出版社,2017.

[2] 陈燕.内科护理学[M].北京:中国中医药出版社,2013.

[3] 丁琼,王娟,冯雁,等.内科疾病护理常规[M].北京:科学技术文献出版社,2018.

[4] 丁淑贞,丁全峰.消化内科临床护理[M].北京:中国协和医科大学出版社,2016.

[5] 丁淑贞,姜秋红.呼吸内科临床护理[M].北京:中国协和医科大学出版社,2016.

[6] 丁兆红,迟玉春,侯树爱,等.急危重症护理[M].北京:科学出版社,2017.

[7] 胡雪慧.临床常见疾病护理常规[M].西安:第四军医大学出版社,2017.

[8] 胡艺.内科护理学[M].北京:科学出版社,2018.

[9] 胡月琴,章正福.内科护理[M].南京:东南大学出版社,2015.

[10] 贾爱芹,郭淑明.常见疾病护理流程[M].北京:人民军医出版社,2015.

[11] 姜平,姜丽华.急诊护理学[M].北京:中国协和医科大学出版社,2015.

[12] 姜秀霞,张秀菊,谭颜华.急诊科护理手册[M].北京:军事医学科学出版社,2014.

[13] 李辉.实用内科护理新思维[M].北京:科学技术文献出版社,2018.

[14] 李俊红.实用呼吸内科护理手册[M].北京:化学工业出版社,2018.

[15] 李少芬.基础护理[M].北京:人民卫生出版社,2015.

[16] 李秀华.护士临床"三基"实践指南[M].北京:北京科学技术出版社,2016.

[17] 李秀芹,李全恩.内科护理[M].北京:人民卫生出版社,2018.

[18] 李雪莲.临床内科护理摘要[M].长春:吉林科学技术出版社,2017.

[19] 刘芳.神经内科重症护理临床实践与经验总结[M].北京:人民卫生出版社,2018.

[20] 刘书哲,卢红梅.肿瘤内科护理[M].郑州:河南科学技术出版社,2017.

[21] 缪景霞.肿瘤内科护理健康教育[M].北京:科学出版社,2018.

[22] 齐海燕,邱玉梅.肿瘤专科护理[M].兰州:甘肃科学技术出版社,2014.

[23] 施雁,张佩雯.内科护理[M].上海:复旦大学出版社,2015.

[24] 史铁英.急危重症临床护理[M].北京:中国协和医科大学出版社,2018.

[25] 孙伟平.现代临床基础护理技术[M].北京:科学技术文献出版社,2018.

[26] 唐前.内科护理[M].重庆:重庆大学出版社,2016.

[27] 王海芳,潘红英,孟华.临床护理常规手册[M].北京:清华大学出版社,2018.

[28] 王美芝,孙永叶.内科护理[M].济南:山东人民出版社,2016.

[29] 王霞.常用临床护理技术[M].郑州:郑州大学出版社,2015.

[30] 吴小玲,万群芳,黎贵湘.临床护理指南丛书呼吸内科护理手册[M].北京:科学出版社,2015.

[31] 肖文辉,肖玉荣,乔英红.临床危重症护理指导[M].北京:人民卫生出版社,2018.

[32] 许奇伟.内科护理学[M].武汉:华中科技大学出版社,2018.